Max Grinberg

VISITAS PARA UM JOVEM MÉDICO

Rio de Janeiro - 1ª edição - 2012

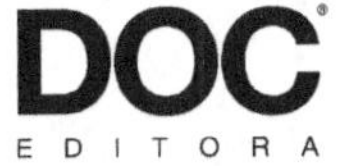

São Paulo

Av. Santa Catarina, 1.521 - Sala 308 - Vila Mascote - SP - (11) 2539-8878

Rio de Janeiro

Estrada do Bananal 56 - Jacarepaguá - Rio de Janeiro - RJ - (21) 2425-8878

www.universodoc.com.br

atendimento@doccontent.com.br

Coordenador editorial
Bruno Garcia

Revisão
Bruno Aires

Capa
Danielle V. Cardoso

Diagramação
Carolina Franceschi

Grinberg, Max.

Visitas para um jovem médico / Max Grinberg – Rio de Janeiro: Editora DOC, 2012. 1ª edição - 270p.

ISBN 978-85-62608-54-4

1. Visitas para um Jovem médico. I. Max Grinberg.

CDD-B.869.3

INTRODUÇÃO

Sou um médico com número de CRM antigo e há mais de 40 anos oriento a formação de jovens colegas em único hospital de ensino. Percebo que o residente de Medicina é um mágico. Ele transforma a pequena bolsa de estudos em uma grande bagagem de clássico e de inovação. O manuseio da inovação é cercado por grande vibração, já o do clássico não costuma considerar o que poderá ter ocorrido com os pioneiros.

Em consequência disso, antigos "berçários" das ideias úteis, que podem servir de guias para futuras realizações, não resultam em seus pertences. A falta será percebida quando a beira do leito dos pacientes sussurrar-lhe que nada surgiu pronto, que a certidão de nascimento foi substituída pelo aval continuado da sucessão de gerações. É momento em que o jovem médico compreenderá que deixou de fora um saber que compromete a sabedoria.

Se não houve geração espontânea de dados e de fatos, se não há espontaneidade de curiosidade na jovem geração pela forma com que se deu a construção do patrimônio da Medicina, parece bem-vindo criar um recado "alertador": somos mortais, devemos valorizar a tradição, pois ela é o elo entre as gerações.

Tomamos uma iniciativa que envolve o idealismo do jovem médico, pois, como a fonte renovadora da magia da profissão, desde Hipocrates, provê a pluralidade de pensamentos, a potencialidade de concretizações e a crítica construtiva que reforça e renova. Ela expõe médicos construtores do atual profissionalismo, que empurraram a fronteira do conhecimento, subiram o sarrafo da capacitação profissional e preocuparam-se com atitudes.

E porque não há tempo disponível para o jovem subir as inúmeras montanhas do passado, que algumas delas se fragmentem e venham a ele, selecionadas pela afinidade com o presente de fato vivenciado. Isso aconteceu com o doutor Hershl Monteverde.

Residente do Hospital Brasileiro Luiz Décourt, ele havia sido presenteado na formatura com um anel de esmeralda, um *notebook* e uma estrela de David de ouro; pelo valor e pela utilidade, viu-se um recém-formado de sorte. O jovem médico não sabia, contudo, o real significado do que imaginou como sorte.

Visitas para um jovem médico conta viagens fabulosas de Hershl ao passado, apropriadas para presenciar origens de métodos clássicos, para dialogar com quem os desenvolveu e para provocar reflexões, sem a necessidade de se ausentar das atividades cotidianas na residência médica. Por isso, o envolvimento com uma visão da história do progresso em Medicina trouxe ao doutor Hershl a oportunidade de:

1. Analisar as modificações da relação médico-paciente através das épocas;
2. Refletir sobre o desenvolvimento da proteção ao voluntário de pesquisa;
3. Reconhecer a pluralidade de enfoque de cada circunstância clínica;
4. Perceber o valor de ideias de fato investigadas;
5. Identificar a inescapável parceria da Medicina com a natureza.

O leitor que embarcar no *notebook* do doutor Hershl sentir-se-á seu companheiro de anel de esmeralda e, ao se identificar com o comportamento da estrela de David, poderá ampliar horizontes do cotidiano pelo encantamento do passado.

Max Grinberg

AS DATAS

9 DE FEVEREIRO, SEGUNDA-FEIRA

Biblioteca do Hospital Brasileiro Luiz Décourt

- Ai!
- O que foi Hershl?
- Fui ajeitar a tela do *notebook*, o esteto bateu no anel e senti um choque no dedo.
- O anel de noivado ou de esmeralda?
- O de esmeralda.
- Hershl, você não está sentado meio torto?
- Acho que sim, vou me ajeitar.
- Melhorou?
- Passou.
- Era má postura, Hershl, de pescoço eu entendo.
- Espera aí, quem é que está falando comigo?
- A sua estrela de David.
- Quem é o engraçadinho? Está escondido onde?
- Hershl, é verdade, sou eu, a sua estrela de David, aqui no pescoço, presente de formatura em uma corrente, lembra-se?
- Eu ajustei.
- Exatamente, e você até brincou que me queria o seu amigo do peito e não o amigo do pé.

   Você ouviu?
- Claro que ouvi.
- Está bem, vou fingir que acredito. Então, você é uma estrela que fala do céu da minha boca e o vento solar traz aos meus ouvidos.
- Hershl, eu falo, eu ouço, eu vejo.
- Como é que pode?
- Eu fui uma pessoa, assistente de um bruxo alquimista.

- Numa Faculdade?

- Entramos em rota de colisão.

- Novidade.

- Ele percebeu que eu estava ficando melhor que ele.

- É sempre assim.

- E num ataque de ciúmes me transformou.

- Acabou a química.

- Virou ácido.

- E por que numa estrela de David?

- Pra que nunca esquecesse que um David venceu um Golias. Ele tinha muito medo de ser superado e perder o comando.

- Ah! Um bruxo inseguro.

- Inconstante e imprevisível, Hershl.

- E o ouro?

- Ele foi o alquimista que descobriu o segredo do rei Midas.

- Não diga! Midas existiu mesmo?

- Mitologia, Hershl. Pobre Midas.

- Como pobre, com tanto ouro?

- Hershl, não era seletivo, quase morreu de fome, já imaginou, pegava um pão...

- É mesmo, mas tem muita gente que degusta ouro. O bruxo pendurou você no pescoço?

- Fiquei por alguns meses.

- E depois?

- Um dia ele me deixou em casa e eu fui parar em outras mãos.

- Não foi em outro pescoço?

- Em muitos lugares.

- Então, você foi roubado.

- Prefiro dizer que houve um passe de mágica, que fui salvo por sorte.

- Espera aí, você está achando que vou acreditar?

- Vamos, Hershl! Pode confiar na minha palavra.

- Ah! Isso só existe em histórias de ficção.

- Sou real, você pode tocar em mim.

- Mas você não me tocou com essa história maluca.

- Você não está entendendo. Eu conservei os meus conhecimentos e a capacidade de pensar.

- Que maravilha! Quer dizer que ziparam o seu cérebro?

- Eu quero que saiba que reciclei vários assuntos. Atualizei-me em Biologia, Filosofia, Sociologia, Antropologia e Historiografia.

- Você está zoando comigo, só pode.

- Seria a última coisa que faria, Hershl.

- Pelo que você diz, devo entender que tenho no pescoço um pedaço de ouro com cultura acadêmica.

- Que bom que você entendeu. Esforcei-me e consegui reconstruir-me com instrução bem diversificada.

- Sei... Ah! Claro, estou diante do tal do padrão-ouro. Bom, e daí?

- Estou aqui para protegê-lo.

- Me proteger? Do quê?

- Do que for preciso. Serei o seu anjo da guarda, Hershl.

- Peraí! Anjo da guarda, estrela, é muito esoterismo pro meu gosto.

- Você disse tudo, esoterismo, do seu interior.

- Mas você está fora de mim.

- Simbólico. Por isso é que espero ganhar a confiança do coração.

- Pelo que estou percebendo, você quer que eu o aceite na minha intimidade.

- É isso, Hershl, muito embora já faça parte dela.

- Não é bem assim. Nunca poderia advinhar que você tinha órgãos dos sentidos.

- Hershl, tudo em mim fará sentido.

- Vou denunciá-lo por invasão de privacidade.

- Besteira, Hershl. Quem acreditaria? Aproveite a oportunidade, me aceite como amigo confidente. Nenhum segredo e muitas conversas. Sou bom de conselho.

- E quem disse que preciso de um confidente? Muito menos de um conselheiro não médico.

- Todos precisam, Hershl. Por que você seria exceção?

- Exceção é estar errado?

- Mas costuma estar longe do convencional.

- Não estou acostumado. É difícil me abrir.

- Não temos que tornar fácil, basta um processo simples, aos poucos você muda.

- Como funciona?

- Pensa assim: quanto mais você me vir como seu confidente, mais me fará sentir responsável por você.

- Mas não sou um maior abandonado.

- De amigos, de jeito nenhum, mas, diria que lhe falta o compartilhamento *on-line*.

- Para falar a verdade, ED, só recentemente é que passei a me abrir mais à vontade com a minha noiva.

- A Orli me impressionou bem desde o dia em que a conheci. Vocês dançando na formatura, e eu ali apertado no calor da paixão.

- Respeito!

- Desculpe. A exposição deixa-o inseguro. Mas para que fingir? Seja autêntico.

- Não finjo, apenas não falo.

- Estou aqui para ajudá-lo.

- Sabe duma coisa. Críticas sempre me incomodaram.

- É normal. Razões não faltam.

- Assisti a um filme e me dei conta que como meus pais foram severos. Eu preferia esconder os erros.

- Sério? Fugia do juízo desfavorável.

- Meu Deus, como eu precisava escapar da culpa.

- Precisava ser um modelo de perfeição.

- Fui incorporando.

- Ah! Em breve, *O resgate da naturalidade de Hershl*, estrelando...

- Incrível. Mal o conheço e estou contando o que nunca contei.

- É bom ouvir isso.

- Mas não sei se foi bom falar isso.

- Seremos amigos fiéis.

- A Orli diz que é importante ter um ombro amigo.

- Eu serei um pescoço amigo!

- Uma ligação?

- Sim, o melhor caminho entre o cérebro e o coração.

- Quer dizer, então, que você sabe quem é a Orli.

- Hershl, eu posso ver e ouvir.

- Qualquer coisa?

- Tudinho, mas não se preocupe, discrição e lealdade fazem parte do meu DNA.

- A Orli diz que me dedico tanto ao trabalho que o meu ombro virou cabide de estetoscópio.

- Eu arranjo um jeito de fazer um *download* dos seus sentimentos.

- Se a minha mãe souber que tem um concorrente, ela acaba com você.

- Hershl, a sua mãe é confidente só na cabeça dela, você sabe disso.

- Tenho respeito por ela.

- A fidelidade é uma virtude, mas nem sempre basta.

- O confidente de um residente como deve ser chamado? Conferente?

- Estrela de David é o meu nome.

- Mas não tem um nome: Sérgio, Isaac, Ronny?

- Não. Sou Estrela de David, nome e sobrenome.

- É muito grande. Hoje em dia as pessoas economizam sílabas para chamar outra. Oi, Ma. Oi, Ca. Oi, Vi.

- É o meu novo nome e gosto muito dele.

- Como é que o bruxo alquimista chamava você?

- Pelo meu nome de batismo.

- E qual era?

- Jurei esquecê-lo.

- Estranho!

- Fiz um juramento quando assumi as novas funções.

- Que função?

- É... Anjo da guarda.

- Não estou entendendo.

- Hershl, apenas confie em mim, você não se arrependerá.

- Vou chamar você de David.

- Não, Estrela de David.

- David.

- Estrela de David.

- Já sei... ED.

- ED?

- Sim, pessoas importantes são conhecidas pelas iniciais, dá status.

- Sou Estrela de David.

- ED... Não seja turrão.

- Estrela de David, 13 letras.

- Vou tirá-lo do pescoço, e é pra já!

- Não faça isso, calma!

- Aposentadoria precoce.

- Hershl, não seja impulsivo.

- Você vai mofar no fundo de uma gaveta arrumada pela minha mãe. Espanador no nariz todos os dias.

- Preciso estar ao seu lado... À frente... Por trás...

- Serei uma ilha cercada por ED de todos os lados.

- Companheiro ao lado, à frente de uma missão, por trás de acontecimentos.

- Missão? Acontecimentos? De que você está falando?

- Anjo da guarda é onipresente multiuso, Hershl.

- Até que parece coisa boa. Ou aceita, ED, ou será um projeto engavetado!

- Então está certo. Você me convenceu, Hershl!

- Ótimo, vou lhe dar uma chance.

- De quê?

- De ser tudo isso que pretende na minha companhia, só não sei se é o que eu quero.

- Serei útil, logo faremos história.

- Ah, é? Vai me ajudar a fazer a história dos pacientes?

- Ela e outras mais.

- Percebo um jeito misterioso em você, ED.

- O que você esperaria de uma pessoa transformada em um objeto de ouro? Um modelo de espontaneidade infantil?

- Tem razão, mas quero deixar claro que, por enquanto, o seu valor para mim são alguns gramas de ouro.

- Você chega a ser ríspido, Hershl, pessoas não são objetos.

- Você não é? É o meu jeito de falar.

- Sou uma pessoa em forma de um objeto, não uma pessoa-objeto.

- Tudo igual, ED, você vale pelo preço de mercado.

- Você aprenderá que um anjo da guarda como eu não tem preço.

- Estou no lucro. Não gastei nada para tê-lo.

- Já percebi que você está permanentemente classificando e julgando com quem fala... É assim: considero esse no nível superior, considero aquele no inferior, e você vai etiquetando cada um.

- Preciso saber o tipo de pessoa com quem estou lidando.

- É que dessa maneira, Hershl, você passa a imagem de dono da verdade, que está sempre com um ataque pronto contra quem diverge de você.

- É argumentação, ED. Eu costumo dar as minhas razões quando estou seguro da opinião.

- Há maneiras de fazer.

- Eu defendo os meus pontos de vista, as palavras disparam de dentro de mim, automaticamente.

- O problema é que você faz de um jeito que as pessoas sentem-se atingidas por uma metralhadora giratória.

- Não sei falar com palavras doces.

- São balas perdidas para tudo que é lado.

- ED, não se esqueça: eu sou residente do Hospital Brasileiro Luiz Décourt.

- Que sina a minha! O bruxo alquimista também era presunçoso.

- Ralei muito! Fiquei entre os melhores.

- Ele me irritava quando eu lhe mostrava as inconveniências e ele dizia que não aceitava migalhas mentais e nem remendos cosméticos a suas ideias. Pode?

- Não sou assim.

- Não deve parecer ser. Lembre-se que é comum você estar ligado numa pessoa e, de repente, ficar à parte dela, como se a subestimasse.

- Eu tenho meu mundo interior, ED. Ele me satisfaz.

- Você já me disse, todos têm. Se você não cuidar da comunicação, se deixará levar pelas asas do pensamento, e o interlocutor achará que o ponto de vista dele é fraco e que você se desinteressou.

- Você me acha arrogante?

- Hershl, ser muito racional expõe arrogância.

- Estou cansado de saber que a má comunicação é ameaça à imagem de alguém.

- Se sabe, não aplica. A boa comunicação é um dos desafios atuais aos profissionais da área da Saúde.

- Eu digo o necessário da maneira mais aceitável.

- Aceitável para você.

- Quero me sentir com liberdade.

- Seja livre, Hershl, mas não ignore os princípios do coleguismo. Você não deve impor a concordância.

- Por que é que você está me falando isso?

- Por que eu sou o seu anjo da guarda.

- Eu não autorizei, está em experiência.

- Observo o seu modo de ser, Hershl, o seu temperamento, desde a sua formatura.

- Nunca poderia saber.

- Informalmente. Mas daqui pra frente vou cumprir rigorosamente as exigências do protocolo.

- Que protocolo?

- Protocolo de atenção a um Monteverde.

- Por que de um Monteverde?

- Por que você, Hershl Monteverde, foi escolhido.

- Escolhido pra quê?

- Para que eu cuide de você.

- Quem foi que escolheu?

- Diria que foi quem me libertou do bruxo alquimista.

- Muito suspeito.

- Foi mágico, Hershl, e estou aqui, um enviado para protegê-lo. Por sorte!

- Foi sorte?

- É... Poderia ter caído com um mau caráter.

- Então devo considerá-lo um emissário de segurança?

- Você sabe?...

- Sei o quê?

- Nada... Claro... Um anjo da guarda é um agente de segurança.

- Foi o que quis dizer, ED, por acaso me comuniquei com arrogância?

- Não, Hershl, eu é que me atrapalhei.

- ED, se você é como diz, um entendido em comunicação, por que é que irritou o seu chefe?

- Hershl, essa é a questão: eu era parecido com você e deu no que deu.

- Era? Não é mais?

- Ensinaram-me a evitar a repetição dos erros e devo repassar pra você.

- Não me relaciono com bruxos, não tenho vocação para curandeiro, eu cuido é de pacientes e com muita dedicação.

- Eu sei disso. Os seus pacientes são pessoas fragilizadas e eles precisam enxergar e ouvir você como um agente do bem-estar delas.

- Eu sempre me proponho a ser, faço o possível para reduzir a dor em todos os sentidos.

- Eu já percebi, mas a comunicação agradável, Hershl, anestesia o desespero e traz calor humano. É de grande proveito quando bate a tristeza pela falta de esperança.

- ED, de uma coisa eu tenho certeza: nunca serei censurado por desrespeito ao paciente.

- Respeite-se com a autocensura que você valoriza a empatia. É importante que se coloque no lugar do paciente.

- Eu explico com toda paciência.

- Acho que você conhece esses dois ditados: "para bom entendedor, meia palavra basta" e "falar vale prata, calar vale ouro".

- Aprendi com o meu avô.

- Pois é, em Medicina, precisa ter cuidado.

- Ah, é?

- Meia palavra não basta e falar é que vale ouro.

- Tem razão.

- Comunicar-se bem é o complemento do conhecimento da ciência médica. Médico e paciente precisam aproximar universos biopsicosociais diferentes perante condutas ideais e receios reais, métodos seguros e temores por intercorrências.

- Sabe, ED, estou gostando. No fundo, admiro quem diverge sem tomar como um confronto pessoal. Você parece que é assim.

- Verdades ofendem, talvez seja o que mais ofende.

- Você não me ofenderá dizendo verdades.

- As suas verdades?

- Genérico.

- Hershl, é ponto de honra da minha condição de anjo da guarda. As críticas serão sempre construtivas.

- Indiferença zero?

- Zerinho.

- É um compromisso?

- Faz parte da minha missão e, se você vier a me castigar pela franqueza, castigará a si próprio.

- ED, aumentou um pouquinho a chance de sermos bons amigos.

- A fila da aceitação andou?

- Um metro de consideração e meio metro de atração.

- É um privilégio ser o amigo do peito do doutor Hershl Monteverde.

- Residente do...

- Hershl, menos.

- Mas não dá para dizer seja bem-vindo!

- Confio em mim, estarei bem-indo.

- Então, vamos trabalhar.

- Terei prazer em apontar o que julgar importante para a sua imagem pessoal e profissional.

- Como fizeram com você.

- Perfeitamente, aplicarei a estratégia pedagógica que funcionou comigo.

- Que estratégia foi?

- Análise de biografias de famosos e de eventos que marcaram a história da humanidade, Hershl.

- Explique melhor.

- O valor da junção de sentimentos e realizações.

- Humanismo, ciência e tecnologia?

- Exato, partíamos da visão original presumida da época e construíamos diversificações segundo o conhecimento atual. Gostava dos conteúdos atemporais.

- Alguma área específica?

- Apaixonei-me pela história da Medicina.

- Que coincidência, ED.

- Ave sorte!

- Já li umas duas ou três biografias de cientistas. Na de Carlos Chagas, fiquei sabendo que na publicação sobre a tripanosomíase americana, a doença de Chagas, ele teve a ideia de fazer a coluna da esquerda em português e a da direita em alemão, a língua da ciência da época.

- Ele foi esperto.

- Conseguiu repercussão internacional.

- Essas viagens mentais pela leitura enriquecem o simbolismo interior.

- O problema é a disponibilidade de tempo. Residência médica é sufocante. Mas já percebi que certas lições do passado rejuvenescem o espírito.

- É muito bom que você valoriza o passado. Facilita a missão.

- Que isso? Anjo da guarda do passado? Por que precisaria? Ou você é psicanalista?

- Não, Hershl, a análise do passado como antídoto contra erros futuros.

- Obrigado, amigão.

- Hershl, esse amigão, assim tão, como diria... Imediato, me tocou, me surpreendeu mesmo, senti que veio do fundo do coração.

- Saiu sem querer, mas, ou gosto ou não gosto, ED.

- Hershl, me senti rotulado com a etiqueta de bem-vindo! Quando você me colocou numa corrente mais ajustada ao seu peito, senti que teria apreço por mim.

- Não se esqueça que você é uma estrela de David, respeito pelo passado, respeito pela tradição.

- Ligação entre as gerações.

- E por falar em agradecimento, me diz uma coisa, ED, você me ajudou a entrar na residência do Hospital Brasileiro Luiz Décourt?

- Admitiria isso?

- Se você disser que sim, admito.

- Prefiro não dizer.

- Então vou considerar como sim.

- A entrada na residência foi mérito seu, Hershl.

- A presença de uma estrela de David me deu confiança nas provas, confesso.

- Aceito uma pequena participação, digamos, de 20%.

- Legal, havia pensado em 30%. Saí com um lucro de 10%.

- Hershl, ponha na poupança da amizade.

- É difícil imaginar-me no período da residência sem a agitação com os amigos que sempre me alimentou no esporte, nas baladas.

- Será outro tipo de agitação. Você não ficará impermeável aos movimentos explosivos das providências que terá que tomar.

- Não está nos meus planos renunciar a minha vida pessoal, ninguém se suicida para ter outra vida. Que restaria de mim?

- O preço das mudanças de vida não costuma estar em liquidação, Hershl.

- Pois é. As novidades irão me mobilizar com intensidade. Espero me adaptar a elas, mas com a porta aberta.

- Eu entendo, o Hershl autêntico teme as desconstruções necessárias para novas construções.

- Como vou perceber as realmente necessárias? Como farei para preservar o meu círculo de amizades? Ele é a minha automedicação antiestresse.

- Deixe acontecer.

- Estou consciente que a residência irá desmistificar ilusões de estudante, ED.

- Ela retira as vendas do olhar idealista.

- A tal da teoria na prática.

- E aí, Hershl, você enxergará as vantagens de ser menos caçador-coletor de ensinamentos, da receitinha de bolo e mais produtor-repositor do aprendizado, da maneira criativa de enxergar.

- Sei que vou receber os novos conhecimentos com prazer, mas vou me esforçar para, ao mesmo tempo, ter o prazer da companhia dos velhos conhecidos.

- Estarei ao seu lado.

- À frente... Por trás.

- Na busca da excelência angelical.

- ED, gostaria muito de poder fazer como o músculo cardíaco.

- Como assim?

- Trabalhar, relaxar, trabalhar, relaxar.

- Só depende do seu ritmo.

- ED, você cuidará de promover a combinação?

- Com certeza, para começar, farei a escala dos plantões fora... Fora da Medicina.

- Você obteve um ponto do meu crédito de confiança.

- Preciso da confiança irrestrita para poder estar o mais humano pra você, Hershl.

- Segurança para ambos?

- É fundamental. Ajudarei você ser um residente-camaleão.

- Ah! Uma nova categoria.

- A melhor adaptação aos ambientes, dentro e fora do hospital.

- Mimetismo sim; camuflagem, não.

- Assim, ED, eu não serei um amuleto pendurado, passivo, tão somente, lhe darei amparo pelos conhecimentos e pensamentos.

- A fila andou mais alguns centímetros.

- Confidentes, Hershl?

- Confidente... E você, conferente.

- Toca aqui, Hershl, a mão esquerda, a do coração.

- Essa cultura de almanaque...

- O coração não fica do lado esquerdo?

- Não, é uma ideia dos antigos, ligada ao simbolismo do coração.

- Então toca as duas.

- Tocar em você provoca um som?

- Não, Hershl.

- Você está ouvindo?

- Estou, mas não vem de mim.

- É a trilha sonora de *Missão impossível*.

- É ela sim, Hershl, a melhor música de filme, vibrante, bem diferente daquelas lúgubres que era obrigado a ouvir no laboratório do bruxo.

- Parece que só nós dois estamos escutando.

- É não há ninguém de cara feia na biblioteca, fazendo psiu!

- E pensar que vim para estudar.

- Há várias formas de se aprender.

- Será que é interferência no *notebook*? Só pode ser ED.

- Alguém deve estar ouvindo música por perto.

- Olha só o *notebook*! Que loucura! Ele ficou neon brilhante e as teclas estão vermelhas.

- Apareceram umas ondas coloridas, olha como a tela ficou legal, parece que elas dançam com a música... Que barulho foi esse, Hershl?

- Foi o *pen-drive* do kit *Residente Amigo* que caiu no chão.

- Que nome gozado.

- Ganhamos de boas-vindas da Comissão de Ensino do Hospital.

- Pelo jeito, as entradas de USB lacraram-se.

- Que será que está acontecendo? Você está sentindo um perfume?

- Estou sim, delicioso, Hershl.

- Vai dizer que inventaram perfume via internet?

- Não duvido.

- Veja, ED, as ondas estão clareando e desenhando uma imagem.

- É o número dez dentro de um círculo.

- Escute! Mudou a música.

- Belos acordes, parecem de uma lira, Hershl.

- Nunca ouvi lira.

- É um instrumento maravilhoso, fui a muitos concertos.

- Olhe, ED, a figura de um homem vindo do fundo da tela. Quem será?

- Mas que diabos é... Desculpe, Hershl, uma coisa que me irritava era o bruxo usar diabo como vírgula. Ele resmungava o dia todo.

- Está ficando mais nítido.

- Acho que é um filme, Hershl.

- Para mim, é um canal de TV.

- Um videogame até que seria legal.

- ED, os seus triângulos estão se contorcendo uns sobre os outros.

- Estou sentindo, é a minha primeira vez...

- Primeira vez de quê?

- É... De comprovar que elas acontecem mesmo.

- Elas o quê?

- Nada... Hershl, os seus olhos estão arregalados, exo... Exoftálmicos.

- ED, você sabe o que é exoftalmia?

- Sei. É parecer que querem sair da órbita, é causada por doença na tiroide.

- ED, você tem noção de Medicina.

- Foi uma das razões da raiva do bruxo alquimista.

- ED, é o Asclepius!

- O deus da Medicina?

- Ele mesmo, e está segurando um bastão com a cobra enrolada.

- Minha nossa! Detesto cobra. A minha noiva foi picada na perna e demorou uma eternidade até termos certeza que não era venenosa.

- Você se casou?

- Hershl, eu sou um pouco reservado sobre a minha vida pessoal.

- Entendo, mas foi você quem disse que não deveríamos ter segredos.

- Dê um tempo.

- Segredo é complicado.

- Hershl, eu sei, ele sempre será revelado, por mais que se esconda.

- Questão de tempo.

- Conhece? Alguém cavou um buraco, disse o segredo e fechou.

- Não. O que aconteceu?

- Nasceu uma planta no local e todas as vezes que batia o vento, as palavras escapavam.

- Planta fofoqueira!

- Fofoca ecológica.

- Vou repetir e quero uma resposta. Você se casou?

- Hershl, você não está fazendo anamnese...

- Ponho um xis em casado ou em solteiro? Ou vou direto para a alta?

- Casei-me.

- Bravo! Mas depois que o bruxo...

- Nunca me separei da noiva.

- Mas você vive com ela?

- Vinte e quatro horas todos os dias.

- Vai dizer que vocês dois...

- Sim, marido e mulher.

- Caramba! A corrente...

- Ela mesma. É a minha amada.

- Minha nossa! Ela também fala, ouve etc.?

- Só comigo.

- Não é uma anja?

- Hershl, deixa pra lá.

- Ouça, ED, um galope!

- Está se aproximando, efeito *doppler*, gostou?

- Gostei. Até fez eco.

- Que cavalo será esse, Hershl?

- É Quíron, o centauro!

- Ele está tocando uma lira de seis cordas. É dificílimo.

- Agora apareceu um homem... Seus passos são curtos... Ficou mais nítido, ele está amparado por duas pessoas.

- Como ele é magro.

- Saquei, ED, é o doente!

- Hershl, me mata uma curiosidade: quem veio primeiro, o doente ou o médico?

- ED, no ambulatório, costuma ser o doente.

- Estou falando sério.

- Deixe-me pensar... Se o médico aprende com o doente, não teria havido motivação para o médico ter vindo antes, doença se constata, não se inventa.

- Hipocondríacos à parte, naturalmente...

- O doente veio primeiro, ED.

- O mais provável?

- Alta probabilidade de certeza. Gostou da resposta?

- Sem dúvida, vamos nos dar bem em questões científico-filosóficas. Mas você não vai fazer que nem o bruxo...

- Não, ED, não vou me livrar de você por saber demais.

- Epa!

- O Asclepius virou-se na direção do paciente.

- Olha a cobra! Ela pulou... Vem em cima de mim... Corre, Hershl!

- Calma, ED, ela se enrolou no corpo de Asclepius.

- Que susto! Caramba!

- O Asclepius tocou o doente com o bastão.

- Foi com força, Hershl.

- A cobra mordeu o doente.

- Que nada, ED, preste atenção, veja como a aparência dele melhorou.

- Fantástico! Está indo embora sem ajuda.

- O Asclepius está se virando de frente.

- A cobra pulou de novo. Agora ela vem aqui.

- Não, ED, ela voltou pro bastão.

- O Asclepius deu uma piscadela para a gente!

- Também tive a impressão.

- Ele desapareceu! A cobra foi junto, graças a Deus.

- Incrível, adorei o simbolismo da cobra.

- Hershl, para de falar em cobra. Se há uma coisa que detesto é esse animal horroroso.

- Ela simboliza a *expertise* em Medicina.

- Não podiam ter escolhido outro bicho? Um cãozinho, por exemplo.

- E por que ele?

- Combinaria com o meu símbolo: au, au, au.

- E com os seus "qui... lates".

- Vou mordê-lo, Hershl.

- Você é vacinado contra raiva, ED?

- Todo anjo da guarda tem que ser, engraçadinho.

- Poderia ser legal, ED, o cão é o melhor amigo do homem, mas fazer cachorrada é safadeza. Soltar os cachorros é agressão. Sugere outro.

- Já sei: um lince.

- Por causa da visão?

- Exatamente. Aprendi nas aulas de mitologia grega. Linceu era rei de Argos que tinha visão penetrante.

- Entendi, o médico precisa ter olho clínico, olhar de relance, enxergar além dos sintomas.

- Viu só, seria melhor. Pelo que me consta, você não carrega veneno.

- Mas para a Medicina, ED, cobra soa bem. Até se diz que um médico competente é cobra.

- Um cobra, Hershl. Chamar de um lince é questão de costume.

- Acho que já sei porque a cobra saltou do bastão e foi para o corpo de Asclepius.

- Pensei que ela vinha em cima de mim.

- Era a Medicina levando o conhecimento ao médico.

- Aí, ele curou o doente.

- Isso mesmo, ED.

- Foi uma ideia bem construída.

- Adorei a produção artística. Mas por que será que aconteceu tudo isso?

- Quem sabe faz parte do kit do Residente Amigo.

- Mas parece que foi só conosco.

- Você é o único que vejo com um *notebook* aberto.

- É, pode ser... Veja, ED, os seus triângulos... eles estão tremendo.

- É... Pela responsabilidade de ser o seu anjo da guarda.

- Será que posso confiar em um anjo da guarda que treme?

- Hershl, não estou tremendo de medo.

- Opa! Como pode? A tela do *notebook* deu um rodopio... Socorro! Estou flutuando!

- É que entramos pelo *notebook*, Hershl.

- O quê? Não consigo me segurar!

- Estamos viajando em uma outra dimensão.

- Estou sentado na mesma cadeira da biblioteca, ED. Que loucura é essa?

- Hershl, é um transporte mental.

- De débil mental!

- Chama-se "Me-di-tar".

- Você conhece?

- Mentalização direcionada a um tempo anterior revelador.

- ED, para com isso!

- Vamos à velocidade de um pensamento.

- Estamos sem cinto de segurança.

- Não há necessidade.

- Tem pressurização?

- Hershl, qualquer dificuldade, máscaras de oxigênio cairão automaticamente.

- ED, está me dando a impressão que você já previa que isso iria acontecer.

- Hershl, um anjo da guarda precisa estar sempre antenado com o futuro.

- Você não disse tempo anterior.

- É... Que ainda vai acontecer... Mas já aconteceu... Sei lá, fica antenado e ponto.

- Ondas eletromagnéticas?

- Uma onda que mistura alfa, beta, gama e teta. Antes que me pergunte, elas não aparecem no eletroencefalograma.

- Como você sabe tudo isso?

- Aprendi por sorte.

- Quer dizer que estamos viajando por um *notebook*?

- Nada é impossível quando se tem sorte, Hershl.

- Ouça! Não é uma sinfonia de pássaros?

- É verdade, chegamos a uma praça.

- Eles estão ali, naquela árvore, que lindos, têm o peito amarelo.

- Um letreiro...

Babilônia, 1250 a.C.

- O quê? Estamos na Babilônia!

- Ao vivo!

- Mas são mais de 20 séculos atrás! Como é que pode?

- Eles conseguem mesmo.

- Eles quem, ED?

- Nada... É que deve ter alguém responsável. Só pode ter.

- Vou abrir o *drive* do DVD.

- Tem algum?

- Nenhum.

- Agora, disfarcei bem.

- Que sussuro foi esse, ED?

- É sequela da minha transformação.

- ED, não uso droga e nenhuma gota de álcool desde sábado.

- Na boca não, mas nas mãos... Pele absorve.

- Sou mentalmente são, acho; estou vivo, acho...

- Concordo com o seu autoexame instantâneo, mas é o Meditar.

- Ainda não enguli esse tal de Meditar.

- Pode ficar sossegado.

- Vou fazer um teste.

- Não tem simulador por aqui. Ele precisa de um espaço grande.

- ED, você já teve num simulador de viagem por *notebook*.

- Já!

- Ah, é! Por sorte?

- Isso mesmo, mas foi apenas um sonho.

- Um dia ainda descubro o que está por trás das suas dissimulações. Vamos ao teste: Juarez, desculpe, você pode olhar na tela do meu *notebook*?

- Claro! Uma tela azul.

- Não está vendo uma praça, Juarez?

- Não vejo.

- Juarez, você é cego?

- Hershl, eu enxergo muito bem.

- Não parece. Acordou de má vontade?

- Hershl, não vejo nada. Você está me atrapalhando, perdi a concentração na leitura.

- Não iria entender mesmo.

- Hershl, não julgue. Simplesmente ouça e acredite no que ele fala.

- ED, ele precisa ir ao oculista.

- Hershl, você está escorregando para a comunicação violenta. Não era um teste?

- Mas se nós estamos vendo...

- Hershl, pode ser que só nós possamos ver. Com a música foi igual.

- Você tem razão, preciso ter...

- Empatia, Hershl, empatia.

- Obrigado, Juarez, se você quiser uma indicação de um oftalmo, conheço...

- Você sofre de idiotice aguda, doutor Hershl.

- Tem CID? Doutor Juarez.

- Tem. É zero à esquerda. Conheço um psiquiatra que consegue maravilhas.

- Mas pelo que posso ver, ele não curou você. Pelo jeito, ficou crônico.

- Hershl, para de ser antipático.

- Tá bom, tá bom, ED, vamos com mais delicadeza. Ah! Um olhar feminino aqui à esquerda. Vera Lúcia, veja aqui a tela do meu *notebook*.

- Ver o quê, Hershl?

- Uma praça, Vera Lúcia.

- Só vejo a tela azul.

- Vera Lúcia, você tem algum problema...

- O quê?

- ...Em me dizer o que você vê.

- De jeito nenhum: vou repetir, vejo uma tela azul.

- Não concordo'...

- Como assim?

- Hershl! Lembre-se, empatia.

- Já sei, ED, para de me criticar.

- Disfarça.

- É... Não concordo com o que acabei de ler, está desatualizado. Obrigado, Vera Lucia, a sua observação foi muito importante para mim.

- É uma cantada?

- Não, Vera Lúcia, é uma disfarçada.

- Melhorou, Hershl.

- Obrigado, ED. Parece que ficou claro. Só nós conseguimos ver.

- Dava pra ver.

- Pra eles verem?

- Não, quis dizer que era o que aparentava.

- Não consigo entender. Será alucinação?

- Não é mesmo.

- Quanta certeza!

- É uma realidade diferente, meio mágica, meio tecnológica.

- Vou acabar concordando. Como é você disse que se chama?

- Me-di-tar, Hershl.

- Vai ver faz parte do currículo oculto da Residência.

- Não acreditava que...

- ED, pare de sussurrar, me aborrece.

- É que ainda não perdi o hábito de fazer um comentário secreto perto do bruxo alquimista.

- ED, já é outra desculpa.

- Hershl, confie em mim, liga o piloto-automático e deixa acontecer.

- Será que tem algo a ver com o sistema de informática da biblioteca? Parece que puseram um ultramoderno.

- Ouvi falar muitas histórias... Gastaram os tubos.

- Um primeiro de abril não pode ser, está longe.

- Repare, Hershl, há uma película nos recobrindo.

- Onde?

- Todo o corpo.

- É mesmo, finíssima e transparente.

- Ela forma uma máscara no seu rosto.

- Não sinto, ED.

- Parece uma máscara do Zorro, mas só tem os contornos e não há os buracos pros olhos. Vira o rosto.

- Assim?

- A película está formando uma dobra em forma de fone de ouvido sobre as orelhas.

- Não sinto. Você tem certeza?

- Absoluta.

- Nao estou gostando nada disso, ED. Vou fechar o *notebook*.

- Não pode.

- Estou com medo de não poder voltar.

- Hershl, fomos e não fomos, entendeu? Continuamos sentados no conforto da biblioteca, não há nenhum perigo. O Meditar é virtual.

- Está muito real pro meu gosto, ED, vou desligar. Decidi! Não consigo! O *notebook* está travado.

- Hershl, eu sei o que está passando pela sua cabeça.

- O Meditar?

- Também.

- Você sabe de tudo?

- Hershl, é do meu ofício. Eu sou o seu anjo da guarda, confie na minha intuição.

- Você fez um grampo no meu cérebro?

- Compartilhamento, Hershl. Não tenha tanto receio de novas formas, olha pra mim, um objeto de ouro que já foi de carne e osso. Isso não lhe diz alguma coisa?

- Hum... Você é virtual ou real?

- Diria que sou pré-determinado.

- Sei... Não vamos conseguir voltar para casa, ED. A minha mãe não vai aguentar.

- Hershl, deixe de fobia, já lhe disse, não fomos pra Babilônia...

- Então, vamos nos levantar?

- Impossível.

- É... não consigo mesmo. Que situação!

- Você vai gostar.

- Nunca iria imaginar o meu corpo no século XXI e o cérebro no século XIII antes de Cristo.

- He, he... Que engraçado, nem Procusto faria.

- Nunca ouvi falar, ED.

- Procusto construiu uma cama com dimensões ideais, segundo ele. Se o convidado era maior, serrava o excedente do corpo. Se era menor, esticava.

- Normalidade a qualquer preço?

- Exato, a banalização do conformismo, a imposição de um padrão.

- Não, ED, definitivamente, não sei lidar com isso, fogem-me os limites.

- Calma, Hershl, eu garanto que vai ser uma excelente experiência, já soube de algumas viagens iguais.

- Tão distantes?

- Hershl, o que as pessoas chamam de espaço, eu talvez possa chamar de tempo.

- Ah, é!

- Por isso, as medidas de espaço-tempo não estariam nos objetos presentes. Que acha disso?

- Pra mim é espaço.

- Tive aula de relatividade geral, matéria obrigatória.

- O professor era o Einstein?

- Não, era um sírio.

- ED, essa sua postura enigmática... tem alguma coisa em você que me deixa inseguro.

- Hershl, você está é com medo. Não projete sua insegurança em mim.

- O que farei se ficarmos por lá?

- Não ficaremos. É pânico seu.

- E se não respeitarem o direito de ir e vir?

- A Babilônia reconhecia direitos civis.

- Não conseguiria viver em um mundo primitivo.

- Faz de conta que é um sonho.

- Não estou dormindo.

- Você nunca sonhou acordado?

- Só com o que eu quero.

- Vamos apreciar a forma e o movimento, como acontece num sonho.

- Não posso me imaginar morando na Babilônia, sem celular, sem computador, sem amigos e sem a Orli.

- Logo estaremos de volta.

- Você não disse que não fomos? Como de volta?

- Hershl, você é um médico. Precisa dominar situações imprevistas.

- Estou fazendo residência pra isso.

- Ótimo, considere um estágio.

- Estágio de quê?

- História da Medicina.

- Ah! Vamos ter uma aula de história?

- Já começamos.

- Como sabe?

- O que mais faríamos no passado?

- Turismo-retrô.

- Não fariam por isso.

- Quem não faria?

- Sei lá, quem está comandando isso.

- Comandando? ED, você sabe o que está acontecendo. Me diz logo, antes que eu levante e saia correndo...

- Hershl, você sabe que não pode.

- Modo de dizer.

- Imagina, Hershl... pare de achar que dois mais dois são sempre quatro. A vida não tem a perfeição da álgebra.

- Já sei: é o bruxo alquimista que está comandando?

- Vira essa boca pra lá.

- Ele mandou você.

- Hershl, não seja ilógico.

- Então, uma organização sobrenatural.

- O imaginário da incompreensão, Hershl, não viaja.

- Ah, então concorda que não devemos.

- Não disse isso, Hershl.

- ED, nem sei se o meu CRM vale lá.

- Faz de conta, então, que é um filme em 3D com som *surround*.

- E a pipoca?

- Se estivéssemos em casa...

- A mamãe já teria providenciado.

- Imagine se não.

- Curioso, ED, estou me sentindo mais calmo.

- Ave sorte!

- Avião!

- Tem base científica, Hershl, vem desde a mitologia. A curiosidade vence o medo do desconhecido.

- Já li na biografia do Cristóvão Colombo.

- Você já leu a do Charles Chaplin?

- Por que deveria?

- Pelo jeito, a pessoa deve ter duplo "cê": Carlos Chagas, Cristóvão Colombo. Coincidência casual.

- Sabe de uma coisa? O medo passou.

- Que bom! Hershl-camaleão.

- Agora posso imaginar-me com algum controle sobre o incontrolável.

- Ingenuidade.

- ED, para de sussurrar!

- Deve ser problema no fone de ouvido.

- Terceira desculpa.

- É que sou criativo, mas a memória é fraca.

- Está amanhecendo, ED, os pássaros pararam de cantar.

- Veja ali, Hershl, uma pessoa está sentada em um toco, com uma mão nas costas e expressão de dor.

- Hérnia de disco... Chegou mais uma pessoa. Ouvi um clique.

- Ligaram os fones de ouvido!

- Quem ligou?

- Eles, indeterminado.

- Estranho, parece que você não se surpreende, ED.

- Faz parte da minha missão de anjo da guarda.

- Essa foi a melhor desculpa, vamos ouvir.

- Como é o teu nome?

- Amur, senhor.

- O meu é Abi, quantos anos tens?

- 37, senhor.

- O que é que sentes?

-Tenho dores nas costas e nas pernas e dificuldade para andar.

- Na parte mais alta ou baixa das costas?

- Ela dói toda.

- Quando começou?

- Umas duas semanas.

- Doem as juntas?

- Não.

- Trabalhas em quê?

- Comércio, senhor.

- Carregas peso?

- Sacos pesados.

- Fumas?

- Fumo sim.

- ED, já tinham descoberto o tabaco?

- Um cochilo da produção... Psiu, vamos ouvir.

- Comes gordura?

- Muita.

- Foste picado por algum inseto?

- Não.

- Amur, conheci um aguadeiro no caminho para o rio Eufrates que sofria igual de fraqueza nos ossos. Ele carregava muito peso, fumava e comia muita gordura também. Curou-se com imersões diárias no rio, na hora do sol a pino.

- Obrigado, senhor!

- Pare! Pare! Em nome do imperador!

- O que é isso, ED?

- Vem do outro lado da praça, veja, um soldado está correndo na direção daquela mulher, Hershl.

- A senhora não parou para falar com o doente.

- Não estou afim, soldado.

- Senhora...

- Estou com pressa.

- Minha senhora, lembro-lhe que é obrigatório pelas leis sociais na Praça do Mercado.

- O prezado soldado já ouviu falar em TPM?

- Senhora, pela última vez...

- Posso agendar para daqui a uns três dias?

- A senhora parece que nunca sentiu a mão pesada das nossas leis. Impunidade zero é o primeiro capítulo da constituição.

- Desculpe... E sou boa cidadã, já estou indo lá.

- Acompanho a senhora. Sei muito bem de que a TPM é capaz. A senhora não deve ser muito diferente da minha esposa.

- ED, *dura lex sed lex;* "A lei é dura, mas é a lei".

- Tem que ser assim.

- Ela vai falar com o paciente, ED.

- Como te chamas?

- Amur, senhora.

- Eu sou Talia. Quantos anos tens?

- 37, senhora.

- O que é que sentes?

- Dor nas costas, em cima e embaixo, e dor nas pernas.

- Quando começou?

- Umas duas semanas.

- Incham as juntas?

- Não.

- Doem?

- Também não.

- Trabalhas em quê?

- Comércio, senhora.

- Carregas peso?

- Sacos pesados.

- Fumas?

- Fumo sim.

- Comes gordura?

- Muita.

- Foste picado por algum inseto?

- Não.

- Amur, eu tive a mesma fraqueza nos músculos, não faz muito tempo, também sou fumante e adoro gordura. Vá até o rio Eufrates e mergulhe quando o sol estiver quase se pondo. Em algumas semanas terá se livrado desse incômodo. Evite o sol a pino, pois fará piorar a situação.

- Obrigado, minha boa senhora.

- ED, parece anamnese estruturada.

- Os cidadãos devem ser instruídos, Hershl.

- Também acho. Uma padronização de cidadania.

- Chegou mais um, e pelo jeito está com pressa.

- É verdade, ED, e o doente percebeu.

- Olha como ele reagiu com desagrado, Hershl, cruzou os braços e amarrou a cara.

- Como é o teu nome?

- Amur, senhor, tenho 37 anos, sinto dor nas costas, em cima e embaixo, já tem umas duas semanas, dor nas pernas, as juntas não incham e não doem. Trabalho no comércio, carrego sacos pesados, fumo, como muita gordura e não fui picado por inseto.

- Não conheço nada que possa ajudar.

- O cidadão saiu em disparada, ED, deve ter quebrado o protocolo. Veja como o Amur está xingando.

- Nem que soubesse. Eu nunca iria considerar o conselho desse cretino infeliz. Vou fazer um BO contra esse mau cidadão.

- O que estou lhe dizendo, senhor Abi, envolve as melhores evidências da relação entre raios solares, fumo e gordura.

- As evidências que conheço, senhora Talia, são de primeira classe. Elas permitem dizer que a insolação ativa a pele e fortalece os ossos da coluna vertebral em quem tem bastante gordura.

- Concordo, senhor Abi, que a presença de gordura ajuda o efeito dos raios solares, mas entendo que no caso de Amur não é uma questão de fortalecer o osso.

- Osso fraco desaba, a senhora sabe. Prejudica o andar e causa dor. O Amur está assim.

- Desintoxicar os músculos é mais importante. São eles que dão a força.

- Senhora, insisto: o banho no rio faz o osso rejuvenescer.

- Pelo que aprendi, senhor Abi, a imersão na água mais fria faz pressão nos músculos e elimina a fumaça e o sebo pelos poros da pele.

- No meu entender, é a redução da pressão sobre o osso que o estimula a ficar mais forte.

- ED, a discussão está acalorada.

- O Amur parece espectador de jogo de tênis, a cabeça não para.

- Ele deve estar confuso.

- Pudera, primeira e segunda opinião divergentes, Hershl.

- E simultâneas.

- Ele não sabe se mergulha no rio durante o sol a pino ou quando ele já tenha se posto.

- Ele não tem condição de juntar benefício com segurança.

- Com a dor que deve estar sentindo, ele quer é benefício.

- É exatamente isso, ED. Mas a segurança é essencial para o prognóstico. O médico precisa enxergar dessa maneira.

- Mas, primeiro, não tem que aliviar o sofrimento?

- Sem dúvida. É que às vezes é difícil de explicar ao paciente.

- O imediato fica muito forte.

- Tem razão, ED. O equilíbrio entre ciência e humanismo é uma arte.

- O *notebook* desligou Hershl, acabou a viagem.

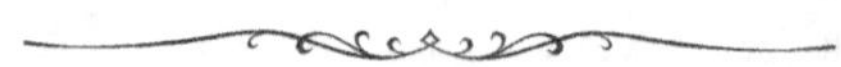

- Eu já estava me acostumando...

- Vamos esperar a próxima.

- ED, vai haver outra?

- Quem sabe?

- Agora?

- Não parece.

- Você sabe.

- Hershl, relaxe.

- Vou passar a lhe chamar de Tiradentes.

- Por quê?

- Porque você é inconfidente.

- Hershl, já prometemos ser confidentes.

- Então, cumpra a sua parte.

- Hershl, não seja tão afobado. O que você achou da viagem?

- Achei a anamnese da praça do Mercado sensacional. Ela tinha uma técnica para identificar os fatos e situar o problema.

- Primeiro, a problemática e, depois, a "solucionática"?

- Por isso, ED, é que, primeiro, veio o doente e, depois, o médico.

- Para tratamento?

- Sim.

- E para a prevenção?

- Bem, ED, aí é diferente. Primeiro, o médico e, depois, o não doente.

- Pena que ficamos sem saber qual das opiniões Amur seguiu.

- Pra mim, como alguém precisa levá-lo ao Eufrates e trazê-lo de volta e deve ser longe, ele vai evitar viajar à noite, ED.

- Então, o sol a pino vai ser mais conveniente para ele.

- Exato! Ele vai decidir pela conveniência, como muitos pacientes fazem.

- Hershl, não falei? Estamos de volta, sãos e salvos. Uma prova que você deve confiar no seu anjo da guarda.

- Você tinha razão, ED. Eu não precisava ter me preocupado e desejado fugir da novidade.

- Puxa! Estivemos presentes em um ato da criação da Medicina.

- Estou me sentindo feliz.

- É porque você se apaixonou pela oportunidade que teve.

- Não foi imaginação, né, ED?

- Não, Hershl, foi uma realidade em outra dimensão do tempo.

- Arte ou ciência?

- Por que separar?

- Aprendemos na faculdade que é importante, ED.

- Você não é um daqueles que entende que o profissionalismo do médico não pode aceitar o que não é ciência?

- É que a ciência nos explica as doenças e nos arma para combatê-las.

- Sem dúvida que é pilar da Medicina. Mas será só ciência?

- Dela é que sai o benefício que o paciente espera do médico.

- Concordo, mas e a aplicação, Hershl? Você está toda hora fazendo movimentos e contramovimentos, mudando de atitudes, produzindo diálogos. Você acha que isso é incompatível com a ciência?

- Não, não acho, a residência está me mostrando.

- Hershl, repare como o progresso da Medicina exige o desenvolvimento de novas formas de aplicação da ciência no ser humano.

- Não tinha pensado nisso, ED. Precisa haver um trabalho incansável para que os limites projetados possam ser alcançados.

- Hershl, é o encontro entre subjetividades e objetividades vistas de vários ângulos. Vimos com o Amur como dar sustentação à relação médico-paciente.

- Pelo que você está dizendo, ED, a objetividade da receita do médico é o mecanismo de ação do remédio, não é mesmo?

- Isso mesmo.

- Ela não inclui a visualização de um comprimido sendo colocado na boca, que para o paciente é a forma do tratamento.

- Positivo! Por isso, Hershl, a relação médico-paciente é ciência e arte.

- Quanto mais se completam...

- Mais sucesso da Medicina.

- Preciso descobrir como fui parar na Babilônia, ED.

- Deixa pra lá, Hershl, não importa como.

- Pra mim importa, tem que haver uma lógica.

- Você não aceitaria...

- Aceitaria o que, ED?

- Digamos que qualquer explicação que não esteja nos livros da Ciência.

- Como você tem tanta certeza assim? Foi muito organizado...

- Pense apenas que algo mágico nos envolveu.

- Hipnose?

- Meditar, Hershl, já falei pra você.

- Eu tenho percebido nos pacientes exatamente o que eu senti: primeiro, o medo do diagnóstico; depois, a coragem para o tratamento.

- Esta capacidade adaptativa da natureza humana me fascina, tanto é que foi a minha dissertação de conclusão do curso.

- ED, estou me sentindo tonto. As pernas pesadas... parece que me grudaram na cadeira.

- Eu estou solto aqui, he, he...

- Excesso de emoção.

- Ou a diferença do fuso horário da Babilônia.

- Fadiga de viagem, *jet lag*. Mas o que importa é que me empolguei, ED!

- Eu também! Não imaginava que fariam tão real.

- Como assim?

- É que... quando apareceu o letreiro...

- Não sei não, seus comentários... Para mim, você está ocultando algo, ED... Enigmático Dissimulador.

- Hershl, você está desconfiado de quê?

- Nada objetivo, é alguma coisa que estou percebendo nas histórias do paciente, como se fossem lacunas propositais.

- Não sou seu paciente.

- Mas algo me diz que suas respostas são incompletas e, por isso, devo me comportar como frente a um diagnóstico. Assumo como o meu anjo da guarda e ao mesmo tempo deixo uma porta aberta para dúvidas e reavaliações.

- Hershl, vamos aproveitar o que vivenciamos. Aprendizado baseado em vivência histórica.

- Resumindo, ED, foi uma primitiva reunião clínica ao ar livre.

- História dos males e recomendações.

- Compartilhamento de experiências.

- Ao persistirem os sintomas, o povo deverá ser consultado.

- Na Praça do Mercado.

- É o que se esperava de todo cidadão. Por força de lei, mas cidadania ativa, Hershl.

- Não era lá na Babilônia que cortavam as mãos de médicos?

- Era sim, quando o paciente morria.

- Que bom que voltamos!

- As penalidades eram rigorosas, Código de Hamurabi.

- Agora, ED, é Código de Ética, penalidades menores, mas suficientes.

- Adorei quando o Amur rejeitou o apressadinho, Hershl.

- É! A adesão do paciente ao tratamento é sensível à atitude do médico.

- Maravilhoso o sentido de solidariedade.

- Instintivo.

- O interesse pelo doente, Hershl.

- O instinto da anamnese.

- Curiosidade para descobrir o que está escondido. É um socorro para o corpo e para a alma.

- O ser humano é gregário, ED.

- Uma ligação com a qualidade de vida.

- E com a sobrevivência, por meio da comunicação.

- Viu, Hershl, comunicação. Ela é tão importante que os médicos tomaram como método profissional.

- Deve ter havido um longo processo de maturação.

- Sem dúvida, Hershl, da dedicação amadora ao aperfeiçoamento da técnica.

- Hoje, temos a valorização do resultado de condutas e da vivência prognóstica.

- Fundamentação em fatos e dados.

- A noção sobre evidências, ED, tão forte na prática clínica atual. É nítido que, naquela época, elas eram observacionais, só podiam ser, e agora elas estão cada vez mais experimentais.

- É maravilhoso como as práticas primitivas reproduziam o instinto dos animais. Você sabia que os lobos procuravam banhos curativos?

- Posso imaginar como foi sendo incorporado à genética.

- Hershl? A posição do sol seria importante, no caso de Amur?

- Seria supérflua. A eficiência da hidroterapia está nos reflexos que o contato com a água provoca. Mas Abi e Talia tinham suas convicções.

- Você percebeu como eles defenderam seus pontos de vista sem serem arrogantes?

- Já sabiam que nenhuma verdade é absoluta.

- Por isso é que não se deve querer que a sua palavra prevaleça obrigatoriamente.

- É indireta, ED?

- Não, é direta mesmo, APO: aproveitamento pedagógico da oportunidade.

- ED, você já me conscientizou de que uma atitude de arrogância pode nos fazer sentir um sucesso em curto prazo, mas comprometerá o relacionamento em longo prazo.

- Boa, Hershl, você será o orgulho do seu anjo da guarda.

- Pós-graduação em empatia.

- Uma residência comunicativa.

- O que me maravilhou, ED, é que ambos tinham a noção que cuidados benéficos associavam-se a movimentos pelo corpo, a imersão na água fortalecia os ossos ou desintoxicava os músculos.

- É o que eles imaginavam porque havia dado certo em algum momento.

- O problema, ED, é que casos isolados não provam uma relação de causa e efeito.

- Como assim, Hershl?

- Poderia ter havido melhora espontânea.

- Sem nenhum remédio?

- É preciso bater na mesma tecla várias vezes para se certificar de que o som é o mesmo, ED.

- A memória de acontecimentos pode ajudar no desenvolvimento científico.

- Como assim?

- Guerreiros antigos que tomavam sol desde a infância ganhavam as guerras porque tinham esqueletos mais fortes. Ficou registrado sem explicação até a descoberta da vitamina D.

- Passado e presente como uma via de duas mãos.

- A vitamina D foi descoberta na década de 30 do século XX.

- Um sucesso na prevenção do raquitismo, aquelas pernas tortinhas, rosário, hipotonia muscular, uma tristeza nas criancinhas.

- Convivi com algumas quando eu era uma pessoa. Dava uns tremores, Hershl.

- Chama-se tetania.

- Ela foi estudada pelo médico francês Armand Trousseau. Há uma curiosidade na sua biografia, Hershl.

- ED, o historiógrafo.

- Trousseau percebeu nele próprio uma condição de hipercoagulabilidade que precedeu sua morte por câncer de pâncreas. Por isso é que existe o sinal Trousseau de malignidade.

- Visão com percepção.

- Oportunidade triste, a dele.

- ED, porque fizemos essa viagem não me sai da cabeça.

- Hershl, nem sempre precisamos organizar o pensamento de forma clara. A viagem existiu e foi educativa. Deixa pra lá os porquês.

- ED, passou o que eu estava sentindo. Foi uma síndrome pós-sessão.

- Vai descrever?

- Já imaginou o texto? Um efeito de viagem maluca ao passado é a síndrome de Hershl.

- O médico percebeu nele mesmo, com uma curiosidade, quando ele era ainda um residente.

- Hershl?

- Oi, Lucas!

- Vamos para o ambulatório?

- Já estou indo, Lucas, vou guardar o *notebook* na mochila.

- *Notebook* novo, Hershl?

- Estou estreando, e que estreia! Ganhei na formatura.

- Belo presente.

- Vou ver se consigo anotar direto nele. Fica mais fácil de achar depois, Lucas.

- Já me acostumei, menos papéis.

- A *webcam* dele tem um sensor ótico moderníssimo. Possui não sei quantos *megapixels*.

- Tecnologia oftalmológica.

- Olho eletrônico sem miopia, sem astigmatismo!

- E que avental engomado, hein?!

- Uma armadura. Gostou?

- Mais ainda do doutor Hershl Monteverde no bolso.

- O que seriam das mães se não existissem filhos para cuidar?

- Filhos médicos, então...

- Elas ficam de plantão permanente, Lucas.

Ambulatório Geral do Hospital Brasileiro Luiz Décourt

- Hoje é dia, Hershl, veja a sala de espera como está cheia.

- É mesmo, ED, mas muito trabalho significa muito aprendizado. Ah! Ali estão os internos. Oi, sou Hershl, o residente que vai supervisionar vocês. Chamem um paciente para aquela sala, tirem a história e me chamem. Vocês têm trinta minutos.

- Gostei da postura.

- Obrigado, ED, quero ser professor.

- Ensinar o que aprendeu é hipocrático.

- É a melhor forma de não parar de aprender.

- Concordo. Quem deixa de ser aluno nunca foi um aluno.

- Estarei sempre à cata de novas perguntas e inovações.

- Doutor Hershl, doutor Hershl, acabamos.

- Como se sentiram?

- Eu me senti um médico!

- É! Também senti na primeira semana do internato. De que se trata?

- Dor nas costas.

- Seguiram o roteiro?

- Sim, ticamos cada passo.

- Quais foram os dados mais importantes?

- Homem, 37 anos, natural da serra da Babilônia, Minas Gerais. Trabalha no mercado municipal, carrega muito peso, é obeso, adora comer torresmo com ovo frito, fuma desde os 12 anos e acha que ficou assim depois que foi picado pelo mosquito da dengue, no ano passado. O senhor está rindo de quê?

- Nada. É que me ocorreu que os fatos pouco mudam, cada época é que os reinterpreta.

- E qual é a graça?

- Um dia vocês vão descobrir. Agora, voltem e façam o exame físico.

- O senhor não vai discutir a anamnese?

- Depois do exame físico.

- O paciente trouxe um exame que mostrou o diagnóstico.

- Vocês abriram o exame?

- De jeito nenhum, no primeiro dia fizemos e o residente disse que ia nos afogar no rio se fizéssemos de novo.

- Faz bem pros ossos. Ou será para os músculos? Quinze minutos para o exame físico.

- Foi engraçado, Hershl!

- ED, não me sai da cabeça, porque fomos ser testemunha ocular e auditiva de uma história da Medicina.

- Foi escolhido.

- Escolhido por quem? O que você sabe?

- É... Não você, Hershl, o *notebook* é que pode ter sido escolhido.

- Enigmático Dissimulador.

- Por um vírus, por um cavalo de Troia, por *hackers*.

- Ah! E qual o mais provável pela sua nobre intuição?

- Ação de *hackers*, Hershl, interessados em tesouros escondidos por Nabucodonosor nos Jardins Suspensos da Babilônia.

- Engraçadinho Dissimulador.

- Fantástico, por fantástico...

- ED, tive uma ideia: vou levar o *notebook* para mudar o antivírus, encher de *firewall*, qualquer coisa que possa impedir uma nova situação dessa.

- As cenas foram verídicas, Hershl.

- Sei... presente de um *hacker*-residente bem intencionado ou de um vírus do bem ou de um cavalo de Troia não traiçoeiro.

- Pode ter sido um presente, sim.

- ED, você está escondendo algo de mim.

- Você cismou.

- Eu acertei na maioria das vezes que cismei com algum diagnóstico.

- Hershl, aceito passar por um detector de mentiras como prova da minha sinceridade.

- Para você, só conheço detector de metal. Mas, deixa pra lá. Quando acabar o ambulatório, vamos conferir se a anamnese da Praça do Mercado existiu mesmo.

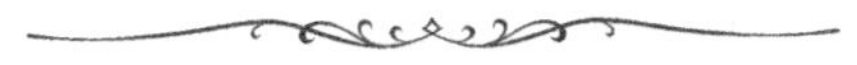

Biblioteca do Hospital Brasileiro Luiz Décourt

- Vou digitar Babilônia no site de busca...
- Legal, doutor Hershl, Google São Tomé.
- Vamos ver... Achei: www.babilonia.com/saúde.
- Depois quero ver a biografia do Nabucodonosor.

- Não acredito! ED, ouça isso: o doente era levado à Praça do Mercado e ficava à vista dos que passavam. Quem, porventura, tivesse tido a mesma moléstia ou conhecesse quem tivesse tido deveria sugerir o que tinha sido útil. A lei era rígida. Quem passava pelo doente não podia ficar em silêncio. Uma anamnese em nome da cidadania ou uma longa história no calabouço.

- Não disse? Foi tudo verdade.

- Você tem razão, ED, entramos num túnel do tempo.

- Meditar, Hershl.

- Felizmente havia uma pista para ir e outra para voltar. Nem precisamos de passaporte e de visto de entrada.

- Talvez usem um salvo-conduto.

- Quem usa?

- Um instituto histórico, um museu histórico, alguma entidade, sei lá.

- Estou começando a conhecer suas entonações, ED, você foi enigmático novamente.

- Você está com ideia fixa.

- Intuição, ED, intuição.

- A intuição é que é um enigma, não eu.

- Sabe... mudei de ideia, por ora, vamos deixar o *notebook* como está.

- Sim, muda o propósito, muda a decisão.

- Tivemos uma overdose de emoção hoje.

- E nem teremos síndrome de abstinência.

- Por que você diz isso?

- É... Residência é emoção sobre emoção.

- Está na hora da reunião. Vamos para o anfiteatro.

- Vamos de *notebook*?

- Não, ED, é uma reunião futura.

- Olá, Hershl!

- Oi, Lucas! Tive um ambulatório pesado e o seu?

- Põe pesado, Hershl. Foi uma Babilônia.

- Você?! Também?

- Hershl, Babilônia quer dizer caos.

- Anfiteatro B é o da direita...

- Hershl, soube que essa reunião é a melhor que tem.

- Também me disseram. Ela é organizada para os residentes.

- Discutem sempre dois casos: um clínico e outro cirúrgico.

- O clínico deve ser mais interessante, Lucas, sem dúvida.

- Por quê? O que você quer dizer?

- Casos cirúrgicos são mais resolutivos, mas, Lucas, prefiro aqueles que exigem detalhes de observação, mais raciocínio e seleção de tratamentos.

- Doutor Hershl Sherlock, será que existe mesmo essa diferença?

- Claro que sim. O internato me mostrou, aliás, nos mostrou. Você não concorda?

- É porque vimos mais clínica, como disse o chefe da Enfermaria. Aqui é muito estetoscópio e pouco bisturi.

- Pode ser, Lucas... Mas eu vibro quando estou quase fechando o diagnóstico de um caso difícil, chega um novo exame que traz dúvidas e tenho de rever tudo.

- Comecei a residência na imagem, está muito legal. Estou vendo tudo. Você não tem noção, Hershl, de frente, de lado, vários cortes, reconstruções. Fazer laudo é outra coisa, é certeza do diagnóstico.

- Olha só, quem diria! O doutor Lucas Reizinho, o autor da melhor dissertação de interno sobre a clínica é soberana, que concluiu que a máquina pode violentar a lógica da beira do leito, mudou de opinião com uma semana de residência. Não acredito!

- Hershl, a imagem é o primeiro-ministro. Você vai me dar razão quando rodar na imagem.

- Lucas, pelo amor de Deus! Nem tanto ao céu, nem tanto a terra.

- A imagem está na terra, tem os pés no chão. A clínica é que flutua numa nuvem.

- Lucas, você sabe que, quando se põe no ombro do gigante, o horizonte se amplia, mas, por outro lado, o chão fica mais distante.

- Concordo, sir Hershl Newton, mas não pode negar que o paciente sente quando lhe dão atenção, examinamos aqui, ali, viramos pra direita, pra esquerda, fazemos questão de registrar o seu nome, damos um parecer por escrito, ele vê muito interesse.

- Uma nuvem é dinâmica, é criativa, permite previsões, nos estimula a tomar decisões.

- Nubla o raciocínio...

- Engraçadinho... A última coisa que quero é ser um médico apenas solicitante de exames e leitor de laudos.

- A clínica tem problema ambiental. Precisa racionar a água quando o ar está rarefeito.

- Lucas, a imagem provoca claustrofobia e está cheia de contrastes.

- Oi, Hershl. Oi, Lucas!

- Oi, Fabiano!

- Vocês não estão emocionados? É a nossa primeira reunião com o canudo na mão. Agora podemos falar como médicos.

- Mas nos ouvirão como residentes... E aí, gostando do PS?

- Estou na porta, Hershl. É um paciente após o outro, tudo muito rápido. Já gastei todo o meu estoque de bom senso. Têm casos que sei que não são urgências, porém, têm outros que mando pra casa morrendo de medo, com muitas incertezas. Mas com uma semana já estou pegando o jeito, pelo menos ninguém voltou chocado ou parado.

- Lembra do professor de Propedêutica? Lucas, veja bem, a Medicina é uma arte que se vale da ciência.

- E que exige uma curva de aprendizado.

- E precisamos ir devagar pra não derrapar na curva.

- Hershl, devagar na porta do PS é piada.

- Me dariam licença?

- O quê?

- Estaria sendo inconveniente mandando os três coleguinhas entrarem e se sentarem?

- Hein?!

- Vocês estão surdos?

- Estamos indo.

- Eu estaria ficando muito agradecido. Seus três mosqueteiros, vocês já conseguiram tirar as fraldas de estudante?

- Lucas, será que o paciente do caso clínico participa da reunião?

- Acho que quando é do ambulatório de Psiquiatria, Fabiano.

- Que engraçadinhos... Sabem por que todo residente fica burro? Claro que não estariam sabendo... É de tanto comprimir as carótidas usando o esteto enrolado no pescoço para ninguém deixar de perceber que são médicos.

- Isso é um trote de início de residência?

- Bem pensado, Hershl, ele trota muito bem.

- Saibam que estarei tendo um ano inteiro para que vocês se arrependam destas suas ironias agudas. Dia após dia, degustarei o sofrimento de vocês por essas gracinhas. Agora, se me derem licença, estaria entrando para cumprimentar o professor e desejar-lhe uma excelente reunião. Aliás, um pleonasmo para a sua genialidade, como lhe estaria confidenciando.

- Alguém sabe quem é esse idiota?

- Hershl, é o doutor Gerúndio, um dos preceptores, uma praga com CRM.

- Fabiano, ele não tem o direito de falar assim conosco.

- Temos de ter cuidado. Ele adora criar encrenca.

- Não comigo.

- Nem comigo.

- Comigo também não.

- Vamos ignorá-lo.

- Impossível! Ele é provocador, é maldoso. Ano passado, ele ficou conhecido como o residente-encrenca. Infernizou a vida dos preceptores.

- E como é que foi escolhido para ser preceptor?

- Dizem que ele é um modelo de bajulador ardiloso. Tem um faro apurado para selecionar pessoas que possa usar como corrimão.

- Puxa-saco costuma ser covarde.

- Covardia não existe no meu dicionário.

- Nem no meu.

- No meu também não.

- Precisamos nos proteger.

- Tive uma ideia!

- Se for boa...

- Boas ideias são propriedade pública, Sêneca.

- Psiu, ED! Lucas, Fabiano, ele nos chamou de três mosqueteiros, não foi? Seremos, então, um por todos, todos por um contra o preceptor-encrenca.

- Gostei!

- Eu também!

- Um futuro do presente do indicativo contra o gerúndio.

- Psiu, ED!

- Não tenho culpa que cultura para você seja apenas um exame de bactérias.

- Para, ED!

- Nossa espada será o estetoscópio.

- E a nossa capa será o avental.

- Precisamos de um símbolo.

- Que seria?

- Um *botton*.

- Não gostei, Lucas.

- Um brinco.

- Ridículo, Fabiano!

- Você tem anel de formatura, Lucas?

- Tenho, Hershl. Era do meu avô.

- Eu também tenho. Ganhei do padrinho.

- Legal, Fabiano, o meu está aqui no dedo. Concordam que seja o anel de formatura?

- Desembainho a espada!

- Desembainho a espada também.

- Fechado! Usaremos o anel de esmeralda como símbolo do nosso pacto.

- Um anel por todos, todos os anéis por um!

- A partir de amanhã, com os três anéis de esmeralda unidos, nunca seremos vencidos pelo doutor Gerúndio.

- Que os anéis nos defendam!

- A reunião vai começar. Vamos entrar.

- Vou me sentar lá na frente.

- Eu também, Lucas.

- Prefiro ficar no fundão.

- Você nunca vai perder essa mania, Hershl?

- Graças a ela, fui bem nas provas.

- Foi mesmo, de cola em cola, colou grau.

- Vão, vão... Ficarei na última fileira: visão panorâmica, ouvido protegido do excesso de som, ajustado ao ditado "Quem ri por último ri melhor".

- Claro. Se for uma piada, dá mais tempo para que você a entenda.

25 DE FEVEREIRO, QUARTA-FEIRA

Ambulatório Geral do Hospital Brasileiro Luiz Décourt

- Walter Mateus, doutor. Um velho à espera da morte. Só vim porque a minha sobrinha me arrastou. O que o senhor pode saber mais do que eu sinto aqui bem dentro de mim?

- Seu Mateus, pela ponta dos dedos, cor dos dentes, timbre de voz e tosse encatarrada, posso saber que o senhor é fumante, um grande fumante.

- Era, doutor... Eu era. Não estou mais fumando.

- Quando foi que o senhor parou?

- Já faz três dias, quando soube da consulta. É muito tempo para um velho fumante, me registre aí como ex-fumante.

- Foi a senhora quem marcou a consulta?

- Foi, doutor Hershl, sou sobrinha dele. O único parente que ele tem. Trabalho de telefonista do *call center* do hospital.

- É você, então, quem deixa as pessoas penduradas no telefone, ouvindo aquela musiquinha irritante?

- Doutor, procuro atender bem a todos.

- E que fala "um momento, por favor" e "desculpe a demora".

- Doutor, não estou gostando de como o senhor fala comigo.

- Quanto tempo esperou pra marcar a consulta?

- Foi direto, doutor, precisamos ter alguma compensação.

- Hershl, o foco é o doente.

- Já sei, ED.

- Então esquece a sobrinha.

- Seu Mateus, o que aconteceu com o senhor?

- O fôlego acabou. Estou mal, não tem mais jeito.

- Estou vendo: falta de ar, tórax alargado pela dilatação dos pulmões doentes. Sente-se, seu Walter.

- Doutor... Que beleza! Sou um ourives, fui um ourives, sei lá... A falta de ar não me deixa mais trabalhar.

- Vou...

- Doutor, o senhor me dá licença de ver o seu anel?

- O anel de formatura?

- Sim, ele me chamou a atenção.

- Claro, seu Walter, vou tirá-lo.

- Hershl, que inversão... O paciente é que está examinando o médico.

- É mesmo, ED, e repare como ele tira a mão da sobrinha de sobre a sua perna. Ela deve estar ansiosa para o tio começar a ser consultado.

- Confesso, doutor, que nunca vi um trabalho tão perfeito, e olha que são mais de 50 anos de profissão.

- É mesmo, seu Walter?

- A maneira como foi lapidado, a forma da incrustação da pedra. É uma obra de arte.

- Eu ganhei de presente de formatura de um parente.

- Ele tem um brilho mágico.

- Como assim?

- Ele faz a gente meditar, viajar para os velhos tempos em que os artesãos criativos viveram.

- Impressionante, parece até que ele sabe.

- Pare de sussurrar, ED. Obrigado, seu Walter. Mas vamos ao seu caso. Vou examiná-lo. Deite na maca.

- Doutor, me examina com a mão do anel.

- Seu Mateus, um broncodilatador fará bem para o senhor, mas como o senhor tem arritmia cardíaca, eu estou em dúvida se devo prescrever. Uma comichão...

- Onde, Hershl?

- No dedo do anel de esmeralda, ED.

- Que engraçado, o dedo está se mexendo.

- Não estou vendo, ED.

- Ele fica pra cima e pra baixo... Parou.

- ED, você está brincando. Olha, o dedo está imóvel. Bem, vou prescrever o broncodilatador... Seu Walter, aqui tem a receita e uns pedidos de exames. Espero o senhor daqui a 15 dias.

- Valeu ter vindo, doutor.

- Até a próxima, seu Walter.

- Obrigada, doutor, meu tio gostou do senhor. Vou marcar o retorno.

- Sem "alô", "um momento, faz favor".

- Sem musiquinha e sem "obrigado por esperar", doutor.

- ED, o que é que você acha que valeu para o paciente?

- Para mim, Hershl, não foram os 40 minutos de atenção e orientação.

- Foi o que eu pensei. Valeu ver o anel. Você viu a expressão de saudosismo?

- Impossível alguém ter previsto que ele manifestaria tamanho grau de felicidade na consulta.

- A visão do anel foi um antidepressivo na veia, ED.

- Em *bolus* e sem diluição, Hershl.

- Anel mágico!

- Ele disse anel de brilho mágico.

- É a mesma coisa.

- Hershl, a competência profissional não tem nada a ver com o comportamento pessoal.

- Você quer dizer que as pessoas se preocupam com a profissão e deixam de lado a saúde?

- Sim, a agenda de trabalho fica cheia e não sobra espaço para se incluir nela.

- Falta a vontade de se incluir.

- É o anti-hipocondríaco.

- A sobrinha gostou de mim.

- Gostou da consulta. Você a destratou, Hershl.

- Falei alguma mentira?

- A sinceridade machuca.

- Você tem razão. Não é na telefonista que tenho que descarregar, mas elas irritam.

- Limite-se ao objetivo da consulta. Não misture ação de cidadania com atendimento médico em um ambulatório.

- Não foi premeditado, ED.

- Faça a sua crítica no momento certo, no local certo e diante de alguém certo.

- Por exemplo?

- Em uma reunião, um comentário conciso e de impacto.

(Toque do celular de Hershl)

- Alô? Já estou indo. É para irmos ao centro cirúrgico, ED.

- Enfermeira, sou o doutor Hershl.

- Doutor, é para o senhor auxiliar uma craniotomia de emergência.

- A senhora sabe qual é o caso?

- Drenagem de hematoma. Um *motoboy* calculou mal os ziguezagues entre caminhões na pista molhada.

- Agora, ele vai fazer é uma entrega rápida da sua cabeça.

- O vestiário é ali. Depois de se trocar, desça a escada. O lavatório fica à esquerda.

- Como estou, ED?

- Você fica bem de cirurgião.

- Você acha, ED? Devo desistir de ser clínico?

- Ali está o lavatório, Hershl.

- ED, o anel de esmeralda não quer sair do dedo.

- O que está acontecendo, doutor? O senhor não pode se lavar com o anel. É proibido pela Comissão de Controle de Infecção.

- Não consigo tirá-lo, enfermeira.

- Deve ser uma questão de jeito. Ele não nasceu parte do dedo.

- Que coisa esquisita. Tirei para o paciente ver, a mão não está inchada. Vou me escovar assim mesmo.

- Hershl, não convém.

- Ponho a luva e ninguém vai perceber, ED.

- Residente, sou o neurocirurgião. Não queira bancar o espertinho. O senhor só vai me ajudar se tirar o anel.

- Mas ele não quer sair.

- Vou ajudar... Vou lubrificar, vai ficar fácil... Não estou conseguindo. Anestesista, dá uma ajuda aqui.

- Ai! Vocês estão quebrando o dedo.

- Desisto. Enfermeira, chame outro residente e que não use anel.

- Maldito anel. Por causa dele não entrei na cirurgia, não vão mais me chamar... Aquele residente do anel não, enfermeira.

- A antissepsia é essencial, Hershl.

- Eu sei ED, mas...

- Residente... E esnobe.

- O que você disse, anestesista idiota?

- Não se usa mais anel de formatura. Saiu de moda. Só quem quer se mostrar superior é que sai por aí com um deles.

- Você é sempre mal-educado? Ainda bem que o seu paciente fica dormindo.

- Você é sempre presunçoso? Residente metido a doutor.

- A sua opinião não me interessa.

- Hershl, menos.

- ED, ele me irritou.

- Hershl, você não deveria ter avaliado.

- Que deveria ter dito?

- Apenas uma observação, por exemplo. A sua análise não me agradou.

- ED, eu não fui treinado dessa maneira.

- Mas você precisa se conscientizar, menos pensamentos, mais expressão dos seus sentimentos. Ninguém deve se ofender com o que o outro sente.

- Deveriam por ar-condicionado nesse vestiário.

- Gastaram com quatro aparelhos de televisão e só tem um ligado.

- Veja, ED, é aquele repórter que atendemos, lembra? Ele tinha ido trabalhar em uma região de epidemia de dengue.

- O que ele tinha, mesmo?

- Dengue.

- A violência em certos pontos da cidade está atingindo níveis nunca vistos. Um levantamento...

- ED, e se nós formos assaltados?

- Vira essa boca pra lá. Morro de medo de me arrancarem de você.

- O problema é se eu não conseguir entregar o anel...

- Ele é mais importante do que eu?

- Ele é mágico!

- E eu?

- É... Pode ser que sim. ED, você sabe o que acontece quando se desobedece.

- Não posso pensar nisso.

- Vou dar um jeito de tirar esse anel e guardá-lo assim que chegar em casa.

- Mas e o pacto dos mosqueteiros?

- Tinha esquecido. Explico para eles.

Casa de Hershl

- Ufa! Chegamos sãos e salvos. Agora, vamos ver como passamos pela mamãe.

- Oi, Hershl.

- Oi, mãe.

- Comprei um sabonete de que você vai gostar: produção limitada, perfume de rosas rubras, altamente relaxante, além de bactericida. Sei que você tem contato com muitas doenças da pele.

- Obrigado, estou indo direto para o banho terapêutico.

- Hershl, adoro um chuveiro.

- ED, provavelmente o seu ouro veio de algum fundo de rio.

- Água, o ouro líquido. Hershl, em pouco tempo, a água será mais valiosa do que o ouro.

- Pendurarei um frasco d'água no seu lugar.

- Que água deliciosa! Hershl?!

- O que foi, ED?

- Cadê o anel?

- Olha ele em cima da pia. Você me viu tirá-lo?

- Não. Ave sorte!

- Como foi que ele saiu?

- Deve ter sido da forma mais convencional. Puxou, saiu.

- Como você sabe, ED?

- Tem uma explicação melhor?

- Hershl? Meu filho?

- Oi, mãe.

- Está me ouvindo?

- Pode abrir a porta.

- Lembra-se da senhora que lhe deu o anel de formatura?

- A parente da Ucrânia que veio na formatura.

- Isso. Ela passou por fax um bilhete que o marido tinha escrito e ela se esqueceu de trazer.

- Você leu?

- Não, está escrito em cirílico.

- E agora? Quem será que pode traduzir?

- Não conheço ninguém.

- Deixa o fax comigo, mãe. Há muitos estrangeiros que passam pelo hospital.

- Boa noite, filho. Ah! Você gostou do sabonete?

- Adorei. Todas as bactérias da pele foram para o ralo.

- Vou comprar mais.

- ED, que língua o bruxo alquimista falava?

- Micênico, um dialeto grego.

- Você falava?

- Aprendi sem ele perceber. O dia em que ele descobriu foi o início do fim.

- ED, você não acha que estão acontecendo muitas coisas depois que eu passei a usar o anel? O anel do brilho mágico?

- Coincidência, Hershl.

- Pode ser, mas, presta atenção: primeiro o choque no dedo; depois, o paciente deslumbrado por ele; no mesmo dia, ele sai e não sai do dedo; agora, um bilhete em cirílico.

- É que é uma joia.

- Será que a viagem à Babilônia teve a ver...

- Hershl, deixe as coisas acontecerem.

- Tem que haver uma explicação. Talvez possa ter alguma pista no fax.

- Deve ser um recado sobre como conservá-lo.

- Veremos. ED, continuo engasgado com o anestesista.

- Ele pôs um tubo na sua garganta?

- Como se tivesse posto. Me deixou fora de mim.

- Todos os anestesistas deixam.

- ED, eu sou um colega, não um paciente.

- Deixa pra lá, Hershl. De tanto dar anestesia, ele ficou insensível.

- Amanhã, eu vou falar com ele.

- Hershl, quem odeia é presa do odiado. Pare de pensar nele.

- Esnobe é a...

- Durma bem, Hershl.

- Sonharei com os anjos.

- Um só, Hershl.

Casa de Hershl

- Acorda, ED.

- Já? Ainda está escuro.

- ED, você sabe que adoro acordar com as estrelas.

- Mas, comigo, qualquer horário serve, Hershl.

- He, he... gosto de quem já acorda de bom humor. Vamos embora.

- O trânsito fica bem melhor a essa hora.

- Você tem razão, ED. Proponho adotar esse horário para sair de casa.

- Hershl, se você fizer isso, me demito.

- Anjo da guarda tem horário de trabalho?

- Esse é o drama: jornada de 24 horas por dia, sete dias por semana, sem folga, sem férias.

- Quem mandou você brigar com o bruxo alquimista?

- Eu não briguei. Ele é que não soube conviver comigo.

- A sua vida piorou?

- Pelo contrário, Hershl, estou muito satisfeito.

- Então, aproveite seus anos dourados. Você é uma joia pendurado em um pescoço, promovido de assistente de alquimista para anjo da guarda de residente. É para ficar satisfeito mesmo. Vamos descer as escadas.

Registro de internação do Hospital Brasileiro Luiz Décourt

- Oi, Regina, tudo bem?

- Bom dia, doutor! O senhor madrugou.

- Você tem aí a lista dos internados?

- Claro, doutor, aqui na tela.

- Algum sobrenome estrangeiro?

- Vamos ver: Chen, Dalberg, Espinoza, Girovski...

- Girovski, Hershl.

- Obrigado, ED. Girovski, Regina, entra na ficha dele.

- Petar Girovski, 60 anos, natural de Samokov, Bulgária, internado por crise hipertensiva.

- Perfeito. Ele sabe cirílico, Hershl.

- Mas será que sabe português, ED?

- É mesmo, Hershl.

- Regina, em que leito ele está?

- Leito 857, UTI.

- Obrigado, Regina.

- Hershl, será que lá tem um café?

- O elevador está aqui. Estamos com sorte.

- Ave sorte! Minha contribuição.

- Estrela convencida!

- Residente injusto!

- ED, o elevador está parando em todos os andares.

- Você é que está com pressa. Ele faz o serviço dele.

- E o seu prestígio? Você não deveria ter providenciado uma viagem sem escalas?

- Hershl, ser o seu anjo da guarda não significa ter de satisfazer sua ansiedade.

- Três minutos, uma eternidade.

- Mas chegamos sãos e salvos, sob a minha proteção. Portanto, missão cumprida.

- Bem comprida!

UTI do Hospital Brasileiro Luiz Décourt

- Hershl, olha o Lucas ali.

- Oi, Lucas!

- Oi, Hershl, você por aqui tão cedo?

- De plantão, Lucas?

- Quase acabando, noite brava.

- O paciente do 857?

- É o Petar. Está em coma.

- Em coma?

- Sim, Hershl, mas agora ele está estável.

- Como você, um mosqueteiro, deixou que ele entrasse em coma? Eu precisava dele consciente.

- Hershl?! Ele teve um AVC, por isso foi transferido.

- Ele não devia cuidar direito da pressão, relapso!

- Hershl, um médico não culpa alguém por ter uma doença, nem mesmo por se descuidar do tratamento.

- Está bem, Lucas, sem lição de moral.

- Mas do que se trata? Por que é tão importante falar com o paciente?

- Lucas, você sabe cirílico?

- O quê?

- Cirílico, a língua dos búlgaros.

- Cirílico!

- Você devia saber.

- Falar essa língua?

- Lucas, o que é cirílico?

- Desculpe, não sei.

- É o que dá só ler o último artigo publicado, prontuário do paciente, bula de remédio...

- Hershl, acho que você está com privação do sono. Alguma vez você já me viu lendo bula de remédio?

- Nunca faria na frente de colegas.

- Você sabe cirílico, Hershl?

- O que é cirílico, eu sei.

- Mas fala?

- Não.

- E que diferença faz? Se não fala, somos iguais. Hershl, você adora descarregar a frustração em cima de alguém.

- Lucas, você não pode me ajudar.

- É sobre algum artigo científico que você quer ler?

- Na verdade, nem sei o que estou querendo ler. Lucas, não teria dado mesmo para você evitar que o paciente entrasse em coma?

- Hershl, ele já chegou inconsciente.

- Deixa pra lá. Bom descanso.

- Vá descansar também. Não entre em *burnout*, pode acabar em coma.

- Ficaria algum tempo sem ter que aturar quem não sabe cirílico.

- Hershl, o residente-sarcástico.

- Lucas, você sabe que é só uma brincadeira com o mosqueteiro. Bom descanso e não se esqueça: um anel por todos, todos os anéis por um!

- Vamos para o ambulatório, ED. Tomara que o elevador pare em todos os andares. Não tenho nenhuma pressa.

- Hershl, estamos indo direto.

- ED, você não tem prestígio mesmo. Existe ouvidoria de anjo da guarda? Gostaria de fazer uma reclamação sobre propaganda enganosa.

- Hershl, não me subestime. Priorizo situações relevantes.

- ED, veja aqui na lista dos pacientes da manhã. Acho que agora vamos conseguir. Tem um nome russo.

- Você me deve desculpas.

- Senhor Sergei Valenov!

- Bom dia, doutor!

- Senhor Valenov, o que é que está escrito nesse papel?

- Hein?! Doutor, não há nada escrito aqui.

- É cirílico.

- Doutor, está em branco.

- Como está em branco? Olhe aqui as letras diferentes.

- Não vejo nada.

- Tem certeza?

- Doutor, por que mentiria para um médico?

- Obrigado. O que é que o senhor está sentindo?

- Fiquei curioso, doutor. Este papel em branco é uma maneira nova de começar a consulta?

- É uma pegadinha.

- Já sei: testar se o que o paciente fala é verdade.

- Isso, chama-se... retinocriptograma.

- Passei no exame?

- Não posso revelar ainda.

- Ah! Adoro mistérios, estou gostando do senhor, doutor, está mostrando muito interesse na minha pessoa e usando técnicas modernas.

- Hershl, pensei que você perguntaria ao paciente quando ele tinha ido ao oftalmologista a última vez.

- ED, sei muito bem distinguir quem é paciente de quem não é.

- Olha só! Que progresso! Vou marcar uma consulta com o doutor Hershl, só dessa maneira estarei eticamente imunizado contra grosserias.

- Marca, ED, será ótimo. Aí, eu o interno e fico livre de você por uns tempos.

- Retinocriptograma foi engraçado, Hershl.

- ED, é igual às imagens. Só nós vemos.

- Quem sabe mais alguém?

- Quem, ED?

- Sei lá, a gente nunca sabe.

- Você está me escondendo alguma coisa.

- Hipótese, Hershl, apenas hipótese.

- Intuição?

- Nada mais.

- ED, por que o meu avô não me ensinou russo?

- Você pediu?

- Não, ED, mas me lembro de uma conversa, que ele já não tinha ensinado ao meu pai para não correr o risco de o filho ser taxado de comunista. Era perigoso.

- O coletivo influenciando o individual.

- Doutor?

- Oh! Senhor Valenov, deite ali para examiná-lo.

- Doutor, não pude deixar de perceber os seus movimentos da boca. O senhor é religioso? Reza antes de examinar os pacientes?

- É... Rezo para o meu anjo da guarda.

- Doutor, ganhei mais confiança ainda.

- ED, vamos fazer o balanço da manhã: 15 consultas, 12 receitas e 47 pedidos de exames.

- E dois presentinhos.

- Duas garrafas de vinho. Será que os pacientes acham que o médico está em permanente *oktoberfest*?

- Está na hora do almoço.

- Vamos, os mosqueteiros já devem estar no *Sabor da Papinha e Papo Gostoso*.

- Opção única. Só lá aceita o tíquete-refeição por perto.

- As calçadas ficaram bonitas depois que a prefeitura obrigou cada um a cuidar da sua.

- Olha, aquela placa, ED, Instituto de Idiomas Feia. Que coincidência! Mas duvido que haja aulas de Russo.

- Não custa tentar, vamos lá... Para que existe sorte?

- Que nome, Feia. Deve ter um acento.

- Féia? Feiá?

- Será que devemos entrar? Os colegas já estão no restaurante. Estou em dúvida. A comichão no dedo de novo.

- Acho um barato o seu dedo mexendo pra cima e pra baixo, parece que está batendo asas.

- ED, o dedo não está se mexendo. Vamos entrar.

Instituto de Idiomas

- Olá! Sou o doutor Hershl.

- Boa tarde, doutor! Sou a Belinha.

- Vocês têm aula de Russo?

- Temos seis classes por semana, doutor.

- Verdade? ED, vamos conseguir.

- Credite pra mim, Hershl.

- O senhor está interessado, doutor?

- Podemos falar com o professor? Ele está aí?

- Ele está em aula.

- É assunto urgente.

- A aula termina daqui uns 20 minutos.

- Podemos esperar?

- Fique à vontade. Desculpe, mas o senhor não é médico no Hospital Brasileiro, aqui perto?

- Sou residente.

- Bem que o reconheci. O senhor foi quem atendeu a minha tia Maria, lembra-se dela? Maria Silva Teles, baixinha, cabelinho bem curto, não para de falar.

- Maria, baixinha, cabelinho curto, falante... Claro, me lembro dela sim. Fui eu.

- Gostei, Hershl, uma mentirinha criativa por uma grande necessidade.

- Obrigado, ED. Bonita a foto.

- A do meu crachá?

- Não. A do porta-retrato. É a Sofia Loren, não é?

- Foi a minha irmã Linda que me deu. Ela pôs na mesa dela e disse que lhe transmitiu fluidos de beleza e ela arranjou namorado em menos de uma semana. Essa mesma foto já tinha ajudado três colegas dela. Espero que funcione comigo também.

- Com a sua experiência de catalisador de sucesso, o que você acha, ED?

- Hershl, milagres estão fora da minha alçada.

- Até que ela é simpática, mas esses óculos com lentes do tipo fundo de garrafa fazem o nariz parecer o gargalo. Os pais foram exageradamente otimistas quando a registraram. Ela não nasceu para ser Belinha.

- Hershl, o contraste com a foto da Sofia Loren faz a Belinha parecer mais feia ainda.

- Belinha, como é o nome do professor?

- Yuri Ze-li-o-negor, estou aprendendo... Aí pelos 50 anos ...

- Hershl, você viu como ela esticou o lábio inferior? Minha nossa!

- Nasceu na Ucrânia, na cidade de Odessa. Fala várias línguas e está hospedado no Hollsteen Maxwell, chique, né?

- Yuri.

- Sim, Yuri, ele me disse que era como Jorrr-ginho.

- Belinha, achamos curioso o nome aqui do Instituto, Feia, é isso?

- É Feia mesmo. Eu não suporto dizer que trabalho no Instituto Feia. Não que me ache feia, mas do outro lado da linha as pessoas não me veem.

- Ainda bem.

- Ainda bem o quê?

- Que você... está nos dando atenção.

- Mas por que Feia, Belinha?

- É simples, doutor, F de Francês, E de espanhol, I de inglês...

- E A de alemão.

- É isso, doutor, mas tenho fé que agora, com as aulas de Russo, o patrão mude o nome.

- E para qual?

- Dizer que sou recepcionista da Feira fica melhor, o senhor não acha, doutor? Um instante, o telefone. Não vou atender. Adorei que o patrão colocou o identificador de chamada.

- Algum chato?

- É o contador do patrão. Ele liga sempre perguntando se Feia é o instituto ou a recepcionista.

- Doutor, Yuri é aquele ali.

- Hershl, com esse nariz, a Belinha nem precisava do dedo indicador.

- Rápido, ED! Acesse o seu banco de dados e cruze para selecionar a melhor estratégia de ajuda: obesidade quase mórbida, hipertensão arterial sistêmica, dislipidemia, osteoartrose do joelho esquerdo...

- Já processei, Hershl. Perfil glutão, classe 3 para 4 de receptividade, melhor fator de impacto: uma refeição.

- Senhor, Yuri, boa tarde, sou Hershl. Preciso falar com o senhor. É sobre um fax que recebi da Ucrânia e está escrito em cirílico.

- Boa tarrrde, serrrá que o senhorrr pode voltarrr mais tarrrde, no fim do dia?

- Hershl, rápido, refeição.

- Senhor Yuri, podemos convidá-lo para almoçar?

- Quando?

- Agora mesmo.

- Com a fome que estou, convite aceito, doutorrr.

- Como estamos de finanças, ED?

- Oito tíquetes-refeição e dez Robin Hoods.

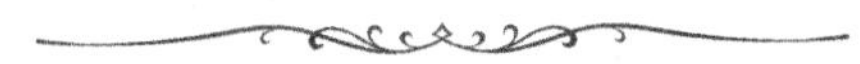

Restaurante Sabor da Papinha e Papo Gostoso

- Mesa pra dois, doutor?

- Para nós seis, Lino.

- Doutor Hershl?

- Já lhe disse para parar de fazer essa pergunta imbecil. Está vendo duas pessoas? Então, é mesa pra dois.

- É que podem vir outras... Ih! Aquela senhora vai repetir o que já falou para os outros médicos.

- Sabe, filha, é um absurdo um médico ir comer de avental do hospital e com o estetoscópio pendurado no pescoço. Transmite infecção do hospital. Vi na televisão.

- ED, eu vou até lá falar com ela.

- Hershl, deixa pra lá. O nosso convidado é mais importante.

- Tem razão, ED, vamos nos sentar.

- Lino, o cardápio para o senhor Yuri.

- Todos os prrratos parrrecem excelentes.

- Está demorando, ED.

- É assim mesmo. Glutão gosta de tudo.

- Sabe do que me lembrei, ED? O paciente Sergei Valenov não conseguiu ver nada. Fizemos uma besteira! O Yuri também não vai ler nada. Vamos desperdiçar nossos tíquetes-refeição.

- Calma, Hershl, o Yuri é dos nossos.

- Dos nossos?

- É, faz tudo prestando muita atenção... Ufa!

- Enigmático Dissimulador.

- Já me decidi. Prrra começarrr, vou querrrer um filé a parrrmegiana.

- Dois tíquetes e quatro Robin Hoods.

- Razoável, ED.

- Então, você tem uma mensagem em cirrrrílico?

- Aqui está, Yuri.

- Vamos verrr... Esse lado do papel, o outrrro...

- Podemos tentar copiar o que...

- Não prrrecisa, doutorrr Herrrshl. Depois eu mando a trrradução porrr e-mail... É parrra você...

- Para mim?

- "Não posso estarrr aí com você, Herrrshl. Parrrabéns! RRReceba o anel como prrresente de forrrmaturrra".

- Foi no final do ano passado. Este anel aqui.

- "Comprrrei-o em Jerrrusalém, faz muitos anos. Já estive no Murrro das Lamentações, você já, Herrrsl?".

- Hummm!

- "O vendedorrr foi muito atencioso. Quis saberrr o meu nome, parrra que é que eu querrria o anel. Ele me confidenciou que o anel erra especial".

- Especial?

- Uau, Herrrshl, você serrrá o senhorrr doutorrr dos anéis... "Que se um jovem currrioso usasse, ele irrria viverrr histórrrias incrrríveis. Não tivemos filhos e quando a sua prrrima

Márrrcia esteve aqui em casa e falou de você, decidimos darrr de prrresente de forrrmatura. Esperrro que seja útil, felicidades. Morrrrdehai, cidade de Mogilev Podolsky, Ucrrrrânia".

- Yuri, é isso mesmo que está escrito aí?

- *Da*, palavrrra por palavrrra.

- O que é que um anel pode fazer de especial?

- Pode serrr um anel mágico!

- Você também, Yuri? Isso só existe em contos de fada.

- Serrrá, Herrrshl? Bonita a sua estrrrela de David, um companheirrro de futurrro. Ela se destacou.

- Como assim?

- É. Ficou um destaque no seu pescoço.

- Ufa! Nunca os meus triângulos tremeram tanto. Quem está precisando de um anjo da guarda sou eu.

- Sussurrando de novo, ED?

- Herrrrshl, obrrrigado pelo almoço. Pode me procurrrar quando quiserrr. Dá o seu e-mail que vou escreverrr a trrrradução.

- Nós que agradecemos. Fica com o papel e deixa com a Belinha.

- Não prrrrecisa. Tenho ótima memórrrria.

- ED, para mim, é papo de vendedor.

- Surpresas existem, ave sorte!

- Mas, por outro lado... O túnel do tempo, o anel que não saiu do dedo...

- Coincidências, Hershl.

- Ave sorte!

- Ave sorte!

- ED, por que será que o Sergei não viu e o Yuri conseguiu?

- O Yuri é um professor.

- ED, não é porque a ignorância cega que o conhecimento melhora a acuidade visual. Lino fecha a dolorosa.

- É para já, doutor! Adorei a mensagem do seu parente.

- Lino Falante! Você não perde nenhuma oportunidade de bisbilhotar.

- O garçom é legal, Hershl.

- É, gosto dele. Acho que vou propor o nome do Lino para ser um dos homenageados no aniversário do hospital.

- Será justo.

- Farei a sugestão na reunião de amanhã. Vamos embora.

- Hershl, olhe quem está indo para o hospital.

- Quem é?

- Uma noiva de olhos pretos cativantes, mãos delicadas, personalidade forte e que está fazendo o internato do sexto ano.

- Orli? Vamos apressar o passo.

- Mais devagar! Não posso balançar tanto... minha labirintite.

- Oi, querida!

- Oi, amor!

- Aconteceram coisas estranhas.

- O que foi?

- Fui parar na Babilônia.

- É um bairro?

- Não, a Babilônia que nós estudamos em História.

- Você sonhou?

- Estive mesmo.

- Hershl, você está com bicho geográfico?

- E o anel não saiu do dedo.

- Você quis tirar o anel de noivado?

- Não, o anel de esmeralda.

- Teve que serrar?

- Não, ele saiu numa boa.

- Hershl, o que está acontecendo com você?

- Soube que é um anel especial.

- Hershl, faz favor!

- Também não acredito.

- Hershl, você está falando sério?

- Eu sempre falo sério, Orli.

- Você está ouvindo vozes?

- Estou, a sua.

- Está com dor de cabeça, tontura, visão dupla?

- Uma noiva e uma princesa.

- Preciso ir atender.

- Orli, não é brincadeira. Estive no passado.

- E não deram falta de você no hospital?

- Eu continuei dentro da biblioteca.

- Sei. A bunda no hospital e os olhos sabem lá eu onde.

- É isso mesmo. Uma dissociação têmporo-espacial.

- Você está zoando.

- Estou falando sério.

- Orli, li na internet também.

- Você presenciou ou você leu?

- Li o que presenciei.

- O meu noivo, o meu querido noivo, entrou para a organização Médicos sem Fronteiras?

- Sim, Orli, sem fronteiras com o passado.

- Pelo menos foi uma viagem grátis.

- Ou usei milhas de estudo.

- Hershl, eu vi um relógio cujos ponteiros andam pra trás. Vou lhe dar um de presente. Que horas são? Deixa-me ver... Faltam dois séculos para as oito, horário babilônico de verão.

- Orli você está com a corda toda.

- Estamos acertando os ponteiros.

- Então não faça hora. Tchau!

- Tchau!

11 DE MARÇO, QUARTA-FEIRA

Refúgio do Residente Desconhecido
4° andar do Hospital Brasileiro Luiz Décourt

- ED, aqui é o Refúgio do Residente Desconhecido.

- O nome é uma homenagem à dedicação do residente?

- Não, ED, deram o nome depois que um falso médico lá permaneceu por dois dias seguidos.

- Pegaram?

- Sim, quando ele pediu um hemograma para diabetes.

- Aqui é confortável, Hershl. Parece um bom lugar para servir de plataforma.

- Plataforma de quê, ED?

- Para as nossas viagens ao passado.

- Haverá mais alguma?

- Com um pouco de sorte...

- ED, ou você adora uma aventura ou é um tremendo impostor a serviço não sei do quê.

- Que tal um aventureiro impostor?

- ED, na brincadeira, falam-se verdades. Estou anotando suas atitudes suspeitas.

- ED, estaria pensando em lhe dar de presente para o doutor Gerúndio.

- Hershl, pelo amor a sua profissão, não faça isso.

- Brincadeirinha!

- Eles não me perdoariam.

- Eles quem?

- É... Está bem. A Associação dos Anjos da Guarda dos Médicos Residentes Brasileiros.

- Existe?

- Eles me considerariam um incompetente e cassariam a minha licença.

- Associação dos Anjos da Guarda...

- ...dos Médicos Residentes Brasileiros. O meu número de registro é AAG 142857.

- Tem carimbo?

- Eu vim para protegê-lo.

- Veio?

- Não vim de presente de formatura?

- Você não me disse que o bruxo alquimista falava grego?

- É verdade.

- Você é um presente de grego. Noves vezes fora, foi ele quem mandou você.

- Hershl, não viaja!

- Ah! Se houver outra viagem, vou ser sequestrado e obrigado a cuidar de pacientes em algum lugar escuro, úmido e sujo?

- Hershl, o que foi que viemos fazer aqui?

- Rever o prontuário do paciente Altino Lacerda.

- Posso sugerir começar?

- Você tem razão. Veja a anotação na capa: sambista carioca da Velha Guarda, criador de bonitos sambas-enredo.

- Deve ter dado muita alegria a sua escola.

- Doutor Hershl, é o senhor?

- Sim.

- Sou a esposa do Altino Lacerda. Recebi um recado para vir falar com o senhor.

- Sente-se, por favor. A tomografia do tórax confirmou que um coágulo foi parar no pulmão direito do seu marido.

- Foi embolia pulmonar, não foi doutor?

- Esse é o diagnóstico. Ele já recebeu a primeira dose de anticoagulante.

- É aquele remédio que afina o sangue?

- A senhora pode entender dessa forma.

- Doutor, o meu Lacerda não vai tomar esse remédio.

- Ele já começou a tomar. É obrigatório.

- Doutor, o meu irmão teve igualzinho. Um coágulo na perna foi para o pulmão. Tomou o remédio, teve um derrame e ficou meio bobo.

- Vamos tomar os cuidados para que nada de mal aconteça.

- Doutor, qual é o nome do remédio?

- É varfarina.

- Foi esse mesmo, doutor.

- O caso é grave, senhora. O risco é necessário.

- Não concordo, não quero o meu Lacerda bobo. Eu assino, tirando a sua responsabilidade.

- Sabemos como ajustar a dose para evitar uma hemorragia.

- Para os doutores pode ser uma estatística, mas para a família é um caso único. Se ele ficar bobo, não é o senhor quem vai cuidar dele, não é mesmo?

- O que a senhora gostaria que fizéssemos?

- Doutor, suspenda esse remédio!

- ED, nessa hora bate uma dúvida. A comichão no dedo...

- Hershl, veja! O seu dedo está fazendo um movimento lateral.

- ED, de novo? Olha aqui, mais parado impossível. Senhora, nós não vamos suspender.

- Doutor, por favor!

- Vamos até a enfermaria. Quero ouvir a opinião do seu marido.

- Não fale sobre o meu irmão. Ele detesta. É de outra escola, que roubou o diretor de bateria no ano passado.

- Hershl, percebo que a desconfiança dela está provocando um grau de ambivalência em você.

- ED, é muita responsabilidade desregular o mecanismo protetor da coagulação.

- Entendo, Hershl, mexer em uma função normal é diferente de normalizar uma alterada.

- Tem que haver muito equilíbrio, muita experiência, para andar nessa corda-bamba.

- E não tem rede de segurança se cair.

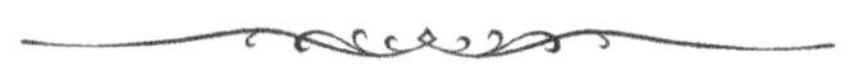

Enfermaria do Hospital Brasileiro Luiz Décourt

- Olá seu Altino, como está se sentindo?

- Melhor, doutor. A folia me espera.

- Seu Altino, presta atenção no que vou lhe dizer: o sangue tem que desfilar solto pelas suas veias. Acontece que a harmonia foi quebrada e um coágulo atravessou, fez uma evolução nos pulmões. O senhor precisa nos autorizar a fazer umas mudanças no enredo da coagulação do seu sangue com um remédio.

- Entendi doutor, se eu disser sim, terei uma Terça Gorda. Se disser não, o meu caso pode acabar triste como uma Quarta-Feira de Cinzas.

- Perfeito, seu Altino. O remédio fará com que o senhor tenha ainda muitos carnavais.

- Vamos para a Avenida, doutor. Pode receitar que ele vai dar samba com certeza.

- Obrigado pela confiança nesse quesito.

- O que é isso, doutor? O senhor é o meu mestre-sala.

- Ainda bem, ED, que o seu Altino percebeu que passar por um perigo do tratamento é mais seguro do que permanecer exposto à doença.

- Hershl, o residente-carnavalesco da Unidos ao Paciente.

- Doutor, eu vou ficar de olho. O meu marido é tudo para mim.

- Tudo vai dar certo, minha senhora.

- Hershl, não foi fácil transformar a linguagem técnica em palavras compreensíveis para o paciente.

- São eles mesmos que nos ensinam.

- É a tal da janela.

- ED, o paciente concordou, mas a esposa continua em dúvida. É uma situação desconfortável.

- A história do irmão dela é forte.

- Dá medo. Por isso, precisamos aplicar a Medicina com prudência e zelo.

- O paciente quer ter um bom presente e a esposa quer evitar um mau futuro.

- Todos têm suas razões, ED.

- Como é que se pode fazer o bem sem provocar o mal?

- Um mínimo de mal deve ser cogitado, ED. Há sempre a probabilidade de reação adversa.

- O médico não pode dar garantia da Medicina?

- O que o médico pode garantir é o seu empenho em cuidar. A eficiência tem uma estatística. Alguém tratado corretamente pode ficar dentro ou fora da curva com o mesmo tratamento.

- Esse é o ponto, não é, Hershl? Não há como prometer resultados, mas para o paciente é o que interessa. Ele quer ficar bom.

- Nas aulas, não alcançávamos a noção de que o que tínhamos era algo como "serve ou não serve" para usar.

- É, Hershl, o professor colocou as fichas e, agora, na residência, elas estão caindo, fazendo uma ligação atrás da outra entre a teoria e a prática.

- Voltando à varfarina, ED, houve muita oposição a desregular um mecanismo de proteção. Não foi fácil superar a ideia de que o médico tinha que deixar tudo funcionando bem.

- Por isso, há ciência e há arte.

- É verdade. Nós reduzimos a capacidade de coagular, não a eliminamos.

- Pelo que sei, há doenças que fazem exatamente isso.

- Você pegou o ponto, ED. O que fazemos é como provocar uma doença controlável. O fundamental é que seja uma manobra terapêutica com a adesão do paciente às recomendações de segurança do uso.

- O seu Altino terá que desfilar de acordo com o regulamento.

- Como é um tratamento em longo prazo, ele pode sentir-se bem e relaxar.

- Hershl, e se houver hemorragia, como se sentirá?

- Desgostoso, mas certo que a minha função de médico foi cumprida. Por isso, preciso aprender como atingir o ponto máximo de prudência.

- Bendita residência para reduzir falha nossa!

- Maximizar o benefício e minimizar o malefício, graças à experiência. ED, os seus triângulos estão tremendo.

- Pega o *notebook*.

- Veja! É a cena do Asclepius novamente.

- A cobra, Hershl... agora, ela vem para cima de mim.

- Calma, ED, agora eu que serei o anjo da guarda, o seu. A cobra não vai molestá-lo.

- Ufa! Que bom que a cobra não se meteu a besta de mudar o trajeto. Obrigado, Hershl, você foi um ótimo anjo da guarda, embora sem o registro obrigatório.

- Da Associação dos Anjos da Guarda dos...

- ...Médicos Residentes Brasileiros. Sim, com sorte, um dia ainda serei o presidente.

- ED, você tem alguma explicação sobre isso que está acontecendo?

- Hershl, as coisas não são tão lógicas assim. Os neurônios têm uns códigos secretos. Você já deve ter ouvido falar da lógica do ilógico, uma realidade que não conseguimos controlar.

- Isso é científico?

- Precisa ser?

- ED, ajudaria a acreditar.

- Para você, é lógico que as cenas de Asclepius, exatamente iguais às da outra vez, representam uma vinheta de abertura?

- Abertura de quê?

- Abertura do processo de viagem.

- Nós vamos viajar de novo? Para o passado?

- Já estamos de partida.

- Como é que você sabe?

- Não foi assim da outra vez?

- Uma vez só.

- Suficiente, Hershl. Aperte os cintos.

- ED, vou desligar o *notebook*.

- Você já teve essa experiência.

- Vou me levantar e sair daqui.

- Experimente.

- Estou grudado!

- Hershl, da outra vez começou assim e acabou bem. Você até gostou. Relaxe. Eu sou o seu anjo da guarda, nada lhe acontecerá de mal.

- Você fala com muita segurança.

- Fui treinado na Associação dos Anjos da Guarda dos Médicos Residentes Brasileiros com sorte sempre do meu lado.

- Duvido que ela exista.

- Hershl, está começando.

- Minha nossa! Quantos séculos serão dessa vez? Agora deve ser sobre exame físico ou será inspeção? Palpação? Ausculta? ED, não quero entrar em um daqueles sanatórios horripilantes. Ainda bem que o meu esteto está aqui pendurado no pescoço...

- Hershl, você está surtando. Controle o medo. Iremos e voltaremos. Confie no Meditar.

- Tudo por causa desse bendito anel de formatura.

- Como você sabe, Hershl?

- Intuição, ED, intuição.

- Rumo ao desconhecido! Na velocidade do pó de pirlimpimpim!

- Olha o letreiro, Norte dos Estados Unidos. Inverno de 1920.

Norte dos Estados Unidos. Inverno de 1920

- Dessa vez fomos perto, menos de um século. Dá pra voltar a pé, Hershl.

- Engraçadinho! Há um padrão, abertura, letreiro... Isso é programado.

- Ave sorte! Vamos meditar.

- Eu não sei se estou mais curioso com o que está acontecendo ou em descobrir quem você é realmente.

- O seu leal anjo da guarda.

- Que frio, ED!

- Veja, está nevando, Hershl.

- É mesmo. Nossa! Estamos em um pasto. Está vendo lá adiante dois homens examinando...?

- Eles parecem estar examinando uma vaca preta caída, é isso?

- Sim, ED, provavelmente são médicos veterinários.

- Deu o clique nos fones. Vamos ouvir.

- John, é a sexta vaca só essa semana.

- ED, tem tradução simultânea como na Babilônia. Que maravilha!

- Eles são ótimos?

- Quem?

- É... Os veterinários americanos sempre foram conhecidos por sua grande competência.

- Será alguma epidemia, Adam?

- Ela vai vomitar de novo.

- Sangue. Não há dúvida, Adam.

- Hemorragia digestiva do gado, John.

Laboratório em Wisconsin

- Mudou o cenário, Hershl, é um laboratório.

- ED, os microscópios são iguais aos que estão no museu da faculdade.

- E pensar que no século XVI eles eram apenas um brinquedinho da realeza.

- Veja, ED, o de terno de lã cinza. Levantou-se.

- Na qualidade de diretor, quero agradecer a todos vocês que comprovaram que a dicumarina que isolamos do trevo-doce umedecido no armazenamento da ração para o inverno é a substância responsável pelo surto de hemorragia digestiva do gado. Excelente trabalho! Palmas para todos nós. Doutor Powdell, vamos colocar isso no papel e encaminhar para publicação. Doutor Licberg, providencie uma reunião com a Associação Nacional de Veterinários de Animais de Grande Porte. Senhorita Jane, chame a imprensa, mas antes faça uma ligação para o governador e diga que quero falar sobre o problema das vacas da fazenda dele.

- Mudou o cenário, ED. Anfiteatro de onde? Você consegue ler?

- Consigo. Wisconsin Alumni Research Foundation – WARF.

- Em resumo, senhores, desenvolvemos um sal mais potente do que a dicumarina e o denominamos de varfarina em homenagem a nossa instituição. Aproveitamos as iniciais para as quatro primeiras letras. Temos certeza que ele fará sucesso como raticida. Os ratos brigam, se arranham e morrem de hemorragia. Vamos faturar!

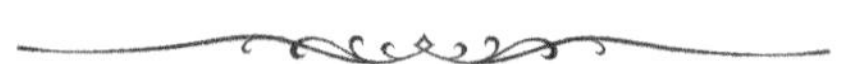

Hospital Naval da Filadélfia

- Outro cenário! É um pronto-socorro.

- Chefe, trata-se de um militar, 30 anos, solteiro. Tentou o suicídio ingerindo varfarina.

- Doutor William, ele está com hemorragia?

- Hemorragia digestiva há seis horas.

- Nunca conseguimos salvar nenhum caso de ingestão desse raticida.

- O que podemos fazer?

- Faça uma transfusão de sangue. Ficou segura depois que identificaram o fator Rh.

- O senhor sabe que foi uma das questões do concurso de admissão?

- Você respondeu?

- Errei, mas fui ler e hoje eu sei até que Rh vem de macacos *Rhesus*, que desenvolveram os anticorpos.

- O erro cria memória.

- Chefe, o senhor acha uma boa ideia repor vitamina K?

- Bem lembrado.

- Essa questão eu acertei.

- ED, estamos nos movimentando muito. Já estamos em outro local.

Diretoria de Indústria Farmacêutica

- Vou ver se consigo ler a placa em cima da mesa. É o doutor Jones Austin, diretor médico. Ele está ditando para a secretária.

- Após o sucesso do tratamento de ingestão de varfarina por um paciente com transfusão de sangue e aplicação de vitamina K, nossos pesquisadores concluíram que a varfarina pode ser útil como medicamento anticoagulante. Eles desenvolveram uma estratégia para segurança no uso. Peça a assinatura do CEO e mande pelo correio para todos os médicos do país.

Casa Branca

- Que viagem mais maluca. Agora... Este lugar eu conheço: é a Casa Branca, ED!

- Estamos entrando na Casa Branca?

- Veja quem está ao nosso lado. É o doutor Paul Dudley White. Que emoção!

- O médico dos famosos, Hershl?

- Sim, professor da Harvard Medical School.

- Boa tarde, doutor White, sou seu colega, o médico particular do presidente. Estamos apreensivos com a manutenção do uso de anticoagulante agora que o presidente se recuperou do infarto agudo do miocárdio usando heparina. Sabemos das estatísticas inglesas recentes de que a mortalidade por doença das artérias coronárias é maior na classe social mais alta, na qual, naturalmente, está o nosso querido 34º presidente, Dwight David Einsenhower.

- Como patologista, doutor White, eu tenho a dizer que não sabemos exatamente como os ateromas que vemos nas necropsias se formam, mas temos visto que as oclusões são causadas por trombose. Mas nada posso afirmar sobre o uso de anticoagulante oral na evolução do infarto agudo do miocárdio.

- Doutor White, alguns artigos mostram que a oclusão também pode acontecer por uma hemorragia subintimal, o que traz certa preocupação com o uso do anticoagulante, mas é um acontecimento raro, não mais do que 2% dos casos. Por outro lado, em 30% dos casos, não encontramos trombose.

- Doutor White, fui um dos voluntários do doutor Peter Safar. Fui sedado para os experimentos pioneiros sobre massagem cardíaca externa e ventilação artificial. Depois, trabalhei como socorrista sob sua orientação e a maior preocupação em casos de infarto do miocárdio era com as arritmias. Não dávamos muita importância ao controle da trombose. O presidente, felizmente, sempre manteve ritmo regular.

- Senhores, não há dúvida de que a anticoagulação é polêmica no pós-infarto agudo do miocárdio. Ouvi as ponderações dos colegas e, de acordo com o raciocínio clínico baseado na experiência, aliás, uma herança da Medicina que estamos em perigo de perder se persistir a tendência a crer em máquinas e imagens, a minha opinião é pelo uso da varfarina.

- O senhor acha mesmo?

- Acho. Não devemos perder tempo.

- ED, que postura!

- O doutor White foi corajoso. Assumiu uma decisão controversa sobre a vida do homem mais poderoso do planeta.

- Vi em um filme que o presidente fumava.

- É verdade, Hershl. Ele acendia um cigarro no outro.

- Hershl, aquele ali não é o doutor Jones Austin?

- É ele sim. Ele está falando com o bigodudo.

- Phil, a venda da varfarina como medicamento disparará. Temos que fazer vazar a informação da decisão do doutor White para a imprensa.

- Já faziam marketing, ED.

- Cuidado, Hershl!

- Ai! Ai! O meu tornozelo. Maldito chão encerado.

- Machucou?

- Não parece que tenha quebrado, mas deve ter havido uma entorse.

- O *notebook* desligou, Hershl.

Biblioteca do Hospital Brasileiro Luiz Décourt

- Estou um pouco tonto. As pernas estão pesadas. Parece que me grudaram na cadeira, igual ao que senti depois da outra viagem.

- Síndrome pós-sessão, um ajuste.

- É, ED, você sabe mais sobre o que está acontecendo.

- Hershl, foi você mesmo quem fez o diagnóstico quando voltamos da Babilônia.

- Foi?

- Você é muito cismado.

- E o pé inchado é cisma?

- É mesmo, Hershl, inchou muito.

- Como pode ser?

- Não sei. Sabia que o Meditar é uma viagem da cabeça.

- Eu estava sentado aqui, escorreguei décadas atrás e me vejo agora com um pé luxado.

- Confesso que estou tão surpreso quanto você.

- Vou pedir indenização. Preciso tirar uma radiografia.

- Não é melhor esperar passar a síndrome pós-sessão?

- Tem razão. ED, confesso que a viagem me emocionou.

- A seleção de cenas é muito bem organizada. Elas são de alto realismo.

- O meu tornozelo concorda. Rapidez de movimentos e concisão, ED.

- Muita tecnologia nas mãos.

- Você está querendo dizer que alguém controla?

- Modo de falar.

- Enigmático Dissimulador. Eu tenho paciência. Vou dar corda, você vai se enforcar e, quando puser a língua para fora, me dirá tudo o que sabe.

- Cuidado, Hershl, com o que fala. Você que está com a corda no pescoço.

- Não estou sentindo.

- Por enquanto. Quando eu puxar a minha corrente, você vai sentir como os olhos saltarão da órbita.

- Não se atreva!

- Não me subestime!

- Pelo contrário, ED, por estimá-lo é que desejo o total compartilhamento.

- Hershl, sou o seu anjo, não o seu desarranjo.

- Vá lá! Quem diria, ED, a varfarina, o anticoagulante mais receitado pelo residente, começou como um exterminador de rato.

- E no mesmo país que venera o Mickey Mouse.

- Prefiro o Ratatouille. Acho mais simpático.

- Incrível, Hershl, um mata-rato que salva o homem.

- É por isso que dizem que a capacidade de adaptação ao seu redor faz do homem tanto um construtor quanto um destruidor.

- Sem dúvida. Os desafios testam e validam a inteligência do homem, para o bem e para o mal.

- ED, veja que interessante. O matinho do trevo-doce mudou o prognóstico de certas doenças.

- E o valor disso está esquecido.

- Talvez porque não tenha importância, nem clínica nem econômica.

- Ele não entra mais no processo de fabricação do comprimido de varfarina.

- É fato. Por não ser necessário no dia a dia, foi empurrado para a vala comum das informações ironizadas, como sendo de futilidade pública. O que conta saber que umas vacas tiveram hemorragia não se sabe onde, não sei quando? Eu não sou veterinário.

- É um comportamento comum, Hershl.

- Preciso saber os alimentos que contém vitamina K e não ração de gado. Sou médico, não sou pecuarista. É outra forma de se expressar, desvalorizando a construção do conhecimento em Medicina.

- Muitas manchetes e poucas raízes. Impressionou-me a postura do doutor White, a segurança profissional para tomar decisões de risco.

- Fundamental sem dúvida, mas, por outro lado, sem uma base em pesquisas, a decisão pode beirar à ousadia. Aí, corre-se o risco de haver uma segurança do médico independente do assegurado pela Medicina.

- Ele teve muita projeção no seu tempo. Era visto pelos colegas como disposto, motivado, um sábio, um líder, Hershl.

- E a sua coragem com o uso do conhecimento científico não podia se apoiar em alguém acima dele para aconselhá-lo, até mesmo compartilhar a responsabilidade de um fracasso.

- É a solidão do poder.

- Mas a pesquisa pode fazer as vezes desse superior, ED.

- Ele desafiou um ícone da época, quando discordou do todo poderoso Sir Thomas Lewis, que era fechado a novas ideias que não fossem suas.

- Soberba igual à do bruxo alquimista?

- Sim, uma estimativa de si próprio acima do razoável. O White, depois que o Lewis não aceitou a sua interpretação pioneira, bateu na porta de outro inglês, John Parkinson, e juntos mataram a charada. Diferenciaram a morfologia eletrocardiográfica da pré-excitação do bloqueio de ramo, contra a opinião de Lewis, e descreveram a síndrome de Wolff-Parkinson-White. Um americano observador pioneiro do uso clínico do eletrocardiógrafo venceu um inglês formal. Sabe o termo corrente de lesão que vocês usam? Pois é, ele foi criado pelo Parkinson.

- Meu caro historiógrafo, por que White não ficou em primeiro lugar no trio de epônimos?

- Porque quem propôs a homenagem respeitou a ordem dos autores do trabalho original publicado como casos de taquicardia paroxística em jovem.

- Foi um critério honesto com o primeiro autor.

- A tendência à simplificação o destacou. Não é comum dizer apenas que o paciente tem um Wolff?

- ED, será que o anticoagulante foi bom para a vida do presidente Eisenhower? Vamos pesquisar na internet?

- Boa ideia. Aqui está, ED. Ele sobreviveu 14 anos ao infarto do miocárdio, mas teve aneurisma ventricular e AVC, além da doença de Crohn.

- Parece que deu certo.

- Hoje as coisas mudaram. Há comitês que se reúnem e elaboram uma relação dos procedimentos mais recomendados em cada situação clínica.

- Assim, a decisão não fica nas costas de um único especialista.

- Mas o médico faz ajustes como um alfaiate, ED.

- Uma Medicina personalizada deve satisfazer o paciente.

- Não é o que gostaríamos, quando estamos sendo atendidos por qualquer motivo?

- Estou aqui pensando, Hershl. Quantos médicos que receitam varfarina estão cientes que tudo começou envolvendo animais? Gado, rato e ração com trevo-doce.

- Não tenho ideia, mas eu aprendi agora.

- É a interdependência do planeta, Hershl.

- A Orli está chegando. Vou zoar com ela.

- Cuidado, Hershl, desaconselho como o seu anjo da guarda.

- Conselho rejeitado. Oi, amor, você já esteve no interior da Casa Branca?

- Estou nela todos os dias.

- Como assim?

- Você se esquece que eu moro numa casa branca?

- Estou falando da Casa Branca que fica em Washington.

- É ela. A minha é na Rua George.

- Tem rato?

- Onde?

- Na sua casa branca.

- Claro que não! Que pergunta sem pé nem cabeça.

- Você é que está com o pé atrás com o que passa na minha cabeça.

- Hershl, estou começando a ficar de cabeça quente, para com isso antes que entremos em pé de guerra.

- É que se tivesse rato, querida, conheci um raticida muito bom...

- Até logo, Hershl, tenho mais o que fazer.

- Só um momento, Orli, mas tem *mouse*, né?

- Hershl, o que aconteceu? Você está mancando.

- Escorreguei na Casa Branca.

- Hershl, você sabe por que é que eu vou fazer Dermatologia?

- Você já me disse.

- Vou repetir: plantões provocam curtos-circuitos no cérebro, umas tantas sinapses queimam a cada hora de noite não dormida e, aí, o médico fica falando *non-sense*. Tchau.

- Hershl, se você tivesse me ouvido, não iria...

- ED, foi divertido, você sabe que tenho facilidade em brincar com as palavras.

- Eu sei, Hershl, você faz jogos de palavras bem-humorados, mas o que uma conversa como essa pode ser útil para a relação com a sua noiva?

- É só brincadeira.

- Pode descambar para uma compulsão.

- Você é psiquiatra, ED?

- Hershl, é uma espécie de vício que coloca a amizade em segundo plano.

- Vem espontaneamente.

- Eu sei que você tem dificuldade em se conter.

- Não sou compulsivo.

- Compulsão de autossatisfação com a sua capacidade criativa.

- Esse é o meu anjo da guarda! Vai me tornar um anjinho de pessoa. Vamos tirar a radiografia.

9 DE ABRIL, QUINTA-FEIRA

Anfiteatro do Hospital Brasileiro Luiz Décourt

- Meus prezados residentes: 9 de abril é a data magna do Hospital Brasileiro Luiz Décourt. Há 20 anos, na comemoração dos 34 anos da inauguração do hospital, o Programa de Residência Médica foi oficializado. Fui da primeira turma. Houve uma reunião de boas-vindas e o diretor nos disse que a residência não nos ensinaria Medicina, que cabia à faculdade. A residência nos ensinaria a sermos médicos e, por isso, ela seria um abrigo para não perambularmos sem rumo em busca da melhor Medicina, que alternaríamos momentos de nos ver num ninho, numa toca, e até numa colmeia. Ele estava certo. Ora sentíamos solitários e acuados, ora partícipes de uma construção coletiva. Recebemos tarefas, fomos conhecendo os nossos limites, nos envolvendo com as rotinas e mantivemos a chama acesa até o último dia da residência. Com todo tipo de doença e de doente, aprendemos o valor de nos expor a cada tipo de situação clínica, embora sem certezas de como nos conduzir. Demos sequência como preceptor, viramos médicos-assistentes e estamos, hoje, eleitos diretores clínicos. Uma de nossas metas é prover a sustentabilidade da residência médica do Hospital Brasileiro Luiz Décourt ajustada à finalidade assistencialista sensível às tendências clínico-epidemiológicas e aos progressos tecnológicos. Todos esses anos, testemunhamos o empenho institucional ininterrupto pela rigorosa supervisão, cada vez mais interdisciplinar, entendendo que as interpelações exteriores contribuem para a qualificação científica e ética do exercício da profissão. Estamos atentos às mudanças de uma disposição paternalista e deontológica para uma postura autonomista e ontológica. É ponto de honra o compromisso de direcionar o residente para a percepção da pluralidade de estímulos vindos da cidadania e das armadilhas de leis não escritas. Esforçamo-nos para que o nosso residente adquira capacitação para a análise crítica das contradições da ciência e do ser humano. Pretendemos que essa pós-graduação *latu sensu* tenha equivalência a um mestrado, e entendemos que pequenas modificações dariam a legitimidade. Comparamos o aprendizado em Medicina ao de um segundo idioma. Quanto mais precocemente ele for vivenciado e com continuidade – como ocorre com a residência médica, mais incorporação e naturalidade resultarão. Citemos Maquiavel, é mais prudente confiar em quem já manchou as mãos com sangue do que em quem promete bonito, pode até ter boa intenção, mas nunca fez, não adquiriu o hábito, e assim, nunca fará com competência e *expertise*. Enfatizamos o retorno em qualidade de atendimento para o próprio hospital. As exigências de aprimoramento institucional atendidas pelo nosso Programa de Residência Médica tornaram-se parte essencial da prosperidade do nosso ecossistema. Muito obrigado e parabéns ao Hospital Brasileiro Luiz Décourt.

- Gostou, Hershl?

- Médio.

- Por quê?

- Não há dúvida que há espaço para o ufanismo. O Programa de Residência é bem estruturado, mas preferia ter ouvido sobre as melhorias necessárias na planta física e no parque tecnológico.

- Salário.

- Benefícios, informatização já prometida, que ouço desde o internato.

- Hoje é dia de festa, Hershl, vamos usar as lentes azuis e cor-de-rosa.

- Nesse momento, temos a honra de receber o presidente da Associação de Bioética Clínica.

- Colegas, trago a palavra de carinho da nossa associação e anuncio com imenso prazer que o Hospital Brasileiro Luiz Décourt foi distinguido com o Certificado de Instituição de Saúde Amiga da Bioética, que passo às mãos do seu diretor clínico. Sabemos do empenho de vocês em treinar habilidades para que possam ser aplicadas no mundo real dos conflitos entre o conhecimento da Medicina, a relação médico-paciente e a gestão do sistema de saúde. Um ponto que nos agradou foi a pesquisa sobre a participação do paciente na resolução, em que vocês concluíram que um percentual de pacientes dispensa o oferecimento da autonomia com receio de assumir uma responsabilidade e que não é pequeno o número de pacientes que veem fraqueza no médico que não é taxativo na comunicação da conduta. Essa preocupação com as relações entre o desvalorizado paternalismo e a exaltada autonomia na individualidade foi o fundamento para a concessão do Certificado de Instituição de Saúde Amiga da Bioética pelo nosso comitê gestor. Parabéns!

- Muito obrigado. A certificação é um enorme incentivo para fortalecer a fidelidade às boas práticas da Medicina e à tolerância aos contraditórios da aplicação, marcas do aprendizado neste hospital.

- Merecido, Hershl.

- O paciente precisa estar disposto a ser informado, esclarecido, e a se comunicar para que possa participar da tomada de decisão.

- Empenho dos dois lados. O apoio multiprofissional ajuda?

- Muito, ED, mas sem uma postura paternalista. Nada do psicólogo fazer a cabeça do paciente, a assistente social dar soluções domésticas e assim por diante.

- A seguir, prezados colegas, procederemos à entrega do Prêmio Luiz Décourt deste ano, que é concedido a um profissional que, reconhecidamente, contribui para o bem-estar institucional.

- ED, espero que a minha proposta de homenagear o Lino Falante tenha sido a vencedora.

- Seria muito justo, Hershl.

- Iniciaremos com breves palavras sobre o nosso patrono. O nome do hospital é a justa homenagem ao educador e professor de gerações de médicos brasileiros e da América Latina. O professor Décourt tinha um estilo de autoridade com reciprocidade afetiva. No dia da inauguração, o professor Décourt, já passado dos 80 anos, postura inconfundível de um rei que nunca perde a majestade, transbordou emoção dos discípulos. Eu fui um deles. O auge foi o momento do descerramento da placa comemorativa, que vocês podem ver no saguão de entrada. Ela tem o entalhe do perfil do seu rosto. Na parte superior, está o nome do hospital com as primeiras letras maiúsculas e, na inferior, a repetição das iniciais compondo Honra Bondade Liderança Didática. Cinco componentes do Coral da Cidadania declamaram o Credo do Professor Décourt, usando o Creio na Medicina que é ato contínuo de aprimoramento, como refrão. Vocês residentes devem trabalhar aqui com o humanismo e a ética que caracterizaram o professor Décourt. Não pelo medo de punições, mas pela crença no valor. O professor Décourt foi o ímã da vontade de ferro de muitos médicos de se aperfeiçoar em um ambiente de excelência acadêmica e referência assistencial.

- Todos falam com grande admiração do professor Décourt, ED.

- Ele foi um homem-época, um líder-médico, um educador, excelente didata e referência ética, estar ao lado dele significava um aprendizado privilegiado.

- Pena que o primeiro passo para a imortalidade seja a morte.

- Senhoras e senhores, o homenageado deste ano é uma unanimidade. Ele presta seus serviços muito próximos a nós, mas não dentro do hospital. Ele é um modelo de higiene pessoal e um poço de empatia. O diploma vai para... Lino Falante!

- Você conseguiu, Hershl.

- Viva o Lino Falante! Estou muito feliz, ED.

- Ele vai fazer um agradecimento, Hershl.

- Espero que não fale abobrinha.

- Senhores doutores, vocês me serviram um prato cheio de emoção. Faz dez anos que cheguei nesta cidade, um conterrâneo de Lampião cabra-da-peste, já com uma idade bem passada. No início, fazia uma salada com os pratos, mas logo aprendi o feijão com arroz do garçom e me deram a faca e o queijo na mão, quando passei a cuidar da massa dos residentes, os meus doces residentes. É mamão com açúcar, eles são ótimas pedidas. Vocês estão me acostumando mal. No meu cardápio, já há o título de melhor ouvido para fofocas rabiscado num guardanapo que mandei emoldurar e o título de garçom dos residentes, escrito numa placa de prata que está em cima do meu criado-mudo e, agora, acrescentarei este diploma com o nome de um grande professor. Muito obrigado!

- Um aparte!

- Pois não, Hershl.

- Quero lembrar que o Lino Falante, mestre que é em fazer rolo com os tíquetes-refeição, foi quem inventou o método de vale-troco que chamamos de Robin Hood, uma preciosidade para todos nós, que – ninguém nos ouça – só não beneficia o dono do restaurante. Além disso, é criação do Lino Falante os dizeres da placa da entrada do restaurante, que alavancou o movimento e que todos os residentes sabem de cor. Vamos lá galera, todos juntos!

- Engordamos o seu magro tíquete-refeição.

- Pessoal, vamos repetir a parte recadinho para os gestores.

- Magro tíquete-refeição, magro tíquete-refeição!

- Bonita cerimônia, ED, vamos trabalhar.

- Doutor Hershl, o senhor precisa constatar o óbito do paciente Augusto Menezes e depois preencher a declaração de óbito.

- Estou indo, enfermeira.

- Não é aquele paciente que foi atropelado por uma bicicleta na contramão?

- É ele sim, na porta do hospital, de alta de uma operação de catarata. Uma tragédia, ED.

- Doutor, sou Denilson, o filho do seu Augusto.

- Meus sentimentos. Providenciarei o atestado de óbito.

- Demora, doutor?

- Costuma ser rápido.

- Hershl, pelo que me consta, será o primeiro preenchimento de uma declaração de óbito.

- É verdade, ED.

- O primeiro o médico nunca esquece.

- Doutor Hershl, aqui está o atestado para o senhor preencher.

- ED, tem aqui causa imediata, causa intermediária, causa básica, não tenho certeza como devo distribuir os diagnósticos. Acho melhor perguntar ao preceptor.

- Hershl, o doutor Gerúndio está ali.

- Mas logo o Preceptor-Encrenca?

- Seja um mosqueteiro otimista, Hershl, dê uma oportunidade a ele.

- Doutor Gerúndio, você pode me ajudar?

- Estaria ajudando o quê?

- Preencher um atestado de óbito.

- Ah! O seu paciente morreu... Que imprudência ele cometeu.

- Não vou... Preciso saber o que escrevo em cada linha. Olha, aqui estão os diagnósticos do paciente.

- A ordem não importa.

- Não?

- Só a fratura da perna é que deve constar como causa básica.

- Muito obrigado!

- Nos próximos, que não serão poucos, certamente, você se vira sozinho.

- ED, ele não pode me tratar dessa forma.

- Hershl, deixa.

- Doutor, o senhor já liberou o atestado do meu pai?

- Acabo de assinar. Aguarde o pessoal da internação chamar.

- Vamos tomar um café, ED. Vou fingir que não entendi a provocação.

- Fez bem, ele que é problemático. Não vale a pena o mosqueteiro Hershl envolver-se num duelo com ele nesse momento da residência.

(Toque do celular de Hershl)

- Alô? Sim é ele. Na diretoria clínica? Urgente? Estou indo. ED, estão me chamando na diretoria clínica, o que será?

- Hum! Tenho um mau pressentimento. O primeiro a gente nunca esquece.

- Pode-se esperar de tudo do doutor Gerúndio. Por exemplo, dizer que o falecido está se mexendo.

Diretoria Clínica do Hospital Brasileiro Luiz Décourt

- Doutor Hershl? O diretor clínico o aguarda, prepare-se.

- Preparar-me para quê?

- Com tantos de anos de secretária, sei muito bem quando ele está irritado. Se chamá-lo de doutor e de senhor...

- Hershl, o primeiro a gente nunca esquece.

- Chega, ED, não me custa nada preencher mais um atestado.

- Doutor Hershl, esse atestado de óbito assinado pelo senhor...

- Minha nossa! ED, me guarde!

- Acaba de chegar as minhas mãos. Não deveria, o senhor não acha?

- É. Assinei há pouco. Errei a sequência dos diagnósticos?

- Doutor Hershl, o senhor deveria saber que óbito por causa externa, um atropelamento, como foi o caso, obriga encaminhar o corpo ao Instituto Médico Legal, não importa o tempo decorrido do acidente.

- Puxa! Vou esganar...

- Só um serviço médico-legal pode expedir o certificado de óbito, você... o senhor não poderia ter assinado, já mandei cancelar.

- Me desculpe doutor, foi a primeira vez.

- É Hershl, a primeira vez a gente não esquece.

- O senhor também, doutor?

- Que tenha servido de lição.

- ED, bem que eu não queria falar com o doutor Gerúndio. Vamos explicar ao filho.

- É que o seu pai foi atropelado, Denilson. Por isso, sou obrigado a encaminhar ao Instituto Médico Legal.

- O que é que eles vão fazer com o meu pai lá?

- Eles fazem uma autópsia e dão o atestado de óbito.

- Vão cortar o meu pai?

- Será preciso.

- O pai não vai para lá de jeito nenhum.

- Tenho que fazer isso.

- Não me interessa.

- É lei.

- Seu doutorzinho mentiroso...

- Hershl, cuidado!

- Vou quebrá-lo, doutor!

- Ui! Covarde desgraçado! Você me deu um soco... Tome!

- Hershl, você o pôs a nocaute.

- Quem ele pensa que é?

- Hershl, foi desespero.

- Que descarregasse em quem atropelou o pai, que fosse reclamar da lei com as autoridades.

- Vamos embora, Hershl, a segurança cuida dele.

- Marginal! Fiquei uma semana cuidando do pai dele.

- Hershl, chega! O problema é a autópsia.

- ED, quer dizer que ele fez certo me agredindo?

- Claro que não, mas não há porque alimentar a violência. A sua reação do momento foi suficiente.

- Não dava para não reagir. Sou um mosqueteiro.

- Hershl, na faculdade, os professores não discutem a possibilidade de agressão física?

- Não, eles passam uma visão ingênua das relações com paciente e familiar. O foco é a ciência.

(Toque do celular de Hershl)

- Alô? Sim, é ele. Já vou. ED, para a diretoria de novo.

- O primeiro soco num familiar a gente nunca esquece.

- E num anjo da guarda?

- Doutor Hershl, um momento. O senhor está preparado, precisa... Dez vezes mais... Pode entrar.

- Doutor Hershl, o senhor de novo! Aprontou pior em menos de 15 minutos. É verdade que o senhor agrediu um familiar?

- Não, doutor, eu fui agredido e me defendi.

- O médico não pode bater em ninguém quando está trabalhando.

- Doutor, eu levei um soco forte na barriga, reagi instintivamente.

- O senhor deveria ter se contido.

- Foi legítima defesa.

- O senhor representa o nosso hospital.

- Doutor, eu poderia estar agora sendo atendido no PS com alguma fratura, uma hemorragia, dente quebrado, sei lá.

- Hershl, não exagere.

- Aí todos falariam: "coitado do doutor, tão bonzinho... não merecia. Estudou tanto para sofrer essa barbaridade".

- Hershl, menos.

- Para, ED! Não, doutor, eu cheguei pra trabalhar inteiro e quero ir pra casa, no máximo, fisicamente cansado. O hospital não tem responsabilidade sobre a integridade física dos seus funcionários?

- O que posso esperar do senhor daqui para frente?

- Doutor, tenho grande respeito por qualquer pessoa, seja paciente, familiar, colega ou funcionário. Mas sangue de barata não tenho, não tenho mesmo. Aquele maldito filho...

- Terei que encaminhar o caso para a Comissão de Ética.

- Doutor, a residência é um estágio sob supervisão, não é mesmo? Estou aqui para aprender com os mais experientes.

- Aprender a fazer o certo.

- É aonde eu quero chegar. Vou exigir que me ensinem como faço para levar um soco na barriga e ficar quieto só porque tenho um diploma de médico.

- Essa não é a função deles.

- Não? E de quem seria?

- Da sua própria consciência.

- Então segui a minha consciência. Não fiz nada de errado e, além disso, doutor, ninguém me ensinou nenhuma diretriz para defesa pessoal do médico em serviço.

- Não existe.

- Não sou um avental automatizado. Eu sou um humano. Fui humano em relação ao pai do meu agressor e, com o filho, tive a mais humana das reações de um cidadão.

- Eu sei, mas é a profissão.

- Ah! Então o senhor entende que eu deveria ter saído correndo pelos corredores do hospital gritando: "Socorro! Socorro! Alguém que não tenha um diploma igual ao meu me defenda, por favor".

- Claro que não.

- O senhor preferiria que fosse um saco de pancada até chegarem os seguranças?

- Não exagere, Hershl.

- Não sou covarde.

- Não é essa a questão.

- E muito menos falso. Eu não suportaria ouvir: "olha lá o médico que apanhou e saiu correndo. Com ele eu não me consulto, vai fugir do problema".

- Doutor Hershl, estou gostando da sua argumentação, o senhor... você daria um bom advogado.

- Não doutor, quero ser é um bom médico, mas não com essa imagem idealizada de masoquista.

- É o preço do sacerdócio.

- Doutor, não uso batina. O senhor nem me perguntou como eu me sinto, se estou machucado.

- Hershl, você...

- Se estou com hematoma no fígado, rotura de baço em dois tempos...

- Hershl, isso na imprensa...

- Doutor, me diga com toda a sinceridade, o que o senhor faria se fosse o agredido?

- Hershl, você está sendo um guerreiro.

- ED, obrigado!

- Hershl, estamos aqui dialogando há uns bons cinco minutos. O que significa isso para você?

- Que o senhor não tem muito o que fazer.

- Significa, filho...

- Não sou seu filho.

- Que tive a intenção de proporcionar uma defesa, caso contrário, teria simplificado para uma única frase: apresente-se à Comissão de ética.

- Ah é?

- Deixa que eu mesmo resolvo.

- O que vai acontecer comigo?

- Nada.

- Obrigado. Pelo que percebo, o senhor é da linha conciliadora do professor Décourt.

- Ele sabia conciliar fatos e conceitos. Volte para o seu trabalho.

- Que caso, heim, Hershl: um atestado, uma briga e duas broncas.

- ED, vamos já para outra primeira vez.

- Hershl, você ainda está de sangue quente?

- Minhas hemácias estão fervendo de indignação, estão soltando ferro para tudo que é vaso. Alguém viu o doutor Gerúndio?

- Há cinco minutos ele disse que estaria comendo na lanchonete.

- Obrigado, enfermeira.

- Você ouviu Hershl. Todos já perceberam o porquê do apelido.

- Alô, Lucas? Código DH na lanchonete. Avisa o Fabiano.

- Mosqueteiros convocados para a defesa da honra.

- Lá está ele, ED, falando no celular. Ele vai conhecer os mosqueteiros. Oi, Fabiano. Oi, Lucas.

- Um anel por todos, todos os anéis por um!

- Seu ignorante, desliga essa porcaria já.

- O que vocês estariam fazendo?

- Doutor Gerúndio...

- Preceptor-Encrenca...

- Estaríamos sendo mudo, ou nós teríamos mandado a besta – você – desligar esta porcaria de celular.

- Estaria mandando em mim?

- Estaríamos chamando você de incompetente, irresponsável, incapaz. A sua boçalidade quase destruiu a minha carreira profissional.

- O que você fez com o Hershl é imperdoável.

- Fiz o melhor de mim.

- Ah é? O melhor de seu mau caráter.

- Não vamos deixar que passe em branco.

- Quem os mosquitinhos estariam pensando que são? Calem a boca! Sou o superior de vocês.

- Superior coisa nenhuma. Não nos subordinamos a insetos rasteiros. Vamos denunciá-lo à Comissão de Ética.

- Por que estariam? Vocês seriam três residentes despejados... e mortos.

- Está ameaçando uma chacina? Não cola, seu cafajeste! Por sua causa pratiquei um ato ilegal.

- Indução ao erro.

- Foi de propósito! Você é sádico!

- Qual teria sido?

- Você disse que eu escrevesse fratura no atestado de óbito.

- Como você é retardado, Hershl! Quem escreve isso numa declaração de óbito não tem o mínimo de competência para ser médico.

- A nossa vontade é dar o troco em ossinho quebrado.

- Só não fazemos porque temos nojo em tocar em imundos como você.

- Vocês estariam tendo alguma prova? Estaria sendo a palavra desprezível de um trio idiota de residentes contra a minha alta credibilidade de preceptor selecionado. Se você não estivesse concordando, não deveria ter escrito e assinado.

- Ah! Confessa que você disse. Você é um criminoso.

- Insensível. O seu sarcasmo me dá náusea.

- Um intrigueiro psicopata.

- Já teria dito, na porta do anfiteatro, que sou imune a grosserias agudas, e que estaria me vingando do que disseram.

- Você é um vício de linguagem e de alma. Pensa que não sei que é quem pega cópia de artigos dos colegas no ambulatório?

- Estaria me chamando de ladrão?

- Hershl, não aceite a provocação.

- ED, esse não é momento para empatia, faz favor.

- Estaria fazendo já um relatório para a diretoria. Podem começar a fazer a contagem regressiva.

- Faça o relatório! Queremos muito... O seu copo de tolerância na diretoria está quase transbordando.

- Doutor Gerúndio, você será considerado culpado de negligente com a orientação para um residente.

- Sou muito útil a vocês na preceptoria. Guardem este aviso: eu sou o preceptor e vocês são o receptor de ordens. Teria deixado bem claro?

- Só se for para nos manter em dia com o mau-caratismo.

- Ele está se levantando.

- Relaxem, ele está fugindo.

- Como todo puxa-saco, não passa de um covarde.

- Um anel por todos, todos os anéis por um!

- Missão cumprida.

- Dispersar!

- Irei ao diretor clínico saber a opinião dele sobre entrarmos com uma queixa na Comissão de Ética.

- É prudente, Hershl. Sistema e justiça nem sempre andam juntos.

- Como se sente agora, Hershl?

- O sangue esfriou, ED.

- Mas você teve sangue frio suficiente para interpelar o doutor Gerúndio.

- Sangue quente nas artérias para me dar o movimento e sangue frio nas veias para o enfrentamento.

- Gostei dos mosqueteiros, Hershl.

- Amizade, lealdade e coragem.

- Tudo de que os jovens precisam.

- Inseparáveis contra as ameaças, ED. Os seus triângulos estão tremendo.

- Pega o *notebook*, Hershl.

- Já está ligado.

- A vinheta... contagem regressiva a partir do 8.

- Veja o letreiro!

- São Paulo, 1973.

- Viagem curta!

- Manda uma história da Medicina para viagem!

São Paulo, 1973

- Temos a grata satisfação de receber o professor doutor Luiz Vènere Décourt. Mestre Décourt pautou-se puro, se dando por inteiro à causa da Medicina, sem busca prioritária quer de glória quer de recompensa material para si. Portou-se simples, exercendo a assistência, a pesquisa e a docência sem rodeios, sem duplicidade, sem esnobismo. Postura que é básica para o cumprimento do objetivo médico de mudar o curso de maus acontecimentos. Professor, por favor.

- Sempre quis ouvir o professor Décourt. Que momento mágico!

- Ave sorte!

- Tudo é sorte? ED.

- Deixa para lá.

- Senhores professores, veja bem, há 50 anos o professor Oscar Freire de Carvalho, aos 40 anos de idade, vítima de pneumonia, falecia nesta cidade, cerca de cinco anos após chegar da Bahia a convite de Arnaldo Vieira de Carvalho, período em que deu continuidade a sua fundamental contribuição para a Medicina Legal brasileira, iniciada na sua terra natal. Esse idealista, humanista e didata, que se graduou em Medicina aos 18 anos de idade, nos legou muitos ensinamentos e contribuições práticas. Aprendemos dele o quanto traz felicidade envolver-se com a ciência que provoca elevação moral, atuando como um homem-fermento para o progresso. Recebemos dele a noção que o registro e a análise da *causa-mortis* e das doenças envolvidas na morte de uma pessoa são de enorme valor em Epidemiologia e Administração Sanitária. Nos primórdios do século XX, os atestados de óbitos eram emitidos em única via no receituário do médico brasileiro. Os impressos estatais acerca do término da existência natural de um indivíduo datam da década de 1930 e Oscar Freire de Carvalho teve a ideia de que houvesse uma segunda via carbonada que alimentasse estatísticas úteis para a implementação de política sanitária entre nós.

- Ele viveu poucos anos na cidade de São Paulo, Hershl, mas se tornou popular ao ponto de receber a homenagem de nomear uma rua que ficou famosa.

- Que interessante, ED. Ele teve a visão de que a análise das *causa-mortis* teria impacto na saúde da sociedade. Pena que ele tenha morrido jovem.

- O registro de nascimento não especifica o modo como se deu a fertilização ou o trabalho de parto.

- Talvez porque não haja interesse coletivo.

- Pode-se entrar na vida sem médico, Hershl, mas não se dispensa a presença do médico para dela sair.

- É a lei.

- O *notebook* desligou.

- Não estou sentindo a síndrome pós-sessão.

- Viagem curta.

- ED, foi o dia mais estressante da residência. Vamos pegar o carro e relaxar em casa.

- O primeiro dia mais estressante da residência a gente nunca esquece.

- ED, ideia fixa?

- Hershl, veja aquelas viaturas.

- Incrível, ED: pai e filho vão juntos para o mesmo lugar – um para a sala de autópsia e o outro para o exame de corpo delito. Depressa, ED, vamos aproveitar o semáforo aberto.

(Toque de Orli no celular de Hershl)

- Vamos voltar para a calçada.

- O que foi isso? Hershl! Hershl! Você está bem? Minha nossa!

- Aquela camionete quase nos atropelou! Avançou o farol vermelho assim que pusemos o pé no asfalto. Ufa!

- Ave sorte! Ainda bem que você subiu na calçada.

- Foi de propósito, só pode ter sido.

- Veja, está dando marcha-ré. Vamos correr.

- Seu médico desgraçado! Hoje você se salvou, mas da próxima vez não vai. Vou vingar o que você fez com o meu tio.

- Um primo do Denilson! Foi de propósito mesmo.

- Alô? Alô? Orli, é que por pouco não fui atropelado. O seu telefonema me salvou. Que susto!

- Você não deveria ter previsto, ED?

- Não somos infalíveis. Mas que rapidez! Ave sorte!

- Quase fui para o IML.

- A Orli é quem foi o seu anjo da guarda.

- ED, caso exista mesmo a Associação dos Anjos da Guarda...

-... dos Médicos Residentes Brasileiros.

- Só hoje tive a proteção de dois associados, o diretor clínico e a Orli.

- Hershl, e eu?

- ED, fica frio, o primeiro anjo da guarda eu nunca vou esquecer.

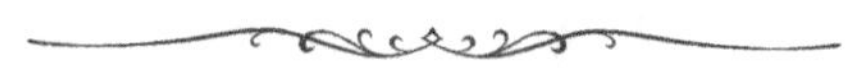 8 DE MAIO, SEXTA-FEIRA

- Como foi que ela falou mesmo, Hershl?
- Chocolate para uso exclusivo em plantões noturnos, fórmula especial antiqueima de neurônios, mais cafeína e mais teobromina.
- Ninguém vai conseguir tirar dela a ideia que plantão noturno destrói o cérebro.
- Pena que você não coma, ED. É uma delícia.
- Não preciso.
- Óbvio, ED, você não tem cérebro mesmo.
- Hershl, as suas agressões gratuitas não me atingem. Ninguém é habilitado pela Associação dos Anjos da Guarda dos Médicos Residentes Brasileiros se não fizer votos da prática de tolerância máxima com o protegido. Não comer nenhum tipo de gordura é o preço da minha longevidade.
- Tem razão. Nada de obesidade, nada de excesso de colesterol ou diabetes. Você é um menino de ouro, apenas um pouco amarelo.
- Sou padrão-ouro! Mas adoro quando dizem *gold standard*, acho mais eufônico.
(Toque do celular de Hershl)
- Alô? É ele. Já estou indo: 4º andar, parada!

Enfermaria do Hospital Brasileiro Luiz Décourt

- Onde é? Vou massagear.
- Doutor Hershl, sou a enfermeira supervisora. É um paciente terminal. Há uma anotação na capa do prontuário para não ressuscitar.
- A senhora não me chamou com urgência?
- Tenho que seguir o meu protocolo.

- Ah é! A senhora está me sugerindo... A comichão no dedo...

- Movimento lateral, Hershl.

- Não concordo, enfermeira. O plantão é meu e não dá tempo de analisar o que está escrito. Está com pulso... Pronto, reanimado! Vou relatar no prontuário do paciente.

- Justifique bem.

- ED, você não acha que eu fiz bem em não ter cumprido a decisão dos médicos assistentes do paciente?

- Você fez o que a consciência mandou, mas eles devem ter deliberado com vagar, utilizado critérios clínicos e éticos, ouvido o paciente e os familiares.

- Mas eu não participei.

- Muitos entenderiam que a decisão tornou-se institucional.

- É uma forma de ver a questão, mas, por outro lado, e a minha individualidade como médico? Ela não deve ser preservada?

- Hershl, não é um trabalho em equipe?

- Não consigo me ver nela como plantonista, sinceramente, ED.

- Mas a ortotanásia como conceito sobre a dignidade na morte não lhe parece um avanço?

- Claro que é, mas não estou seguro sobre a responsabilidade civil e até penal de um plantonista. Nunca participei de uma discussão sobre o assunto.

- Não terá sido adiar uma morte inevitável e próxima?

- Ou um processo inevitável e próximo.

- Hershl? Você ressuscitou para eliminar uma interpretação de negligência?

- Disso eu não tenho dúvida.

- Mas pode ter caído na imprudência, Hershl.

- A maioria não faria como fiz?

- De que vale o prontuário do paciente? Ele não é a via de comunicação oficial da relação médico-paciente?

- Você quer dizer que uma determinação nele registrada sustenta uma obrigação a cumprir.

- Isso mesmo.

- Mas você não pode esquecer, ED, que, em uma emergência, não dá tempo de fazer um juízo sobre a qualidade da documentação sobre o paciente terminal.

- Chamar de paciente terminal é meio cruel.

- É, ED, ninguém fala paciente inicial.

- Hershl, você tem certeza que não foi antiético?

- ED, o que sei é que estou em paz com a minha consciência. Antiético é o que eu li outro dia.

- E o que foi?

- Uma situação inversa.

- Como assim? Quem estava massageando quem?

- Os médicos decidiam que não valia à pena fazer as manobras, mas, com receio de punições, registravam no prontuário todo um empenho de ressuscitação.

- Devia ser um tabu onde aconteceu.

- Vou anotar no prontuário e depois direto para o descanso médico, ED.

- Beliche de baixo, Hershl.

- Por quê?

- É uma das regras da diretriz da Associação dos Anjos da Guarda dos Médicos Residentes Brasileiros. Você quer um anjo negligente?

- Tem diretriz também?

- Assinado por um comitê de arcanjos.

- Professores-doutores?

- Chamamos de nosso supervisor de papel. Lançam revisões a cada seis meses no site, com modificações motivadas por relatos de adversidades de proteção.

- Notificação compulsória?

- Infração grave se não fizer. Dois residentes sonados que se esquecem de onde se encontram e na pressa voam de cima do beliche. Cada fratura conta muitos pontos negativos.

- Pode cassar o registro?

- Quando atinge o nível de anjo mau, vai para reciclagem.

(*Toque do celular de Hershl*)

- Alô? Dois filhos? A essa hora? Estou indo.

- Emergência onde?

- No setor de internação.

- Paciente?

- Familiar.

- Como assim?

- Os filhos do paciente que nós reanimamos estão lá querendo falar com o médico desumano que atendeu o pai deles.

- Não vá, Hershl.

- Você acha mesmo?

- Conselho de anjo da guarda. Você deve satisfação para os colegas.

- Mando dizer que estou em uma emergência e vou demorar?

- É melhor.

- ED, não vou ficar em paz. Vou conversar com eles.

- Então considere como aprendizado. Encrenca é oportunidade para amadurecimento, mas, às 3 da madrugada, ir duelar com quem não conhece é dose até para um mosqueteiro, Hershl.

- Vou ficar esperto. Há muitos Denilsons por aí.

- Bem lembrado.

-Alô? É o doutor Hershl, chame a segurança para ficar por perto quando eu estiver falando com os familiares.

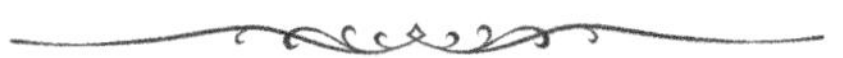

Setor de Internação do Hospital Brasileiro Luiz Décourt

- Bom dia, sou o doutor Hershl.

- Um garoto!

- O senhor é um desumano.

- O que pensa que é? O dono da verdade?

- Calma, posso explicar aos senhores.

- Explicar o quê? Já soube que o senhor se negou a ouvir a enfermeira que tinha nos garantido que o nosso pai não seria de jeito nenhum ressuscitado quando o coração dele parasse.

- Eu fui chamado para resolver uma parada cardíaca.

- Isso é ser médico? Para mim, o senhor é um robô que foi programado para apertar parafusos e fica lá girando, girando com ele espanado.

- Fiz o que a minha consciência mandou.

- Ah é! A sua! Doutor... Como é o nome mesmo? Hershl, fomos chamados por uma assistente social há umas três semanas. Fizemos reuniões com todo mundo, perdemos dias de trabalho, explicaram a doença, disseram que o nosso pai era um paciente terminal, não dormimos várias noites porque ele estava sofrendo, que dignidade era importante, nos convenceram a aceitar cuidados... cuidados...

- Paliativos.

- Cuidados paliativos, que seria morte e não o que chamam de parada, até tivemos de deixar claro que a nossa decisão não tinha nenhuma influência de aspectos econômicos, gastos, herança.

- Assinamos um monte de papéis e vem um doutorzinho que nunca tinha visto o nosso pai e, na calada da noite, resolve ignorar tudo isso.

- Não podemos aceitar, nos sentimos enganados.

- Sinto muito, eu não conhecia o caso.

- Se não conhecia, porque atendeu? Eu sou engenheiro, sem planta eu não construo.

- Na emergência, vamos direto para o paciente. Não há tempo de ler o prontuário.

- A enfermeira não lhe contou sobre o prontuário?

- Contou.

- Ela fez as vezes, então.

- Mas estava havendo resposta do coração do seu pai.

- Então o senhor fez um teste.

- Fiz uma manobra terapêutica com avaliação simultânea.

- Doutor, o nosso pai vai continuar sofrendo por sua causa e o senhor insiste que é médico.

(Toque do celular de Hershl)

- Alô? Já estou indo. O paciente parou novamente.

- E agora, Hershl?

- No meu plantão, esse paciente não morre. Vou massagear de novo. Se segura, ED, você vai balançar.

- Você não está sendo turrão, Hershl?

- Sendo médico, ED, médico.

- Mas, e o prontuário? Você lá leu.

- Não me convenci.

- Você ficou em conflito, Hershl.

- Conflito se falava com os filhos, não com a conduta.

- Vai repeti-la?

- Vou. O prontuário é um registro do que já aconteceu.

- Sem dúvida, mas pode incluir intenções.

- Prontuário não é uma ordem de serviço.

- Você ouviu os filhos. Houve um processo de amadurecimento sobre a terminalidade.

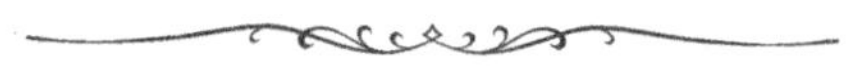

Enfermaria do Hospital Brasileiro Luiz Décourt

- No meu plantão, o paciente não morre! Não sinto pulso... Não está respondendo...

- Hershl, você está massageando há dez minutos. Não leve para o lado pessoal.

- Vou até 20 minutos.

- Hershl, seja coerente.

- Em uma parada cardíaca, não existe consentimentos ou recusas. A relação médico-paciente resume-se à obrigação de salvar uma vida.

- Hershl, parada não é quando é inesperado? Aqui é a morte. Parada cardíaca é um conceito médico que não se aplica.

- Mas tem muita gente viva por causa desse conceito.

- Hershl, estava previsto para qualquer momento.

- Quantos minutos já foram?

- Vinte e um minutos.

- Fiz o que a minha consciência mandou. Enfermeira, constato o óbito. Irei dar a notícia aos filhos.

- Arre!

- Será que o sermão continua?

- Não continua. É um momento de dor, a consumação da perda do pai e a repassagem da decisão que tomaram.

- Eles ficarão em dúvida?

- Se ficarem, não manifestarão. Hershl, eu ainda acho que o prontuário...

- ED, tudo parece mais simples no prontuário. Frases elaboradas com um sentido, expressões eticamente corretas com respeito à ortotanásia, mas terá havido consenso?

- E se não houve?

- Foi então uma decisão da maioria. Posso pensar como a minoria.

- E os cuidados paliativos, você não é a favor?

- Claro que sou favorável.

- E então?

- Eu acredito no seu futuro, mas pelo que pude observar no internato e nesses meses de residência, é uma área de atuação em que há muito a aprender ainda.

- Cada caso é diferente do outro?

- Sem dúvida, ED, as pessoas envolvidas têm muitas formas de enxergar, até pela insegurança sobre certos aspectos éticos e legais.

- É complexo. Muitos adoram taxar de erro médico o que está além dos limites da Medicina.

- Não existe enfermaria de Bioética, ambulatório de Bioética, ED. Cada consulta, cada beira de leito, é um laboratório de Bioética. Mas os assistentes não costumam pensar assim.

- O sistema está organizado para o foco técnico-científico.

- Ofusca o resto.

- Você se sente um residente mais avançado?

- ED, eu devo ter nascido com alelos dominantes sobre Bioética.

- Hershl Potter, o biorresidente homozigótico.

- Você está se referindo ao Harry? Deu saudade do bruxo alquimista?

- Não ao inglês Harry James Potter, mas ao americano Van Rensselaer Potter, quem criou o termo Bioética.

- Vamos dormir, ED.

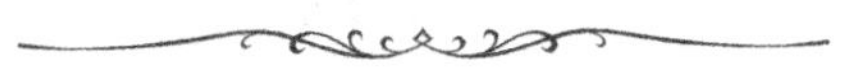

- Bom dia, ED.

- Dormimos direto.

- Vamos para casa de pós-plantão.

- Uma sabedoria bíblica. Descansar após um esforço sequente.

- Antes, vou passar no quarto andar. Preciso justificar pessoalmente aos colegas a ressuscitação que fiz. Vou pegar a mochila.

- ED, o *notebook*!

- O quê? Ficou neon?

- A mochila está vazia!

- Deve ter caído em algum canto.

- Nada, ED. Como é que pode? Roubaram o *notebook*.

- Será que foi quando fomos atender à emergência?

- O *notebook* com o poder mágico!

- Doutor, sou da Farmácia, preciso esclarecer uma dose.

- Pode procurar outro residente?

- O senhor me parece transtornado.

- Não acho o meu *notebook*.

- Doutor, sinto dizer, mas ele já era.

- O quê?

- Os que sumiram nunca mais foram achados.

- Obrigado por nos confortar.

- Ele foi realista, Hershl.

- Mas não é o que eu queria ouvir. Ele podia ter sido mais...

- Empático. Hershl, que bom que você sentiu dessa maneira.

- Por quê?

- Empatia, Hershl. Reconhecê-la já é sinal que ela está a caminho de você.

- Vamos para casa.

- Não vai falar com os colegas?

- Desisti.

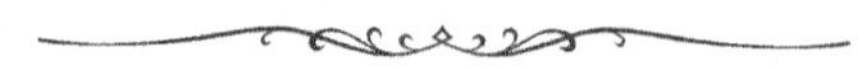

No trânsito

- ED, você não deveria ter impedido?

- O artigo oitavo da diretriz...

- Que se dane a diretriz! Você é ou não o meu anjo da guarda?

- Claro que sou, mas há limitações. Há situações falso-negativas, sem chance de predição.

- Anjo da guarda dorme?

- O artigo três da diretriz...

- Não posso ficar sem *notebook*. Vou pedir emprestado o do meu pai.

- Pedir ou pegar?

- Depois eu resolvo. Mas, ED, será que funcionará igual?

- Em termos de sorte, tenho minhas dúvidas.

- E que o meu *notebook* poderia ser mais sortudo? Aliás, pelo que aconteceu...

- Hershl, há fatos fora da lógica.

- Você insiste nisso.

- Convicção de anjo da guarda.

- Ou de um anjinho que guarda segredos.

- Hershl, você, o Lucas e o Fabiano são Aramis, Athos e Porthos? Não é verdade? Pois é, eu sou o quarto mosqueteiro, o D'Artagnan. Mereço confiança total.

- Anjo da guarda e mosqueteiro? A diretriz prevê?

- É omissa.

- Sei, não há evidências ainda.

- Talvez publique a minha experiência.

- Vou avisar a Orli sobre o furto do *notebook*. Alô? Pode falar? Em uma emergência? Falamos depois.

- Hershl, sinto dizer. Você foi multado.

- Não é possível, mais pontos. Você tem carta de motorista, ED?

- Não.

- Pois deveria, transferiria algumas multas para você. Parece que eles me grampeiam e sabem quando eu uso o celular dirigindo.

- O artigo 19 das diretrizes...

- ED, será que não daria pra você falar de colega para colega com esses multadores?

- Como assim?

- O anjo da guarda para o anjinho de um guarda. Já sei, é proibido pelo artigo...

- Hershl, você precisa tomar mais cuidado, lembra? No mês passado, 18% da bolsa da residência foram para pagar as multas de trânsito.

- O número de pontos já está no limite.

- Hershl, eu detestaria andar de ônibus.

- Vou comprar uma charrete. Eles multam também?

- Será?

- É meu ponto fraco, ED. Vou aproveitar as viagens ao passado e tentar me convencer de que se pode viver sem celular.

- Eu não tenho celular.

- Para quê? Você só fala comigo.

(Toque do celular de Hershl)

- Alô? Oi, querida, roubaram o meu *notebook*.

- Não acredito, amor. Onde foi?

- No plantão.

- Já procurou bem?

- Em todo o descanso médico.

- Tem câmeras de segurança?

- Não. Um dia tentaram e os residentes ameaçaram fazer greve alegando invasão de privacidade.

- Na verdade, não queriam controle de quebra-mão no plantão.

- Psiu, ED!

- O hospital não se responsabiliza?

- Não. O problema é a magia das viagens ao passado... Epa!

- Hershl, não dá mais para recuar.

- ED, outro falso-negativo da sua parte. Como é que deixou escapar?

- Ah! Aquela viagem à Babilônia... Você comeu o chocolate, amor?

- Sim. Uma delícia.

- Sentiu os neurônios mais fortes?

- Orli, estou falando sério. Parece que o anel de esmeralda tem algo a ver com a magia.

- Hershl, um médico em pleno século XXI? Vou comprar mais do chocolate.

- Orli, desconfio que tenho um poder mágico no dedo.

- Eu adoro o seu toque querido, sinto o seu amor.

- Orli, estou falando de outra coisa.

- Hershl, já que você não tem tempo para ser romântico, vou falar uma coisa e desligar: se existe mesmo esse tal de poder mágico que você teima em querer me convencer, então ele vai providenciar a devolução do *notebook*. Tchau!

- A Orli é uma profetiza!

- Por que, ED?

- Intuição, Hershl, intuição.

- E você, ED, deve ser o profeta do passado.

9 DE MAIO, SÁBADO

Enfermaria do Hospital Brasileiro Luiz Décourt

- ED, mau humor de *after-day* é causticante.

- Hershl, Você está é de "pior humor".

- Só mesmo o prazer de acompanhar a visita didática de sábado do doutor Marrano para amenizar.

- É mesmo, ele é o cara para os residentes.

- ED, gosto demais da conjugação que ele faz do verbo aprender: eu compreendo...

- Tu esclareces.

- Ele demonstra.

- Nós raciocinamos.

- Vós aprofundais.

- Eles detalham.

- Lindo!

- O doutor Marrano é muito clínico, além de elo propedêutico.

- Como assim, ED?

- Ele liga pacientes e residentes.

- Ele valoriza ambos, ao contrário de certos pseudoprofessores que acham que o doente e o aluno são estorvos para as suas atividades mais elevadas.

- O doutor Marrano apura no residente as habilidades do cego que vê através do tato, do surdo que ouve através dos olhos e do mudo que fala através dos dedos.

- Ele tem o costume de fechar os olhos quando palpa ou ausculta e alguns pacientes já viram uma comunicação espírita nesse hábito do doutor Marrano.

- O sopro do além.

- Vamos para a visita.

(Toque do celular de Hershl)

- Alô? Alô? Alô? Você ouviu, ED?

- Ouvi, recuperarrr, entrrrega rrrápida, recuperarrr, entrrrega rrrápida...
- O que é isso, ED?
- Engano.
- Deve ser. Mas essa voz... Já não escutamos?
- Não me lembro, Hershl. Já começou a visita.
- Vamos entrar de costas.
- Doutor Hershl! Doutor Hershl! Sou o Genival da portaria.
- O que houve?
- O senhor me desculpe, doutor, é que entregaram esse pacote e alguma coisa ficou me incomodando, como uma voz dentro de mim dizendo que tinha que lhe entregar rápido. Agarrei o pacote e subi correndo pela escada.
- Você está ofegante, Genival.
- Hershl, ele parece que tem mais ar de missão cumprida do que nos pulmões.
- Não precisava Genival, mas valeu!
- Oi, Orli, você por aqui?
- Que pacote é esse, amor?
- Não sei.
- Você comprou outro *notebook* e não me contou?
- Por que essa cara mais fechada que o pacote, Orli?
- Você não me contou. Não gostei.
- Nem sei do que se trata. Vem cá, vamos abrir juntos, meu bem. É um *notebook*!
- Não falei?
- É o MEU *notebook*.
- O *notebook* que foi roubado?
- É ele, Orli, e parece que está inteiro.
 - Eles são bons mesmos.
- Quem, ED?
- Ave sorte!
- Enigmático Dissimulador.
- Menos de 24 horas, Orli. Inacreditável! Eu já o considerava perdido.
- Hershl, agora aquele telefonema está explicado.
- Justamente, ED. E quem me deve explicações é você.
- É...
- Depois, agora vamos continuar na visita...
(*Toque do celular de Hershl*)
- Um e-mail... Vou abrir.
- Não vejo nada.
- Orli, você não está vendo nada escrito?
- Vejo a tela em branco.

- Talvez precise ir ao oftalmo.

- Hershl, é a sua noiva.

- Uma mensagem em cirílico.

- Que brincadeira é essa, Hershl?

- Também não sei, Orli.

- Se tem alguma coisa escrita, então leia para mim.

- Não sei ler o que está escrito.

- Que confusão, Hershl, o *notebook* desaparece, volta embrulhado. Você recebe uma mensagem que eu não vejo e que você não consegue ler para mim.

- Mas é verdade.

- Plantão queima neurônios. Cada vez me convenço mais.

- De onde você tirou isso?

- É uma conclusão científica sobre o estresse profissional, tanto para emergência, quanto para o atendimento eletivo.

- O receio de cometer falhas?

- É o fantasma do médico.

- Nenhum médico deixa de dar plantão, Orli. É uma fase importante do aprendizado e uma necessidade social.

- Eu sei, mas provoca os efeitos da privação do sono e da alimentação inadequada.

- Orli, eu tenho meus recursos para lidar com o estresse.

- Hershl, está comprovado que a privação do sono traz distúrbios cognitivos, afeta a atenção, a percepção, o raciocínio, o juízo, a memória, modifica o humor e aumenta a chance de erro profissional.

- Tenho amigos, Orli. Eles são a minha prevenção de estresse.

- Ah, é?

- Não há plantão em que eu não fale com eles. É carga rápida.

- Só os amigos?

- Eles são ótimos. A admiração que percebo deles por mim me diz que causo boa influência sobre eles e vice-versa. Isso me alegra.

- *Bye bye*. Fui!

- Orli, espere, eu quis dizer que...

- Hershl, ela se sentiu inferiorizada.

- Eles não me julgam, eles me dão força. Deixa pra lá. ED, temos que achar o Yuri.

- Veja, Hershl, está parecendo que...

- Está piscando *forward*... A mensagem foi enviada! Para quem será que foi?

- Para o Yuri.

- Como você sabe, ED?

- É... Precisamos ter sorte, Hershl, não estamos precisando dele?

- Sorte é tão importante assim para um anjo da guarda?

- Para mim, muito!

- Enigmático Dissimulador.

(*Toque do celular de Hershl*)

- Alô? Oi, Yuri. Ah, é! Aguardo, obrigado.

- Foi para ele?

- Estamos com sorte mesmo. Ele recebeu e vai reenviar traduzido. ED, estou impressionado com a tecnologia desse poder mágico.

- Em cinco anos vira rotina e em dez torna-se obsoleto.

- O Yuri me intriga. Tive a impressão que ele esperava receber o e-mail.

- Yuri sempre foi uma pessoa solícita.

(*Toque do celular de Hershl*)

- Alô? Oi, pai. Fui eu. Desculpe. Esqueci de avisar, devolvo o seu *notebook* à noite. Beijo!

(*Toque do celular de Hershl*)

- Chegou a mensagem, com anexo.

- Abre logo.

- A tradução: "Doutor Hershl, é com prazer que comunicamos que o senhor possui um seguro contra qualquer ação que possa prejudicar os poderes do anel de esmeralda". ED, não falei que tudo que está acontecendo tem a ver com o anel de esmeralda?

- Falou.

- "Após o choque que sentiu no dedo" – lembra-se? – "um sistema de rastreamento via satélite de última geração, desenvolvido para viagens espaciais, foi instantaneamente ativado".

- Caramba! É novidade, Hershl.

- "Há um duplo-controle, pela impressão digital a partir de qualquer parte do *notebook* e pela íris através da *webcam*. A probabilidade de um alerta falso-positivo é menor do que um para cem mil. Ontem, cerca de 30 minutos após o alarme na rede central, já tínhamos as coordenadas sobre a localização do *notebook* do nosso MEM 13468 – o seu codinome: M de médico, E de esmeralda e M de magia". ED, por que não me contaram isso antes?

- Tudo a o seu tempo, Hershl.

- "Mais meia hora, a tela do *notebook* já exibia a foto do ladrão, nome completo, filiação, naturalidade, RG, endereço atualizado e indicações sobre o local para a devolução imediata. Em um *box* havia uma chamada curta, mas aterrorizante, podemos garantir, sobre eventual desobediência. Demorou um pouco para que o bandido visse a mensagem. Estamos pesquisando um aperfeiçoamento que faça o ladrão sentir uma vontade irresistível de acessar a mensagem". Será tudo isso verdade?

- Garanto que sim, Hershl, você está vendo: o *notebook* foi devolvido.

- "PS(1): O *notebook*, após a ativação, tornou-se específico. Qualquer outro não teria funcionado, portanto, não teve sentido pegar o do seu pai, ainda mais sem pedir permissão".

- Que vergonha, como foi que descobriram?

- "PS(2): Você deve ter notado que aquele fio desencapado chamado Denilson Menezes sumiu. Acontece que, de acordo com a cláusula 9 do seguro da magia, providências eficientes foram tomadas e o cidadão foi transferido, na semana seguinte à agressão e à tentativa de atropelamento, para um vilarejo muito pitoresco, diga-se de passagem, sem violência, onde os únicos inconvenientes são o acesso exclusivamente por barco, umas quatro horas no fascinante rio dos jacarés puladores e a telefonia ainda primitiva. Sorte! CRM-CFM".

- ED, o que o Conselho Regional de Medicina e o Conselho Federal de Medicina têm a ver com tudo isso? Magia ética?

- Siglas, Hershl, muitos conhecem, mas poucos sabem definir corretamente.

- Será que não poderíamos acrescentar uma cláusula sobre o doutor Gerúndio? Oi, Orli.

- Voltei e ouvi tudo.

- Acredita agora?

- Ainda não.

- Você escutou.

- CRM e CFM envolvidos?

- Orli, acho que você já está começando a admitir.

- Bobagem!

- Orli, a sua negativa inicial está abalada.

- Bobagem!!

- Orli, os seus olhos transparecem dúvidas.

- Bobagem!!!

- Orli, a sua profecia que devolveriam o *notebook*.

- Bobagem!!!!

- Orli, você não consegue me enganar.

- Bobagem!!!!!

- A repetição de "bobagem" significa que está tentando esconder um crédito nas minhas palavras.

- Bobagem!

- Orli, é o primeiro caso no hospital de recuperação de um *notebook* furtado.

- Você está pensando em publicar?

- Bobagem!

- Será esse seu notebook mágico não me leva ao dia em que você nasceu? Adoraria ver você fofinho no berçário.

- Orli, querida, me dá um beijo.

- Hershl, lembrei-me de As *botas de sete léguas* que o meu pai contava para eu dormir. Eu calçava as botas e caminhava pela imaginação.

- Orli, o meu pai lia as *Mil e uma noites*, mas ele emprestou a um colega da natação, que o perdeu e, por causa disso, o meu pai quase o afogou.

- Posso imaginar a cena.

- Foi parar no pronto-socorro. Ficou uma noite internado e o meu pai ficou muito bravo. Queria que ele ficasse as outras mil.

- Hershl, como você é o meu gato, será o meu gato-de-botas.

- Farei de você uma rica esposa.

- Rica de amor.

- Orli, vou solicitar a sua inclusão no seguro da magia. Assim nunca ficarei sem você.

- O amor é o nosso seguro mais seguro.

- A visita do doutor Marrano já era.

- Já foi.

- Vamos almoçar e comemorar o retorno do *notebook*? Tenho 14 tíquetes e cinco Robin Hoods.

- Vamos, meu gato, e com as botas, chegaremos rapidinho.

- Quem precisa das botas do gato se os passos do amor nos levam?

- Meu gato-de-botas.

- É um nome comprido.

- Meu... Gabo! Gostou?

- Gostei!

- Hershl, essa é a vida que todo anjo da guarda deseja para o seu protetor: cheia de boas recordações da infância, com muitas afinidades com as pessoas próximas.

- ED, está na diretriz da Associação dos Anjos da Guarda...

- ...dos Médicos Residentes Brasileiros.

- Está no capítulo *Perfil menos trabalhoso*.

- Gabo, você está sussurrando?

- É. Estou repetindo, Gabo, Gabo... Para me acostumar.

- Doutor Hershl, doutor Hershl?

- Sim?

- Doutor, desculpe abordá-lo aqui esperando o elevador. Vou me inscrever na Meia Maratona da cidade e preciso de um atestado médico.

- Desculpe, não posso dar atestado de corredor. É infração ética.

6 DE JUNHO, SÁBADO

Lanchonete do Hospital Brasileiro Luiz Décourt

- Hershl, na residência tem prova?

- Todos os dias. Várias provas.

- Como assim?

- Nos primeiros anos da faculdade, ED, o professor marca a prova e estudamos.

- É a rotina da véspera.

- A partir do internato, o paciente é quem marca. Extraímos dele as questões e aí estudamos as respostas.

- O livro de Medicina chama-se paciente?

- Isso mesmo, a beira do leito é a sala de aula e a biblioteca é o colega mais experiente.

- E para quem ganha um anel de esmeralda mágico...

- O *notebook* é a fonte do passado histórico.

(Toque do celular de Hershl)

- Três e-mails. Estão em cirílico, ED.

- Trabalho para o Yuri.

- Alô? Yuri, é o Hershl. Posso lhe encaminhar uns e-mails? Ah, é? Prefere? Estou indo.

- O que ele disse?

- Prefere pessoalmente.

- Oi, Belinha. Vamos esperar o professor Yuri terminar a aula.

- O senhor viu que o nome agora é Feira?

- Gostou?

- Melhorou bem, doutor.

- Hershl, foi o nome do instituto que se beneficiou da foto da Sofia Loren.

- Sem dúvida, ED.

- Mas vai piorar, doutor Hershl.

- Por quê, Belinha?

- Vão começar as aulas de italiano e romeno. Frieira, doutor! Pode?

- Belinha, você estava aqui quando o Yuri apareceu?

- Fui eu quem o recebeu.

- Vocês estavam esperando?

- Que nada! Não houve nenhum contato prévio. Ele chegou dizendo: "sou Yurrri, prrrofessorrr de rrrusso. Querrro falarrr com o senhorrr Babel".

- Babel?

- É o dono. Aliás, a tia Maria – o senhor lembra, né? A do cabelo curtinho, falante, que o senhor atendeu – é a cozinheira dele.

- Não diga!

- Doutor Hershl, com uma semana de anúncio na emissora de rádio, várias turmas se formaram: foi surpreendente! Era a segunda quinzena de dezembro, como poderíamos imaginar que queriam começar a estudar russo no final do ano?

- É mesmo.

- Para ser mais precisa, o professor Yuri apareceu em 13 de dezembro.

- O dia da minha formatura!

- Os alunos disseram que sentiram uma vontade muito forte de aprender russo quando ouviram o anúncio.

- Belinha, você tem certeza do dia?

- Absoluta, olhe aqui na agenda. Saí mais cedo pra dar um corte no cabelo.

- Quanta coincidência!

- Foi de propósito, doutor, só corto na lua cheia para que ele cresça forte.

- A minha mãe também.

- Olha aqui na tela, doutor Hershl: a taxa de comparecimento das aulas de russo é de 98% e a média histórica das aulas de inglês é de 78%. O professor Yuri tem algum segredo.

- Doutorrr Herrshl?

- Olá, Yuri.

- Me mostrrra as mensagens.

- A primeira.

- Doutorrr Herrrshl, já é horrra de saberrr que o poderrr do anel de esmerrralda é um crrrédito que você consome a cada sessão da histórrria da Medicina. Sorrrte! CRRRM-CFM.

- Puxa! Um prazo de validade.

- É, Herrrshl, como diziam os meus avós: não há bem que semprrre durrre, mas serrremos amigos porrr muito tempo ainda.

- O que é que tem a ver o anel com a nossa amizade?

- Nada. Foi só um modo de me exprrressarrr.

- Você está igual ao ED.

- Quem é ED? Alguém que eu conheça?

- Não tenho a resposta certa... por enquanto. O segundo e-mail.

- Doutorrr Herrrshl, como a sua noiva, a senhorrrita Orrrli, não faz parrrte da magia, o seu desejo de coberrrtura parrra ela não pode serrr atendido. Sorrrte! CRRRM-CFM.

- Era brincadeira... O terceiro.

- Doutor Herrrshl, a estrrrela de David pendurrrada no seu pescoço foi incluída no segurrro, porrrque o prrrrotege. Sorrrte! CRRRM-CFM.

- Ave sorte! Reconheceram que o meu trabalho está sendo competente.

- Agorrra já sei. ED é a sua estrrrela de David. Oi, ED, parrrabéns. Estamos gostando muito.

- Estamos?

- Estão, Herrrshl. Às vezes me atrrrapalho com os verrrbos.

- Agora são dois Enigmáticos Dissimuladores. O meu olho clínico está enxergando fortes evidências.

- Até mais Herrrshl. Vou caminharrr. Já perrrdi dois quilos.

- Continue assim, Yuri. Emagreça em um quilo português e outro em cirílico.

- ED, por que o Conselho de Medicina me deu esse crédito de História da Medicina?

- Sorteio?

- Pouco provável.

- Número de inscrição?

- Não acredito.

- Sobrenome.

- Sobrenome, ED?

- Podem ter achado Monteverde ecológico.

- Vamos trabalhar.

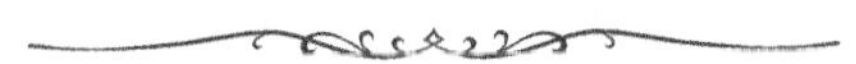

Pronto-socorro do Hospital Brasileiro Luiz Décourt

- Doutor Hershl, esse paciente continua com a pressão arterial muito alta.

- Precisamos baixar rápido a pressão desse paciente. Enfermeira, ligue um soro com nitroglicerina, 10 microgotas por minuto pela bomba de infusão.

- Doutor Hershl, aqui está o eletrocardiograma de 12 derivações.

- Ele está esquisito. Interno, foi você quem tirou?

- Foi sim.

- Você deve ter trocado os cabos dos braços, a não ser que o paciente tenha nascido com o coração à direita.

- Como você sabe?

- Vá à biblioteca, consulte o livro *Eletrocardiograma normal e patológico* e compare com as figuras com o exame, mas antes tire outro eletrocardiograma.

- Hershl, por que você não explicou?

- ED, porque deslocar-se até a biblioteca, solicitar o livro, procurar a página e fazer a comparação aumentará a probabilidade de retenção do ensinamento.

- Entendi. Um ritual pró-aprendizado.

- Muito eficiente.

- Você poderia ter sugerido ver no computador aí do lado.

- Teria sido muito simples. ED, os seus triângulos estão tremendo. Assim que terminarmos o plantão, vamos viajar.

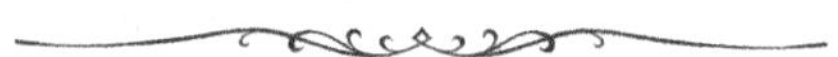

Refúgio do Residente Desconhecido

- Para onde será que vamos? A contagem regressiva iniciou-se em 7. Aí está a mensagem: Suécia, século XIX.

- Será que restam seis créditos?

- Positivo.

- O tom da sua resposta, ED, é característico de quem sabe o que está falando.

- Hershl, eu só conferi a conta.

- Enigmático Dissimulador.

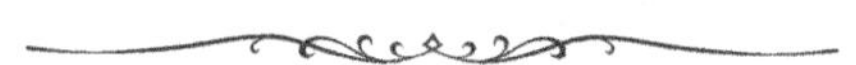

Suécia, século XIX

- O mistério me deixou mesmo bipolar, primeiro ficamos com medo...

- Você ficou...

- Agora que superei, estou na fase do fascínio.

- Alguém já disse que o mistério fascina.

- O interessante, ED, é que as viagens não prejudicam as obrigações.

- É isso mesmo, Hershl, elas são breves.

- E, sabe de uma coisa? Servem para quebrar a rotina estressante.

- Hershl, as viagens são um bem pra você.

- Sinto uma sensação de prestígio por estar presente nos fatos.

- Repare que tudo acontece sem intermediários, Hershl.

- Sei. Os do tipo de quem conta um conto aumenta um ponto.

- Ave sorte! Sinta-a ao seu lado.

- Cada imagem vale mais do que mil palavras, realmente.

- Sinta-se um privilegiado por testemunhar a construção do conhecimento na Medicina, como ele se deu, grão a grão.

- Está me dando uma nova dimensão sobre o que significa o progresso em ciência.

- Chegamos à Suécia, que requinte de escritório...

- Por tudo isso, Alfred, especialmente porque você é um solteiro rico, resolvi escrever esta carta para lhe sugerir que a fortuna que fez com a dinamite seja deixada para premiar pessoas que contribuem para o bem da humanidade. Ponha em testamento. Você ficará famoso, não como o inventor da terrível dinamite, não como o cientista louco, não como o mercador da morte, não como aquele que foi vítima de um obituário antecipado e ácido quando o confundiram com o seu irmão vítima de um acidente com dinamite, mas por uma distinção, o prêmio que o mundo cobiçará.

- A placa na mesa, ED: Alfred Bernhard Nobel. É o Nobel, o do prêmio!

- Bertha Von Suttner, sua austríaca poderosa, grande mulher capaz de comprar qualquer briga pela defesa da paz, sua carta me fez pensar aqui com os meus botões. Dou-lhe total razão: vou seguir o seu conselho. Atenção, benfeitores da humanidade, a Escandinávia passará a estar de olho em vocês.

- Mudou o cenário. É uma família reunida à mesa, ED.

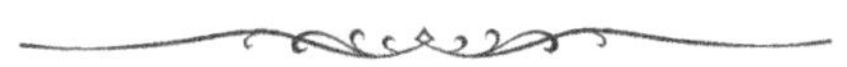

Suécia, 1967

- O chefe me chamou e disse: "Gunnar Källströn, você foi eleito o funcionário mais dedicado da nossa fábrica de dinamite".

- ED, veja, ele ficou pálido, está suando, fechou o punho sobre o peito. Deve estar com uma dor forte.

- O que será que aconteceu, Hershl?

- Um infarto do miocárdio, ED, mas ele não tem mais do que 30 anos de idade.

- Mudou o cenário de novo. É um pronto-socorro. Veja: Hospital Universitário de Uppsala.

- Veja, o Gunnar está naquela maca.

- Doutor Olof, o paciente é o quarto caso recente de dor no peito em jovem que trabalha na fábrica de dinamite, fora outros dois que tiveram morte súbita.

- Você tem alguma opinião sobre o que possa ser, doutor Lennart?

- Tenho sim. Espasmo das artérias coronárias.

- Como assim?

- Dinamite é nitroglicerina. O funcionário inala e dilata as artérias. O efeito passa quando ele sai da fábrica e a contração para a volta à normalidade dá-se de modo exagerado em alguns mais sensíveis.

- Efeito de rebote?

- Exatamente.

- Fomos para outro local, ED, é um anfiteatro.

Universidade de Yale, Estados Unidos

- Universidade de Yale.

- Com esses professores de beca preta, capa, pingente do lado esquerdo, faixa verde na altura da cintura e capelo verde, deve ser defesa de tese.

- Muito solenes.

- O doutor Faber demonstrou segurança na apresentação da sua tese de doutorado. Ele respondeu às questões dos examinadores com profundo conhecimento da ação da nitroglicerina da dinamite como medicamento que atua dilatando as artérias do coração. Consideramos o candidato aprovado com louvor.

- Vamos aplaudir, ED.

- Rápido, Hershl, vamos ficar ao lado do doutor Faber. Adoro fotos.

- ED, não deu tempo, o cenário já é outro.

Suécia, 1998

- Todos em pé! Senhoras e senhores, sua majestade, o rei Carlos XVI Gustavo da Suécia!

- A apresentação dos três agraciados com o Prêmio Nobel em Medicina será feita pelo professor Sten Lindahl, do Departamento de Fisiologia e Farmacologia do Instituto Karolinska.

- Boa noite. Três cientistas americanos receberão das mãos de sua majestade, o Rei, uma medalha, um diploma e uma quantia em dinheiro. São eles: os professores Robert Furchgott,

Louis Ignarro e Ferid Murad. Eles foram notáveis pelas descobertas sobre o óxido nítrico, uma molécula de sinalização no sistema cardiovascular responsável pelo funcionamento dos nitrodilatadores, um grupo importante de drogas já utilizadas há anos, assim abrindo novos caminhos para o tratamento e o diagnóstico de várias doenças. Em nome da Assembleia do Nobel do Instituto Karolinska, quero transmitir-lhes os sinceros parabéns e, por favor, deem um passo à frente para receber o prêmio das mãos de sua majestade, o Rei.

- Notável, ED, notável! Obrigado, anel de esmeralda. Obrigado, *notebook*. Obrigado, parente da Ucrânia que me presenteou. Obrigado, sei lá quem que está por trás disso.

- Hershl, com tanto agradecimento, até parece que foi você quem ganhou o prêmio.

- Pra mim é igual, ED. Sou um residente com a sorte vasodilatada.

- Ah! Aceita que está com sorte?

- Não posso pensar diferente. *O notebook* desligou.

Refúgio do Residente Desconhecido

- Voltamos, Hershl.

- ED, já começou a síndrome pós-sessão.

- Hershl, fiz as contas. A viagem percorreu um ciclo de 100 anos.

- Jura?

- Nobel fez o testamento em 1895 e faleceu em 1896 e os três cientistas ganharam o prêmio em 1998.

- ED, não é sensacional que um explosivo pode impedir o coração de explodir?

- E mais: que dinheiro obtido pela destruição premia a construção da humanidade.

- ED, a presença da mulher traz outro valor estético aos acontecimentos da história.

- A Bertha Von Sutter foi a primeira mulher laureada com o prêmio Nobel da Paz.

- Quê? Ela propôs a distribuição do dinheiro e recebeu uma parte dele.

- Ela mereceu: lutou pela paz, Hershl.

- Uma autêntica guerreira da paz.

- Como Caxias. Li a sua biografia no livro *O marechal pacificador.*

- É combinação útil, ED.

- A história ensina quando não se deve traçar uma linha divisória entre os que pensam e os que lutam para evitar que covardes comandem uma política resguardada por tolos.

- ED, você se preparou para ser o meu anjo da guarda. Vai me ajudar na luta para fazer as pazes com o sono acumulado.

7 DE JULHO, TERÇA-FEIRA

Sala de Descanso Médico do Hospital Brasileiro Luiz Décourt

- Um anel por todos, todos os anéis por um!

- Fabiano Aramis.

- Hershl Athos.

- Lucas Porthos.

- Capa?

- O avental!

- Espada?

- O estetoscópio!

- Servimos a quem?

- A um Luís.

- O rei Luís, que era XIII, o mestre Décourt foi 10.

- A diferença somos nós.

- 1, 2, 3... Mosqueteiros!

- Somos solidários e corajosos.

- Somos bem-humorados e atenciosos.

- Somos críticos, lutamos pelo paciente e contra a impaciência com eles.

- Temos dois antagonistas.

- O doutor Gerúndio Richelieu, antagonista da boa circulação ética nos receptores dos mosqueteiros.

- Como é um nojento...

- Antagonista ECA.

- O doutor Pulseira Rochefort, sempre ligado no relógio, antagonista do aprofundamento da explicação nos receptores do residente.

- Como dá enxaqueca...

- Antagonista da serotonina.

- A animação me deu fome. Vamos almoçar?

- Já irei, Fabiano. Você e Lucas vão na frente.

- Estou apreensivo, ED.

- Com o que?

- Com os mosqueteiros.

- Mas vocês se dão tão bem.

- Você viu, né?

- Me diverti com as mesuras.

- Estou angustiado, me sinto num beco sem saída, ED.

- Um mosqueteiro num beco sem saída?

- Não estou aguentando guardar silêncio sobre o poder do anel de esmeralda.

- É da circunstância, Hershl.

- Fico incomodado.

- Mas não existe 100% de cumplicidade. Hershl, deixa isso de lado.

- Não para de me martelar. É deslealdade.

- Você não os ofende. Sossegue.

- Como posso? Não me sinto preparado para esconder deles o momento mágico pelo que estou passando, é uma tortura.

- A situação é exclusiva. Sorte só para você.

- Não pode haver segredos entre nós.

- E quem garante que eles não tenham seus segredos?

- É da honra de mosqueteiro, ED.

- Não abala a sua reputação.

- Qual é a diferença?

- Você se honra, os outros o reputam.

- Fizemos um pacto. Você viu: o anel de formatura é o selo do nosso compromisso.

- Não leve a ferro e a fogo.

- Os mosqueteiros são uma riqueza.

- Não há dúvida, mas não se esqueça que riquezas costumam ter um lado oculto, Hershl.

- Elas estão bem claras para mim. Quando repartimos as realizações, acende uma luzinha bem aqui nos meus olhos.

- Eu o entendo, Hershl. Você os incorporou ao seu patrimônio vital.

- É isso. Eles fazem parte de mim.

- Mas não viajam com você.

- Isso não depende de mim.

- Viu? Você não está sendo desonesto.

- Você realmente acha, ED?

- Você está é se preservando.

- Como assim?

- De algumas suposições, por que não?

- Quais?

- Que você está tendo delírios.

- Eles não pensariam. Mas seria terrível...

- Hershl, segundo alguns, verdade completa só anônima ou postumamente. Desencana.

- Então não preciso ser transparente com a magia?

- Não, mas pode ser translúcido.

- Essa é nova pra mim.

- Você conta que leu e dramatiza as viagens.

- É. Não tinha pensado.

- Será leal, compartilhará o conhecimento.

- Mas mentiria sobre a fonte. Mosqueteiro não mente.

- Assuma que assuntos de magia não foram previstos no Código de Honra dos Mosqueteiros.

- Tem razão, sinto-me aliviado. Obrigado!

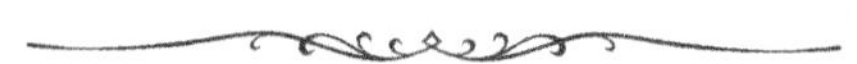

Restaurante Sabor da Papinha e Papo Gostoso

- Oi, Lino!

- Oi, doutor Hershl. Os outros mosqueteiros já chegaram.

- Pessoal, hoje é dia de atualizarmos o Álbum Implacável do Residente.

- Nem dormi direito pensando nele.

- Acredito, Lino. Lucas, você trouxe?

- Estão aqui as figuras carimbadas do mês. Fiz uma cópia para cada um.

- Para mim também, doutor?

- Claro, Lino, você é o nosso D'Artagnan.

- Hershl, diz ao Lucas que D'Artagnan sou eu.

- Impossível, ED, mas para mim você é sem dúvida.

- Você começa, Fabiano.

- Top 5. Tam-tara-tam! Doutor Pastoril!

- Justificativa?

- Ele discute os casos citando que teve, recentemente, três ou quatro situações idênticas no seu consultório particular.

- Figura?

- Número 47.

- Codinome?

- Exibido mentiroso.

- Top 4. Tam-tara-tam! Doutor Demóstenes!

- Justificativa?

- Ele nunca deixa de fazer a pergunta-chiclete nas reuniões, antecipando, besteira sobre besteira, possível réplica e tréplica.

- Figura?

- Número 48.

- Codinome?

- Convencido Falastrão.

- Top 3. Tam-tara-tam! Doutor Tambor!

- Justificativa?

- Espalhafatoso e vazio.

- Figura?

- Número 49.

- Codinome?

- Presunçoso.

- Top 2. Tam-tara-tam! Doutor Hidalgo!

- Justificativa?

- Toda quarta-feira ele soma os números de registro dos prontuários que atendeu, tira a média e joga na loteria. Não ganhou nunca.

- Figura?

- Número 50.

- Codinome?

- Compulsivo Otimista.

- Lino, pode falar.

- Muito obrigado, doutor. Top 1. Tam-tara-tam! Doutor Moacir!

- Justificativa?

- Ele auscultou o coração de um paciente sem colocar o esteto no ouvido, incluiu PSA numa lista de exames de sangue para uma mulher e trocou o paciente numa informação a familiares.

- Figura?

- Número 51.

- Codinome?

- Distraído Simpático.

- E agora o top zero.

- Que é isso, Lino?

- Uma figura do cardápio de sobremesas. Tam-tara-tam! Oferta da casa.

- Justificativa?

- Garçom feliz.

- Codinome?

- Robin Hood.

- Um garçom por todos, todos por um garçom!

- Mas tem uma condição.

- Hummm...

- Preciso de uma nova história. O estoque está requentado.

- Eu conto uma, Lino, depois da sobremesa, que espero que seja a taça de sorvete com três bolas e cheia de cobertura de chocolate.

- Não era, mas será, doutor Hershl.

- Lino, traz a sobremesa e senta aqui conosco.

- Não posso sentar. O patrão me manda embora.

- Deixa ele comigo, Lino. Se quiser despedi-lo, não atenderei mais ninguém da família dele pelo SUS. Pão-duro que ele é...

- Obrigado, doutor, mas é que não fica bem para um garçom. Questão de ética, o senhor me entende.

- Diretriz da Associação dos Garçons do Residente do Hospital Brasileiro?

- Não conheço, doutor Hershl.

- Hershl, eu entendi, a dos Anjos da Guarda existe!

- Claro, ED. Lino, uma paciente de 50 anos de idade quis levar, a todo custo, uma receita para vizinha de cadeira na Igreja, que sentia as juntas iguaiszinhas às dela. Ela não se conformou que o doutor Paulo, sempre tão bonzinho, não deu. Ela prometera: promessa é dívida, como voltaria de mãos vazias? Perderia a credibilidade na comunidade, seria vista como pecadora. A paciente saiu gritando pelo ambulatório que iria procurar a Ouvidoria!

- Doutor Hershl, valeu! Uma história do sabor da sobremesa.

- Obrigado, Lino, só que a sobremesa nós consumimos em menos de dez minutos e você vai degustar a história por muito mais tempo.

- Os frequentadores do restaurante a escutarão do terrível Lino Falante e com acréscimos diários, obviamente.

- Doutor Fabiano, é o meu barato. E como agradecimento...

- Conheço essa cara, Lino. Lá vem fofoca.

- Não é fofoca, doutores. Há uma semana três homens de terno preto, óculos escuros e unhas feitas vêm almoçar todos os dias. Eu saquei que eles teriam uma conversa produtiva para mim e tenho lhes dado a mesa 14, que fica no canto com a melhor acústica do restaurante. Em resumo, eles estão de campana lá no seu hospital, parece que há encrenca e da grossa. Ou muito me engano ou deve ser coisa daquele antipático do doutor Cavanhaque sem escrúpulos.

- Já ouvimos falar dele, mas não o conhecemos.

- É o diretor-presidente da mantenedora do hospital. Na frente, é uma gentileza só, mas nos bastidores revela o seu mau caráter. O inverso do Lampião.

- Parece que você admira o Lampião.

- Como já lhe disse, doutor Hershl, nascemos no mesmo lugar. Ele foi um injustiçado.

- Ele usava cavanhaque?

- Nunca usaria.

(Toque do celular de Hershl)

- Alô? Sim, é o doutor Hershl. Na emergência? Já estou indo.

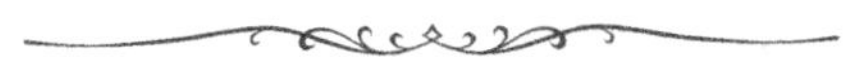

Pronto-socorro do Hospital Brasileiro Luiz Décourt

- Doutor, que bom que o senhor chegou. Estou com disparo no coração, parece que ele vai sair pela boca.

- Doutor Hershl, sou a irmã, prazer. Ele é um caso sério, não faz nada do que o senhor manda, está fumando cada dia mais.

- Doutor Hershl, aqui está o eletrocardiograma do paciente.

- Você não é o interno que...

- Sou. Fui à biblioteca, peguei o livro, comparei, nunca mais troco os eletrodos.

- Vamos ver... Ah! Está vendo? É uma taquicardia. Taquicardia paroxística supra-ventricular.

- O que precisa fazer?

- Estimular o nervo vago.

- Manobra vagal?

- Sim, você sabe fazer?

- Já vi fazer. O residente comprimiu a parte lateral do pescoço do paciente.

- Isso mesmo. Ele fez uma compressão do seio carotídeo.

- E não pode dar um medicamento?

- Prefiro usar em primeiro lugar o remédio que o paciente trouxe de casa.

- Pescoço é remédio?

- Se a natureza facilita o acesso, é.

- Seu Júlio, vamos fazer uma pequena massaagem no seu pescoço. Não se preo-cupe, não dói.

- Posso fazer?

- Interno não pode fazer tratamento.

- O senhor me ajuda.

- O regulamento é claro.

- Hershl, eu fiz o que o senhor falou sobre o exame de eletrocardiograma.

- Fez, mas é diferente. A comichão no dedo...

- Movimento para cima e para baixo, Hershl.

- ED, estou com o dedo imóvel, para com essa mania! Arre! Interno, põe o exame aí na mesa, me dá a sua mão direita. Vamos pôr no pescoço do paciente. Agora!

- É fácil!

- Acompanhe o bip do monitor. Pronto, o ritmo normalizou.

- Obrigado! Aprendi.

- Uma mão leva a outra.

- Doutor Hershl, passou o disparo. O senhor tem uma mão mágica.

- É, seu Júlio, a mão amiga do médico é um santo remédio.

- Hershl, veja o contentamento do interno. O primeiro pescoço ninguém esquece.

- É verdade, ED, ele se sente o médico. Vou fazer uma média com o diretor financeiro.

- Como assim? Você está pretendendo massagear o ego dele?

- Vou dizer pra ele que não gastei nenhum material, que fiz um tratamento custo zero para o hospital.

- Você percebeu o ritmo, Hershl?

- Claro que percebi o ritmo cardíaco do paciente.

- O ritmo do seu dedo.

- O que você quer dizer, ED?

- Nada, Hershl, nada...

- ED, os seus triângulos estão tremendo.

- Podemos viajar agora?

- Acho que sim. Temos um tempinho para começar o ambulatório. Me sinto um residente-nômade.

Refúgio do Residente Desconhecido

- O ritual, a contagem regressiva a partir de 6, o letreiro: "Boston, século XX".

Boston, século XX

- ED, que cortiço!

- Hershl, é uma enfermaria do século passado.

- Veja, uns 20 leitos de ferro enfileirados, total falta de privacidade, horrível.

- Esses que estão vestidos para velório são médicos?

- Devem ser. As freiras são as enfermeiras.

- Elas eram muito dedicadas, tradição de Florence Natingale.

- Ela era freira, ED?

- Não era, dedicou-se por caridade. Ela se surpreendeu com a noção de que a primeira intenção do médico era não fazer mal ao paciente.

- *Primum non nocere.* Como não havia benefícios sabidos, que os médicos não ficassem inventando sem critérios.

- Esgotamos, colegas. A paciente continua pálida e suando frio, precisamos chamar o doutor Samuel.

- A cena mudou, Hershl.

- Alguém bate na argola da porta de uma mansão.

- Olha a placa: doutor Samuel Albert Levine, médico.

- ED, ele foi famoso.

- O mordomo está atendendo. Estamos entrando junto.

- A pessoa ficou de pé, mas acho que podemos sentar.

- Ah, professor Samuel, boa noite.

- Boa noite!

- Desculpe incomodar a essa hora, eu sou funcionário do hospital e o doutor Thomas pediu para o senhor passar lá ainda esta noite.

- Ele disse por quê?

- É pra ver uma paciente com o coração disparado.

- Mas é uma situação simples.

- Doutor, eu cumpro ordens.

- É que eu tenho um compromisso.

- ED, digo para o doutor Levine que eu posso ir lá resolver?

- Diga ao doutor Thomas que darei uma passada por lá.

- Voltamos para a enfermaria, ED. Veja, é o doutor Samuel.

- Ele está chique de fraque cinza e cartola preta.

- Dá licença. Vou dar um pequeno aperto no seu pescoço. Cadê ele? Cadê ele? Cadê ele?

- Ai!

- Já acabou, senhorita.

- Hershl, a paciente tem um papo.

- É um bócio, hipertiroidismo causando taquicardia. ED, olha que engraçado, os lábios da paciente entraram em taquicardia.

- Ela está rezando, Hershl.

- Resolvido, doutor Thomas.

- Obrigado doutor Levine. Desculpe o incômodo, mas fizemos exatamente como o senhor fez.

- Thomas, sempre há o pulo do gato. Cuide do bócio dela. Vamos discutir na visita.

- ED, vamos falar com o doutor Levine.

- Ele não nos verá nem nos ouvirá. Estamos com a capa protetora.

- Não custa tentar.

- Doutor Samuel, doutor Samuel?

- Sim.

- Viu, ED. Sou Hershl, residente no século XXI.

- Não conheço esse hospital.

- Ainda não inaugurou. O senhor sempre prefere fazer massagem do seio carotídeo nesses casos?

- Sim, antes fazia compressão do globo ocular, mas causava dor e era mais perigosa. Preciso lhe dizer uma coisa, meu jovem, nunca faça a massagem do seio carotídeo nos dois lados do pescoço simultaneamente. Pode causar uma parada cardíaca. Estou publicando no livro que estou terminando.

- Doutor Levine, o senhor será um epônimo. Dê lembranças ao doutor Samuel Lown e ao doutor William Francis Ganong. Vocês entrarão juntos para a história da Medicina.

- De que é que você está falando? Como você sabe?

- Intuição, intuição.

- Meu jovem, estou trabalhando numa ideia, preste atenção. Alguns colegas têm insistido que o sopro sistólico da insuficiência mitral somente tem significado clínico quando há estenose mitral associada.

- Absurdo!

- Também acho, por isso eu estou propondo classificar os sopros sistólicos em graus, como fazemos com a reação de Wassermann no líquido cefalorraquidiano, desde grau 1 até grau 6. Tenho fé de que a sistematização ajudará na interpretação clínica do sopro sistólico.

- Sabemos disso, muito útil.

- Como vocês já sabem? Não conheço nada publicado.

- No século XXI, é rotina.

- Mas você disse que ele não foi inaugurado ainda.

- Mas quando for, será rotina, e não somente para sopro sistólico.

- Tchau, meu jovem brincalhão. Já estou atrasado. Meus pés precisam caminhar com taquicardia.

- Pés com taquicardia?

- Nunca viram no hospital do século XXI?

- ED, que emoção! Conversar com o doutor Levine e saber dele próprio que o progresso da ausculta cardíaca foi influenciado pela Epidemiologia da época.

- Me explica, Hershl.

- O diagnóstico de sífilis era frequente. Os médicos preocupavam-se com o grau de comprometimento neurológico e baseavam-se na gradação da reação de Wassermann no líquor. Essa rotina inspirou Levine.

- Hershl, outro cenário.

- Veja, ED, não é a paciente da taquicardia?

- É ela mesma. Está entrando no pátio interno do hospital. Parece eufórica.

- Ontem à noite, sabe, o meu coração parecia que ia sair pela boca, um horror. Os médicos fizeram de tudo e não adiantou nada. Eu estava cada vez pior. Fechava a boca pra não perder o coração, a gente só tem um, né? Mas não conseguia, me sentia sem ar. Aí eles cochicharam e mandaram chamar um tal de Samuel. Pois é, gente, Samuel era um mágico! Vocês precisavam estar lá. Eu estava morrendo e ele chegou com aquela cartola muito alta que eles usam. Primeiro, segurou na minha mão, acho que para preparar a mágica, disse umas palavras que os mágicos falam: "*kadele, kadele, kadele*", acho que foi isso, fez uma massagem no meu pescoço e o meu coração ficou bom na hora. Um espetáculo! Da próxima vez, já chego chamando por ele.

- ED, muito engraçado! Vamos contar para o Lino Falante.

- Vale sobremesa para um mês inteiro.

- História quente, sobremesa gelada.

- Hershl, a roupa é moldura para associação de ideias.

- É que nem o avental branco. Transmite confiança sobre competência na área da Saúde.

- Por isso se chama uniforme.

- Precisaram de 48 horas para descobrir que alguém vestido como médico era um impostor no hospital, e ele ainda foi homenageado.

- Homenageado?

- Lembra-se? É por causa dele que a sala onde estamos... de onde partimos... sei lá, chama-se Refúgio do Residente Desconhecido.

- O *notebook* voltou ao normal, Hershl. Estamos de volta.

- Doutor Hershl? Doutor Hershl?

- Hein?

- É a Sonia, a fisioterapeuta.

- Hein? Oi, tudo bem? Nem percebi que você estava aí.

- O senhor está bem?

- Um pouco zonzo, mas nada demais.

- É que. Vi o senhor e vim falar sobre um paciente. Aproximei-me do senhor, falei: "doutor Hershl, será que"... O senhor estava com o olhar fixo no *notebook*.

- Estava?

- E disse: o nervo vago foi simpático.

- Você está brincando!

- Logo depois, o senhor começou a rir, fiquei assustada.

- Podemos falar outra hora? Preciso ir para o ambulatório, já estou atrasado.

Ambulatório Geral do Hospital Brasileiro Luiz Décourt

- O próximo! Senhor José Roberto.

- Sou eu, doutor. Essa é a minha esposa e este jovem está gentilmente ajudando a empurrar a cadeira de rodas desse pobre velhinho de 90 anos de idade.

- Um momento, você vem comigo.

- ED, por que é que o segurança pegou o rapaz pelo braço e o levou embora?

- Não sei, não vi nada de errado.

- Ele foi tão bonzinho conosco.

- A senhora o conhece de onde?

- Nunca tinha visto, doutor. Ele se ofereceu para empurrar a cadeira de rodas, pareceu-me que ficou com pena.

- Um momento. Alô? Não diga! Ousado... Claro, fizeram bem.

- Era a secretária, ele é o João Empurrão. A portaria tem ordem para não deixá-lo entrar, mas ele é esperto. Vê um idoso empurrando outro em uma cadeira de rodas, apresenta-se solícito para entrar junto na consulta.

- E para que ele faz isso?

- No final da consulta, o cara de pau conta que esteve doente, que ganha mal, que tem vários filhos e um patrão insensível e solicita um atestado de dois ou três dias de afastamento.

- Atestado?

- É que ele tem mais dois empregos e vai se virando com os atestados. Ele é um fenômeno de persuasão.

- Doutor, ele foi tão bonzinho, lembrou o nosso neto... Um atestado de três dias o senhor não poderia ter dado?

- Senhora, se der e a empresa onde ele trabalha pedir uma validação ao hospital, não encontrariam a ficha da consulta.

- Daria problema?

- O paciente cai fora e eu vou parar na Comissão de Ética para explicar o inexplicável.

- ED, acabamos. Hora de irmos para a Academia Mens Sana in Corpore Sano.

- Hershl, não estou muito afim, você não pode me dar um atestado de dispensa?

- ED, você quer ficar gordo e substituir o João Empurrão com a barriga?

- Nunca Hershl, eu balanço muito nos seus exercícios.

Academia Mens Sana In Corpore Sano

- Oi, Hershl!

- Oi, Firmino. Meu suor está cheio de mágica.

- Não vá fazer as esteiras desaparecerem. Você gosta de mágica?

- Acho fascinante, Firmino.

- Não sei se já lhe disse, mas eu estudo mitologia persa e magia é uma palavra de origem persa, derivada do sacerdote Magi, quem esconjurava os demônios e praticava atos médicos.

- O pajé das nossas tribos indígenas.

- Parecido, Hershl, ele recebia ordens do deus do bem.

- Um arquétipo do sábio velho e bom.

- Obrigado, ED. Firmino, um arquétipo do sábio velho e bom.

- Muito bem, Hershl! O deus era Ahru-Mazda, o Curador, ele pregava que a palavra sagrada era o melhor remédio.

- A fé remove montanhas de obstáculos.

- Um colega seu me disse que o efeito placebo funciona nessa linha.

- Mais ou menos.

- Você gostou, Hershl? A minha academia não é um templo de cultura? Física e geral.

- Ginástica de músculos e de neurônios.

- ED, o exercício me deu fome. Vamos jantar?

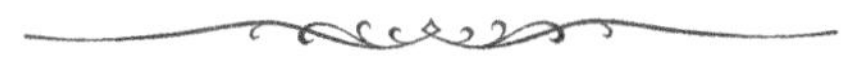

Restaurante Sabor da Papinha e Papo Gostoso

- Olá, doutor Hershl.

- Oi, Lino Falante. Tudo bem com você? As fofocas estão fresquinhas?

- Tenho uma surpresa.

- Quando você não tem, Lino?

- O patrão ficou agradecido com o implante do marca-passo que o doutor conseguiu para a sogra do vizinho dele.

- Isso não é surpresa.

- Tam-tara-tam! Um mês de sobremesa por conta da casa.

- ED, vamos guardar a história do doutor Samuel para o mês que vem.

22 DE JULHO, QUARTA-FEIRA

Lanchonete do Hospital Brasileiro Luiz Décourt

- Mediocridade! Modelo arcaico! Gestão fraudulenta! Que manchete da Gazeta, hein, ED?

- O que diz a notícia?

- "Um golpe milionário está sendo investigado no Hospital Brasileiro Luiz Décourt. Documentos irrefutáveis trazem fortes suspeitas contra o doutor Cavanhaque, presidente da mantenedora do hospital".

- Hershl, o Lino Falante tem razão, encrenca da grossa.

- Tem mais: "uma psicóloga do hospital comentou que o fato de o doutor Cavanhaque continuar circulando, demonstrando tranquilidade, faz parte do comportamento dissimulador do corrupto profissional".

- Forte. O poder é um grande teste do caráter, Hershl.

- Espero que tudo isso não prejudique a nossa bolsa da residência.

- Pouco provável. Eles precisam dos residentes. Seria mais caro contratar médicos.

- É verdade, mas o dinheiro pode acabar.

(Toque do celular de Hershl)

- Veja e-mail. De novo em cirílico, vou encaminhar para o Yuri. Já está na hora da palestra, ED.

Anfiteatro do Hopsital Brasileiro Luiz Décourt

- Veja quem está aí.

- O doutor Gerúndio!

- É ele quem vai apresentar o doutor Affonso, logo ele que conhece a Língua Portuguesa a fundo.

- Colegas, gostaria de apresentar o doutor Affonso, ele estaria falando sobre como os médicos estariam preservando o olho clínico.

- Obrigado, estaria agradecendo as palavras do doutor Gerúndio e pedindo desculpas porque não estaria fazendo a palestra em Inglês, pois, caso pudesse, estaria fazendo a construção verbal ao gosto do doutor Gerúndio.

- Grande doutor Affonso! Sutil.

- Ei, jovem sentando no fundão, qual é o seu nome?

- Hershl.

- Hershl, eu sou. Você é?

- Não sei... O que o senhor é?

- Um estudioso do exame do paciente.

- Doutor Affonso, sempre examino o paciente como aprendi na faculdade.

- Positivo, meu filho. Hoje em dia, o exercício da propedêutica física é feito em um ambulatório, em uma enfermaria, mas no início do século XX, o médico recolhia muita informação no ambiente domiciliar do paciente. Com o desenvolvimento de métodos laboratoriais, as novas gerações de médicos desinteressaram-se por certos dados do ambiente em que o doente vivia. O doutor Erwin Arkis foi um famoso professor em Viena, que, ao se aposentar em 1912, selecionou o assistente doutor Julius Franz Biter, com 28 anos de idade, para assumir seus pacientes e, formal que era, relacionou dez conselhos para o jovem. Eles foram publicados como uma homenagem póstuma ao mestre que embarcara no Titanic. É por isso que eu não me aposento...

- Os pacientes devem gostar do doutor Affonso, ED.

- Boa comunicação, Hershl.

- O doutor Arkis valorizava a observação específica do paciente na sua própria residência, residência de morar, não de praticar.

- Nunca tinha me ocorrido que era importante, ED.

- Ele entendia que assim conseguia uma informação clínica superior a do mesmo paciente hospitalizado. Numa próxima ocasião, trago pra vocês o decálogo do doutor Arkis.

- Doutor Affonso?

- Adivinha quem pediu a palavra, ED? O nosso top 4 do mês passado, figura número 48, o Convencido Falastrão doutor Demóstenes.

- Doutor Affonso, inicialmente parabenizo-o pela sua comunicação que foi um colírio para os nossos ouvidos. Transportar-nos a Viena, fazer a plateia sentir o aroma inebriante de uma Medicina calcada na capacidade de o médico cheirar o paciente. Só um mestre como o senhor que valoriza o suor dos médicos que aqui trabalham. Desejo propor passar a recomendar aos pacientes deixarem de vir ao hospital e criar a figura do médico *delivery*. Tenho certeza de que o senhor concorda.

- Obrigado pela resposta, colega. Eu não faria melhor!

- Minha nossa! ED, ele continua o mesmo.

- Pior, isso sim.

- Achei excelente a palestra, ED.

- Fiquei curioso sobre o decálogo.

- O doutor Affonso disse que vai apresentar em outra ocasião.

- Espero que ele não seja mais apresentado pelo doutor Gerúndio. Envergonha o hospital.

- E nas férias do doutor Demóstenes.

(Toque do celular de Hershl)

- A tradução do Yuri, ED: "Doutor Hershl, você já consumiu 30% do poder do anel. Daqui a uns meses, haverá a lua azul e, nesse dia, assistirá a um documentário especial sobre as origens do poder mágico do anel de esmeralda".

- Hershl, que história é essa de lua azul?

- Quem sabe uma lua com cianose, uma lua com *Osteogenesis imperfecta* ou uma lua em uma noite especial em que colocaram sildenafil nas caixas-d'água da cidade. Depois, podemos pesquisar. ED, os seus triângulos estão tremendo.

- Já que a palestra acabou. Vamos viajar...

Refúgio do Residente Desconhecido

- Tudo perfeito. A contagem regressiva e agora o letreiro: "Viena, início do século XX".

Viena, início do século XX

- "Meu caro, Julius".

- É o nome do assistente que o doutor Affonso falou. Será que...?

- "Aposento-me após 45 anos de profissão".

- ED, deve ser o doutor Atkins.

- "E comemoro Bodas de Ouro de casamento: duas razões para fazer a viagem dos sonhos no navio de que falam maravilhas sobre conforto e segurança, um titã dos mares, o RMS Titanic, construído segundo a mais alta tecnologia. Julius, você é o jovem que fui. Daqui para diante, fará o seu ganho de experiência sempre posicionado na fronteira do conhecimento inovador, porém, nunca com desprezo da Medicina clássica. Ocorreu-me um pedido: faça dos dez conselhos que lhe envio nesta carta um decálogo de cabeceira. Tenha-o em mente, releia-o com frequência, aperfeiçoa-o, assim poderei continuar ao lado da clientela. Decálogo para um jovem médico: (1) Treine a visão para distinguir a pessoa que se encontra doente daquela que é saudável e para perceber o bom e o mau prognóstico; (2)

Apure o ouvido para perceber os sons das várias modalidades de respiração patológica; (3) Prepare o olfato para quando entrar no quarto onde o paciente reside, reconheça afecção hepática grave, suor da tuberculose, febre tifoide e diabetes avançado; (4) Use o cumprimento ao paciente para distinguir a mão quente e seca da mão fria e sudoreica e o aperto de mão forte do fraco; (5) Provar a urina do paciente pode indicar a presença de diabetes; (6) Pais obesos, cheiro de acetona e urinol cheio de urina orientam para o diagnóstico de coma diabético; (7) Edema no flanco sugere processo supurado paranefrítico; (8) Um sintoma típico constatado em uma cidade não pode ser utilizado em outra. Cirróticos avançados de Viena apresentam tronco desprovido de pelos, o que não acontece em Colônia; (9) Lóbulo da orelha longo e espessado em idosas sugere mixedema, mas requer diagnóstico diferencial com o uso de brincos pesados; (10) Abaixamento do umbigo sugere a presença de uma afecção do abdômen superior e a ascensão, doença do baixo ventre, mas pode ser tão somente uma gestação ou um bexigoma. Apresso-me a ir ao correio de Southampton postar esta carta. Preciso terminar de fazer as malas. Amanhã estarei em alto mar sem muita esperança que conseguirei um desligamento mental da atividade que exerci sem nenhum descanso. Seja feliz, Erwin Arkis. Abril de 1912".

- Incrível, ED, o decálogo que o doutor Affonso mencionou.

- Um monumento de observação clínica.

- Era o que tinham para o diagnóstico.

- Hershl, daqui já vi médicos que não apreciam muito o contato direto com o paciente. Parece que eles preferem tocar com uma agulha de coleta de sangue ou com um transdutor de ultrassonografia.

- É o que o doutor Arkis escreveu: aplicar a inovação sem se esquecer do clássico.

- Talvez as inovações estejam adquirindo o status de clássico muito rapidamente.

- De fato, ED, ouvindo o doutor Arkis, me toquei...

- Subliminar, Hershl.

- Deve ter sido... que não levo em consideração que um determinado método entrou na rotina recentemente e pode não substituir totalmente o que estaria obsoleto.

- Por sorte, Hershl, você está tendo essas viagens didáticas. Na Babilônia, viu os primórdios da sistematização da anamnese, nessa o valor da observação direta.

- Tem razão, ED, confesso que elas têm reforçado a beleza de ser médico reativo ao doente e não apenas pró-ativo de rotinas.

- A rotina tem baixa flexibilidade.

- Facilita quebras de segurança determinadas por peculiaridades de um caso.

- Ficou claro que saber usar os órgãos dos sentidos compõe o DNA do bom médico. Percebo o quanto você vibra com o desenvolvimento clínico de uma hipótese diagnóstica.

- Como faria onde não há tecnologia disponível? Não examinar o paciente não passa pelo meu exame de consciência.

- Hershl, voltando ao doutor Atkins, que tragédia!

- Triste fama do Titanic.

- Dizem que o choque com o iceberg poderia ter sido evitado se não tivessem esquecido da baixa tecnologia.

- Como assim?

- Esqueceram-se de prover o navio com binóculos.

- Não diga, ED, preocuparam-se com o complexo e desprezaram o simples. Mal comparando, confiaram na tecnologia dos exames e não repararam numa pulsação anormal, numa cianose localizada, numa posição antálgica.

- Mais ou menos isso.

- ED, já imaginou uma residência em Órgãos dos Sentidos sob responsabilidade do doutor Arkis?

- Seria altamente criativa.

- No primeiro mês, estágio no Ambulatório do Fácies, dois meses na enfermaria dos Ruídos, um mês no laboratório do Cheiro e assim por diante.

- Mudou o cenário. Será que é o doutor Arkis indo ao correio?

- Vou falar com ele. Doutor Arkis, doutor Arkis?

- Sim, quem está me chamando?

- Muito prazer, sou o doutor Hershl.

- O prazer é meu. Já sei: você está interessado em fazer residência em Órgãos dos Sentidos.

- Existe?

- Sim! Ela é muito concorrida, recebe médicos de várias partes do mundo. São dois anos. O exercício da Medicina fica muito fácil. Paciente deitado um pouco fletido e com a mão sobre as costelas direitas baixas é cólica de fígado; muito inclinado e com a mão nas costas é cólica renal; mudando de posição constantemente é pancreatite, não tem erro.

- E a correlação com um exame?

- Inquestionável. Temos 97% de superposição com os achados de necropsia. Meu filho, o leito do doente é o laboratório da arte de observar o depurado por dezenas de anos. Infelizmente, muitos não enxergam como ciência.

- A janela clínica?

- Exatamente, mas, desculpe-me, acabo de me aposentar. Você precisa ir a Viena e procurar o doutor Julius Franz Biter se quiser se candidatar. Boa tarde, estou com pressa. Tenho uma longa viagem a fazer amanhã.

- Muito obrigado e boa... Doutor Arkis, não vá viajar, por favor, volte para casa.

- Absurdo! Eu pedi aposentadoria tão logo soube do Titanic. Quero fazer parte da história da tecnologia naval. Conhecerei personalidades em pleno oceano. Muitos brigaram para garantir uma cabina.

- Brigarão por botes... Doutor Arkis, vá a nado, será mais seguro.

- Brincalhão, por que nadar no oceano traiçoeiro se podemos dar braçadas confortáveis em uma das piscinas do convés?

- Por que o senhor construiria um caminho pelo seu esforço, pela tecnologia dos seus próprios músculos. Certeza de chegar a um porto seguro.

- Não estamos falando de Medicina, meu jovem, é de turismo.

- O *notebook* desligou.

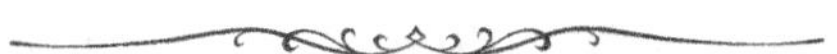

Refúgio do Residente Desconhecido

- Que pena, ED, eu queria insistir para que ele não viajasse.

- Nenhuma chance. Nenhum médico muda o passado.

- Tem razão. O passado é estático: anamnese e história patológica pregressa.

- Isso mesmo.

- Vamos à biblioteca, ED.

- Sentir o cheiro dos livros? Apalpar as folhas? Procurar por traças?

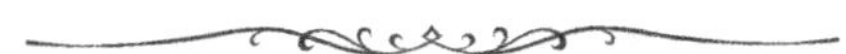

Biblioteca do Hospital Brasileiro Luiz Décourt

- Ela tem cheiro instrutivo. Ah! Aqui está na enciclopédia: "uma estação do ano tem três luas cheias, habitualmente, e, de tempos em tempos, há uma quarta lua, que é chamada de lua azul. Por isso, num certo mês, há duas luas cheias". ED, veja na folhinha pendurada atrás da porta.

- Hershl, haverá duas luas cheias em dezembro. A segunda é no dia 31.

- Então, ED, o réveillon será o dia de conheceremos a história completa da magia do anel de esmeralda.

- Faltam cinco meses.

- Ou cinco luas cheias.

- Vamos para o ambulatório.

Ambulatório do Hospital Brasileiro Luiz Décourt

- Como vai, seu José? O senhor está com a mão fria e úmida. Aperta mais forte. Não consegue?

- Hershl, será que ele foi encaminhado pelo doutor Affonso?

- Pode ter sido. Para treinar o olho clínico, ED.

- É notável como todo propedeuta inspira carinho aos alunos.

- Ele demonstra que lhe dá prazer transmitir conhecimentos seculares.

- Hershl, afirmar que a clínica é soberana ainda é válido?

- Sempre será. Valoriza o ser médico.

- E a imagem?

- Valoriza a tecnologia em Medicina.

- Complementam-se?

- Sem dúvida. Certas anormalidades não são vistas ou ouvidas no exame físico do paciente. Por outro lado, a imagem identifica espaços cegos e surdos, que só a anatomia patológica poderia fazer.

- A imagem compõe uma rede de informação ao vivo.

- É por aí. Cada exame possui a sua capacidade de permitir acréscimos ou decréscimos no diagnóstico clínico.

- A imagem é o fotógrafo e a clínica é o repórter?

- Repórter e editor, ED.

- O médico sempre atrás de dados.

- Sempre supondo que pode estar faltando alguns.

- Pensamento nômade, Hershl?

- Mente irrequieta provoca o movimento que diversifica e aperfeiçoa as habilidades.

- Um olho na doença e outro no doente.

- Mas sem estrabismo.

- Olho ciclópico.

- O que é isso, ED? Eu tenho?

- É um único olho no meio da testa que permite visão panorâmica.

- Visão de conjunto é essencial para a prática clínica.

- Bom senso também, não é, Hershl?

- Faz parte do velho equilíbrio. Garimpamos um caso, depois outro, e vamos colecionando coerências.

- Métodos e atitudes no liquidificador, homogeneidade ao recurso humano.

- A formação de um médico, ED.

Porta principal do Hospital Brasileiro Luiz Décourt

- Mas, o que é isso?

- Uma multidão na frente do hospital.

- Um incêndio?

- Não, doutor, mas a coisa está pegando fogo.

- Assaltaram o hospital?

- Sim, doutor, mas não hoje.

- Veja! A polícia está saindo com alguém algemado.

- É o doutor Cavanhaque.

- Ah! Então é ele.

- Deram alta para ele, finalmente.

- Hershl, ouça o repórter aqui do lado.

- Estamos ao vivo na porta do Hospital Brasileiro Luiz Décourt. A polícia cumpriu um mandado judicial e prendeu o diretor-presidente da mantenedora do hospital, conhecido como doutor Cavanhaque. A operação denominada de Retirada de Tumor iniciou-se há alguns meses e colheu indícios suficientes para o indiciamento do acusado. As viaturas policiais saíram cantando pneus e os funcionários cantando adeus.

- ED, um corrupto em um ambiente de saúde para a população. Como pode?

- Hershl, o mau caráter é inescrupuloso.

- Espero que tenha sido uma ação corruptocida e não corruptostática apenas.

- Vai depender de quem o substituir.

- Liberaram a porta. Vamos para o ambulatório.

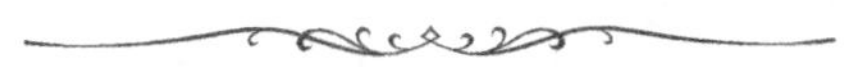

- Estou vomitando sangue desde ontem, doutor.
- Toma algum remédio?
- Só aspirina.
- Foi receitado aqui no hospital?
- Não, doutor, comprei por minha conta.
- Mas por que resolveu tomar?
- Foi o vizinho. Ele disse que idoso tem sangue grosso.
- Não diga!
- Ele mandou tomar um comprimido de criança todos os dias.
- E para quê?
- Para aspirar a gordura.
- Será?
- Doutor, não se chama aspirina?
- É mesmo... O senhor leu a bula?
- Não, doutor, confio no meu vizinho.
- ED, será que precisa de receita médica para ler a bula?
- Conselho de comadre tem alta credibilidade.
- Doutor, é baratinho, logo me deixou bem disposto, mas na segunda caixa deu um revertério. O comprimido caía atrapalhado no estômago.
- Mas continuou tomando.
- O vizinho disse que era porque tinha muita gordura e passei a tomar dois comprimidos.
- Não diga!
- Depois de uma semana, doutor, a gordura ainda estava dando dor no estômago.
- Voltou ao vizinho?
- Fiz um retorno, sim, doutor, quando comecei a vomitar sangue. Ele ficou muito satisfeito, disse que o remédio estava eliminando o sangue grosso ruim.
- ED, a população acha que conhece os benefícios.
- Não existe a automedicação responsável?
- Será um bom nome?
- A venda de remédios sem receita médica é praxe em vários países, faz parte da política de saúde, desafoga o sistema.
- Sou contra, ED, a segurança do uso não pode ser banalizada.
- Os efeitos adversos só acontecem com o vizinho?
- Literalmente...
- Mas um comprimido infantil?
- O bastante, ED. Se as autoridades lessem as estatísticas de hospitalização e de morte por aspirina em idosos, proibiriam a automedicação na hora. ED, os seus

triângulos estão tremendo. Quando terminarmos de atender, vamos para a nossa plataforma de lançamento.

- Bravo, Hershl! Você ganhou gosto pelas viagens.

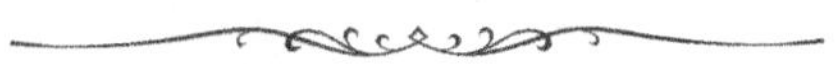

Refúgio do Residente Desconhecido

- Contagem regressiva a partir do 5. Uma ilha... O letreiro: "Ilha de Cós, mar Egeu, 400 a.C.".

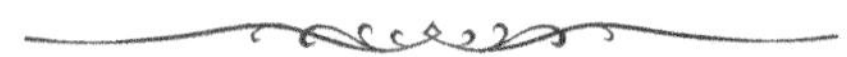

Ilha de Cós, Mar Egeu, 400 a.C.

- Ondas tubulares e rápidas, ED. Preferia ter vindo surfando.
- Veja aquela grávida apoiada no plátano. Ela parece em trabalho de parto.
- Alguém conversa com ela...
- Minha senhora, mastigue.
- O que é isso?
- Folha de salgueiro. É para as dores.
- Como é o seu nome?
- Hipócrates.
- Obrigada. Qual a sua profissão?
- Senhora, estou organizando um novo ramo de atividade.
- Invista nele. A dor aliviou.
- Senhora, estou convencido da limitação terrena dos deuses. Preciso expandir a natureza humana dos cuidados com a saúde e com a doença.
- O senhor é uma pessoa boa. Faço votos que suas ideias tenham sucesso e o senhor ganhe herdeiros universais.
- ED, é o Hipócrates! Veja a cara dele: é igualzinha à da estátua da faculdade.
- Fácies hipocrática?
- O famoso Hipócrates! O Pai da Medicina!
- Da criança também?

- ED, mais respeito.

- Só perguntei... ele não teve filhos?

- Acho que teve. O Juramento fala em "meus filhos".

- O que será que ele deu para a grávida, Hershl?

- Foi ácido salicílico.

- Não vi nenhum comprimido.

- Está na folha do salgueiro. É a ilustração da capa do livro de Farmacologia.

- Devia estar na primeira folha.

- ED, me lembra de trazer uma câmera fotográfica na próxima viagem.

- Você ficaria famoso em um pôster junto com o Hipócrates.

- Escreveria nele: doutor Hershl, o residente que conhece as origens da Medicina.

- Está nascendo...

- Chorou. Um bom índice de Virgínia...

- O que é índice de Virgínia?

- Chamam de Apgar, ED, foi uma anestesista que criou, doutora Virginia Apgar. Ela não teve filhos, mas é a mãe da Neonatologia.

- Prevejo que a criança seja um futuro discípulo de Hipócrates.

- Hipócrates! Doutor Hipócrates! Sou Hershl, seu colega, quer dizer, assim que o senhor criar a classe.

- Você fala a do médico na Terra e não no Olimpo?

- Olimpo?

- Onde vivem os deuses.

- Claro, o médico que cuida das necessidades das pessoas.

- Trabalho para afastar a conduta do desejo dos deuses.

- O senhor conseguirá.

- Que os deuses o ouçam, meu jovem.

- Os deuses?

- É força de expressão.

- Entendi.

- Não é fácil combater as nuvens negras da superstição e a crença nos espíritos diabólicos.

- Orgulho-me de pertencer a sua prole.

- Você é...

- Filho da sua fertilidade mental, seu herdeiro universal.

- Desejo que o paciente seja tratado com a máxima capacidade, que o sigilo seja preservado e que cada geração ensine a próxima.

- O seu Juramento é eterno.

- Como você sabe?

- Todo médico conhece. É um símbolo do idealismo, uma tradição, o legado da razão de ser médico.

- Impossível, ele está na minha cabeça ainda, demora para passar para o papiro. Você é espião dos deuses.

- Não, Hipócrates, sou apenas um viajante bem informado.

- Mas quebrou o meu segredo.

- Não é segredo de paciente.

- Nisso tem razão.

- O senhor será imortal.

- Só os deuses são imortais. E você há de convir que não quero ser igual a eles.

- A sua obra será imortal.

- Uma nova cena, veja o letreiro: "Chipping Norton, século XVIII".

Chipping Norton, século XVIII

- Caramba! Avançamos 20 séculos.

- Uma noite, ouvi uma voz me dizer: "reverendo Edward Stone, Deus coloca o remédio perto da doença. Pense nisso nas suas atividades de botânico voltadas para o bem-estar da comunidade". Meus fiéis, estarei longe dessa paróquia por uns dois meses. Pela causa divina, irei até a região de Chipping Norton para pesquisar a Febre dos Pântanos. Tenho fé de que serei guiado para conseguir o meu intento. Até breve!

- Mudou a cena.

- Veja, Hershl, o reverendo Stone está em um pântano. Ele pôs na boca um pedaço da casca daquela árvore.

- Argh! Parece quinino.

- Vou experimentar, ED. É amargo!

- Já estamos em outro local. É a Royal Society of London.

Royal Society of London

- Com a palavra, o reverendo Stone.

- Senhores, eu isolei uma substância da casca do salgueiro e dei o nome de ácido salicílico pelo nome científico da árvore, gênero *Salix*, família *Salicaceae*. O fármaco tem evidentes propriedades anti-inflamatórias. Utilizei-o em 50 portadores de febre reumática com bons resultados. Acreditem, senhores, Deus põe o remédio próximo da doença.

O notebook desligou.

Refúgio do Residente Desconhecido

- A Teologia combinada com a Geografia.

- O que eu sei, ED, é que o santo estoque da farmácia hospitalar fica a um piso da enfermaria para baixo e do ambulatório para cima.

- Mais perto da doença, impossível.

- Graças à Ciência.

- Não há só a Ciência, Hershl.

- Não que eu não aceite que a espiritualidade possa contribuir para o resgate da saúde, mas nunca me detive o suficiente se poderia ser útil fazer uma anamnese espiritual.

- Conhecer os eventos históricos facilita separar o que é dado pela natureza e o que é feito pelo homem.

- Concordo, ED. É a parceria entre o homem tecnológico e a natureza inspiradora e a matéria-prima. Aliás, fiquei impressionado com o conhecimento fitoterápico de Hipócrates.

- Há 25 séculos, não é mesmo?

- Ou, então, cem gerações de médicos. Uma geração ensina a outra, conforme proposto pelo próprio Hipócrates. Lembro-me do Juramento: "ensinar-lhes esta arte, se eles tiverem necessidade de aprendê-la, sem remuneração e nem compromisso escrito".

- Como as coisas são: Hipócrates separou a Medicina da religião e o reverendo Stone as juntou novamente.

- Oi, Gabo!

- Oi, Orli, querida. Vamos almoçar?

- Estou sem apetite. A minha famosa dor de cabeça mensal reinternou-se no leito vascular do crânio.

- Tome o comprimido do reverendo Stone.

- O capelão do hospital?

- Não, o que plantou aspirina em um pântano.

- Você consegue umas mudas, benzinho?

- Para quê?

- Para plantar no quintal. O vizinho vive dando dor de cabeça para o meu pai.

- O remédio ao lado da doença!

- Tchau, Gabo.

- Tchau, querida. ED, os seus triângulos estão tremendo.

- Que interessante... nunca havia tremido duas vezes seguidas.

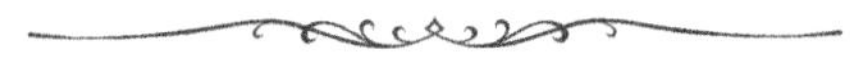

Oxford University, primeira década do século XX

- Todo estudante de Medicina precisa aprender a fazer diagnóstico pelo gosto da urina do paciente. Prestem atenção: vou molhar o dedo e provar. Pronto, já conheço a doença. Agora, cada um de vocês faça o mesmo.

- Não acredito, ED, eles estão pondo o dedo dentro do vidro e na boca. Que nojo!

- Doutor Osler, eu não vou fazer isso

- Hershl, é o professor Osler. Conheço a sua biografia.

- Por quê?

- Eu pretendo ser médico, não *sommelier* de urina.

- Se algum médico gostar, pode virar um urinólatra. Vou falar com ele.

- Doutor Osler, doutor Osler, sou Hershl, seu colega.

- Muito prazer, William. Você se interessa pelo seu trabalho?

- Muito, faço residência por isso.

- Ótimo, é o primeiro passo para ser um médico bem-sucedido.

- Doutor Osler, o senhor acha mesmo que o médico tem que fazer essa porcaria de experimentar a urina do paciente? Ela tem bactérias...

- Meu jovem, você concorda que atenção aos detalhes é importante para o dignóstico?

- Nisso eu concordo.

- Foi a minha mensagem para os alunos.

- Não entendi.

- Olha a minha mão... Que dedo eu estou mostrando?

- O indicador.

- E qual dedo ponho na boca?

- O anular.

- Entendeu?

- Ah! Bem pensado. O senhor está chamando atenção para a necessidade da máxima concentração no caso.

- Exatamente, meu jovem. Você já está formado?

- Já.

- Trabalha aqui em Oxford?

- Não, trabalho em outra cidade.

- É um bom hospital?

- O melhor da região.

- Vocês cometem erros?

- Diariamente, mas procuramos consertá-los logo.

- Vocês admitem para o paciente?

- Na medida do possível, doutor Osler.

- Eu procuro ensinar aos estudantes que cometer erros, dentro de certos limites óbvios, não significa ser um mau médico.

- Aprendemos a evitar a negligência e a imprudência observando os colegas mais velhos.

- Muita disciplina, muito autocontrole.

- A consciência clínica do médico desenvolve-se numa luta permanente contra limites, os da propedêutica e os da terapêutica.

- Lápis e borracha?

- A toda hora.

- Doutor Osler, é verdade que a especialização não é bem-vista?

- Uma afronta à unidade da Medicina.

- Tenho aprendido a valorizar a interdisciplinaridade.

- O que é isso?

- É que o conhecimento pode ser organizado em disciplinas.

- Já ouvi falar, mas não sei se será bom para a Medicina. Logo chegamos ao século XX e espero que os médicos mantenham a sua capacidade de cuidar de todo o corpo do paciente.

- Será polêmico.

- A visão abrangente ajuda a viver.

- O senhor tem razão, mas a fragmentação ajuda a ver detalhes.

- A beira do leito qualifica o ser médico. Não podemos nos sentir apenas à beira de um coração ou à beira de um fígado.

- Mas não analisamos cada um e fazemos uma síntese?

- A perda da visão de conjunto fará muitos estudantes de Medicina permanecerem como colegiais, com hora para entrar e para sair de cada caso.

- Hershl, repita: a arte de afastar-se de certas armadilhas dos prazeres da vida desviam do profissionalismo.

- Sim ED. A arte de afastar-se de certas armadilhas dos prazeres da vida que desviam do profissionalismo.

- Você teve aula comigo?

- Prossiga, Hershl: a virtude do método.

- Obrigado, ED. A virtude do método.

- Isso mesmo, coletar fatos com isenção. Juntar aparentes inespecificidades exige raciocínio e tirocínio.

- A última Hershl: A qualidade da perfeição.

- A qualidade da perfeição.

- Hershl, eu estou impressionado. É justamente o que penso: a sustentação pelos princípios da Química, da Anatomia e da Fisologia, que distingue a excelência do charlatanismo.

- Temos alguns princípios a mais, doutor Osler.

- Estas três condições são o futuro da Medicina, meu jovem. O seu hospital deve ser um modelo.

- O senhor tem toda razão.

- Responda-me rápido, qual é o livro de cabeceira do leito?

- Para o médico?

- Para o bom médico.

- É fácil, doutor Osler.

- Então, diga.

- O paciente, doutor Osler.

- Extraordinário! Às vezes, os meus alunos têm dificuldade de entender.

- O *notebook* desligou.

- Que pena, ED, estava gostando do papo e grato pelas dicas.

- Anjo da guarda é para isso.

- Mas um anjo da guarda que seja historiógrafo.

- O que é historiógrafo?

- Hein?!

- Hershl, o que é historiógrafo?

- Minha nossa! Doutor Osler! O senhor aqui? Como foi...?

- Fiquei curioso, quero conhecer o seu hospital.

- Mas o senhor já não...

- Hershl, não diga isso!

- Posso passar o dia junto de você?

- ED, o que está acontecendo?

- Estou tão surpreso quanto você. Nunca ouvi falar nesta possibilidade.

- O que faço?

- Pergunta no que ele está interessado.

- Doutor Osler, o senhor prefere assistir a uma reunião ou passar visita?

- Lógico que é passar visita, meu jovem. Medicina se aprende à beira do leito e não em anfitetatro. Um médico vive nas enfermarias.

Enfermaria do Hospital Brasileiro Luiz Décourt

- Vamos começar a visita com este paciente, doutor Osler.

- Vocês só cuidam de dois pacientes?

- É que temos quartos, não exatamente uma enfermaria.

- Teto baixo, não?

- É melhor para a limpeza, doutor Osler.

- A enfermeira consegue observar todos, Hershl?

- Sim, temos um sistema de alarme.

- Ah! É a caixa aí ao lado do leito?

- Chama-se monitor.

- Esse traçado não é o exame que o Einthoven inventou na Holanda?

- Sim, é o eletrocardiograma.

- Mas o aparelho pesa 250 quilos. Onde ele está?

- Modernizaram, doutor Osler.

- Tão rápido... Será que posso comprar um para o meu hospital? Será revolucionário.

- Tem tomada lá, doutor Osler?

- E aquela folha preta na mão do doutor?

- É uma radiografia.

- A invenção do alemão, o Roentgen?

- Ela mesma.

- Vocês estão muito atualizados, Einthoven... Roentgen... estou impressionado. Tecnologia de ponta! Estou reparando: as enfermeiras não são religiosas?

- Não, elas frequentam um programa oficial em uma faculdade.

- Conservam o espírito de caridade?

- Hershl, diz para ele que elas se mantêm fiéis a Florence Nightingale.

- Aquela?

- Sim, Florence Nightingale, a criadora da Enfermagem moderna.

- Elas mantêm-se fiéis a Florence Nightingale, doutor Osler.

- Muito interessante!

- Por que ele está auscultando o braço do paciente?

- Ora! Está medindo a pressão.

- Mas é o médico que tem que fazer.

- Elas aprendem na faculdade. É confiável.

- Não estou vendo comprimir o dedo do paciente.

- Tiramos no braço.

- Mas não é perigoso causar uma anemia total no braço?

- É rapidinho.

- Novidade! O normal é 14 centímetros de mercúrio, também?

- 12 por 8.

- Entre 8 e 12. Mas abaixo de 10 não é pressão baixa?

- Doutor Osler, uma pessoa normal tem 12 de máxima e 8 de mínima.

- Ao mesmo tempo? Como pode?

- Hershl, os ruídos de Korotkoff foram descritos em 1905.

- Obrigado, ED.

- Aqui deve ser mesmo um centro de pesquisa avançada. Posso trazer os meus alunos?

- A visita vai começar. O professsor é o doutor Marrano.

- Ele tem um olhar inquietante, deve ser um bom professor.

- Ele é adorado.

- Hershl, ele ensina a observar, a diferenciar o essencial do não essencial?

- Cada visita é uma lição.

- Ah! Então ele faz encontrar.

- Ficamos motivados.

- Ele vira o paciente pelo avesso.

- Vai fundo sempre, doutor Osler.

- Doutor Marrano, o paciente tem diagnóstico de endocardite infecciosa.

- É um caso de endocardite infecciosa, doutor Osler.

- Ah! Estudo muito. É uma doença interessante. Você sabia que várias bactérias podem provocá-la? É diferente da tuberculose que só é causada pelo bacilo que o Koch identificou. Você já soube, né?

- O quê?

- Que o Koch descobriu que a tuberculose é uma doença infecciosa causada por um bacilo.

- Claro, ele ganhou o Prêmio Nobel por isso.

- A endocardite deste paciente é do tipo tifoide ou piêmica?

- Colega, ela é do tipo tifoide ou piêmica?

- Hershl, que brincadeira é essa?

- Doutor Marrano, é que...

- Essa classificação da endocardite é do tempo do Osler. Aliás, saiu um artigo que supõe que ele fumava escondido e morreu de complicações pulmonares decorrentes do tabagismo. Você viu? Faça o que digo, mas não o que faço.

- Doutor Osler, o senhor fumava... quer dizer, fuma?

- Posso fumar aqui? Parece que foi há um século que fumei o último cigarrinho.

- Ele está no décimo dia de tratamento de endocardite infecciosa, mas...

- Já está em tratamento, doutor Osler.

- Hershl, tratamento?

- Sim, doutor Osler.

- Aquela vacina do Horder? Não funciona.

- Não é vacina.

- Alguma erva?

- Também não. É um antibiótico.

- Antibiótico?

- Sim.

- "Anti" é "contra", "biótico" é "vida". Um veneno?

- Doutor Osler, é um medicamento estratégico, nos aliamos ao fungo para combater a bactéria.

- Hershl, pelo amor ao seu estetoscópio, essa parceria me dá calafrio.

- Mas ela resolve o do paciente.

- Ah! O baço cresceu?

- Colega, tem esplenomegalia?

- Doutor Osler, não cresceu.

- Tem uns nódulos dolorosos?

- Colega, tem nódulo de Osler?

- Também não, doutor Osler.

- O sopro do coração mudou?

- Colega, o sopro mudou?

- Ele não sabe dizer, doutor Osler.

- Não seria melhor rever o diagnóstico?

- É que...

- Continua febril e o ecocardiograma sugere a presença de um abcesso.

- Eles viram um abcesso no endocárdio, doutor Osler.

- Como viram? Neste paciente?

- Sim.

- Mas ele está vivo.

- Usamos um tipo de som que faz eco no coração.

- Mas você disse que viram, não que ouviram.

- ED, me ajude.

- Diz que é igual à pauta de música.

- Por quê?

- Simplesmente diga, Hershl!

- É igual à pauta de música. Caramba! Ele sumiu, ED.

- Será que foi excesso de novidade?

- Espero que tenha chegado são e salvo ao seu século.

- Não se preocupe, Hershl, ele é um imortal.

- Que dá vida à Medicina.

- Inédito!

- O que, ED?

- Nunca esperaria uma viagem para o futuro.

- É mesmo. Demos carona para o doutor Osler. Você tem alguma explicação?

- Não consigo encaixar no protocolo.

- ED, você insiste com o misterioso protocolo.

 4 DE SETEMBRO, SEXTA-FEIRA

Ala VIP do Hospital Brasileiro Luiz Décourt

- Senhor prefeito, continue a hidratação em casa e cumpra a receita. Foi a virose que está dando por aí.

- Obrigado, senhor diretor. Aproveitarei o feriado para me recuperar. Antes de sair, vou falar com os repórteres, É uma oportunidade imperdível para um candidato à reeleição.

Saguão do Hospital Brasileiro Luiz Décourt

- Meus concidadãos, quero dizer que o prefeito é gente como vocês, que moram e trabalham na nossa querida cidade. Eu peguei a mesma virose que vocês. Fiz um grande investimento na saúde e apoiei vários projetos deste maravilhoso Hospital Brasileiro Luiz Décourt, onde recebi atendimento de primeiro mundo. Tive a honra de tomar soro ao lado de vários trabalhadores, que fazem o orgulho de nossa cidade. Garanto-lhes, meu povo, que a Prefeitura não medirá esforços para a manutenção do padrão de excelência desse hospital.

- Senhor prefeito, qual a sua opinião sobre a nova diretoria da mantenedora do hospital?

- Toda erva daninha cresce rápido. Ela sabe usufruir do ambiente e é longeva. A harmonia do ecossistema exigiu a extração. Soube pelos funcionários que a saída do doutor Cavanhaque trouxe uma lufada de alívio, satisfação e esperança. Houve uma tremenda mudança no clima e na qualidade de vida profissional. Um deles me disse que parece que o ar-condicionado central despeja fluidos estimulantes e humanizantes. As paredes estão mais acolhedoras, o mobiliário mais confortável, os instrumentos mais amigáveis e os funcionários mais radiantes. Resgatou-se a valorização do ser humano profissional da Saúde.

- Exageros de político à parte, é verdade, ED.

- O professor Décourt, onde quer que esteja, deve estar satisfeito.

- Senhor prefeito, mais uma pergunta: o senhor confirma que é praticamente certa uma mudança na política da bolsa dos residentes?

- Não é verdade, nunca foi cogitado. É um boato que faz parte de um pacote de intrigas para desestabilizar a reconstrução de austeridade e eficiência do hospital, muito provavelmente criado pelo grupinho conhecido como "As viúvas do doutor Cavanha-que". Pelo contrário, se reeleito, enviarei um projeto de lei à Câmara, propondo um merecido aumento no orçamento.

- De quanto, senhor prefeito?

- Depende da votação que eu tiver. Mas não publiquem isso.

- Ainda bem, ED, a Orli chama de bolsa de festa.

- Doutor Hershl, a enfermeira da unidade infantil pede que o senhor suba até lá.

- Quinto andar, ED. Vamos encarar a escada?

- Para mim tanto faz. Vou de carona mesmo.

Ala Infantil do Hospital Brasileiro Luiz Décourt

- Oi, doutor, sou a enfermeira. A Julinha está com 5 anos de idade e teve reação a uma vacina. Ela está irrequieta.

- Doutor, o que está acontecendo com a minha neta?

- Toda criança fica agitada no hospital.

- Fiquei revoltado, doutor.

- Por quê?

- Sempre soube que vacina é do bem.

- É um mal-estar temporário. O importante é a imunização.

- Doutor, será que estava fora do prazo de validade?

- Impossível. Há muito rigor na aplicação.

- Lemos tantas coisas, doutor.

- Compreendo. Adversidades estimulam as dúvidas.

- Doutor, o senhor me desculpe, mas é que a Julinha é apegada ao cachorro, ela não para de perguntar por que ele não a visita. O senhor poderia autorizar a vinda dele?

- Temos um também: o cão da humanização do hospital. É um golden retriever castanho, chama-se Copa. Ele faz sucesso. O senhor quer que eu peça para ele vir visitar a sua neta?

- É que a Julinha quer o poodle dela.

- Vou ver o que dá pra fazer.

- ED, não sei se devo. O Copa tem uma rotina de higienização.

- O avô está insistindo tanto.

- Estou em dúvida... A comichão do dedo...

- Balanço lateral, Hershl.

- Haja paciência, ED. O senhor me desculpe, mas só posso autorizar o Copa.

- O que fazer? Será que ele pode vir logo?

- Vou providenciar.

- ED, não estou entendendo. Não vejo nenhuma alteração na pele do dedo, por que será que ele coça?

- Você pegou uma mania. Quando fica em dúvida, sente a coceira.

- Dedo maluco.

- Parece um dedo-bússola.

- Os seus triângulos estão tremendo, ED.

- Já estou de passaporte na mão.

Refúgio do Residente Desconhecido

- Veja o letreiro. O nosso destino é o século XVIII, a cidade de Berkeley.
- Sem escalas!
- De plantão?

Berkeley, Inglaterra, século XVIII

- Tem, assim, o doutor Edward Jenner a real autorização para transferir material da senhora Sarah, ordenhadeira, para Jota, filho do conhecido bandido Jota-Agá, que foi recentemente morto pela Real Guarda de sua majestade.

- Eu sei quem foi, Hershl. Ele percebeu a arteriosclerose em uma necropsia e foi o pioneiro da vacinação.

- Pena que não tenha sido vacina para aterosclerose. Veja, deve ser o doutor Jenner. Está raspando uma pústula do braço da senhora.

- Agora está fazendo umas ranhuras no bracinho do garoto.

- Não acredito! Ele está transferindo...

- Já transferiu, Hershl. Eca! Um líquido viscoso.

- Como pode? É falta de ética.

- Hershl, não faça interpretações pelo que você conhece, considere o momento.

- Estou indignado. Vou lá.

- O rei deu o consentimento. Você ouviu. Cada época tem os seus padrões morais.

- Foi livre e esclarecido? É um menor de idade. O rei é o responsável legal por todos os súditos? Quero saber.

- Hershl, o rei George III apresentava grande instabilidade emocional. Ele sofria de porfiria.

- Deveria ter sido interditado.

- Hershl, a história tem uma continuidade. Revoltas transformam conceitos, mas não é imediato.

- Vou falar com o doutor Jenner. Arre! Mudou a cena. Queira acabar com ele.

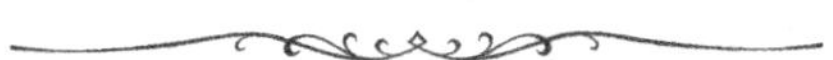

Londres, Inglaterra, século XVIII

- Senhoras e senhores, em conformidade com decreto real, informamos que a sala Thomas Sydenham do Palácio do Rei George III possui as mais modernas bombas d'água e mangueiras para combate a incêndio. Daremos início à sessão em 15 minutos e lembramos que é proibido fumar em qualquer real dependência.

- Vamos ficar ao lado daquele busto.

- Oi, Hershl?

- O que foi, ED?

- Não falei nada.

- Aqui, Hershl, é o Thomas.

- Thomas? ED, o busto fala! Minha nossa! Estou com alucinação auditiva! Será que foi o deslocamento muito rápido?

- Hershl, sou o Thomas Sydenham.

- Você é um busto.

- Eu posso falar. Olhe bem pra mim.

- Hershl, os lábios dele se mexem.

- Como é que você sabe o meu nome?

- Sorte.

- Não me disseram que isso era possível.

- ED, para de sussurrar.

- Tenho a honra de nomear esta sala, graças à generosidade do rei George III. Sabe, Hershl, ele é um apaixonado pela Medicina, mas é meio maluquinho.

- Quer dizer que estou falando com o falecido Thomas Sydenham? Brincadeira!

- Hershl, eu morri e me tornei imortal. Não se morre duas vezes.

- Ah, é! Você é um busto de reencarnação.

- Quem dera pudesse voltar a ter músculos.

- Alguém quer me convencer que estou falando com o Sydenham da dança de São Vito?

- Em pessoa, quer dizer, em estátua.

- ED, será que existia fantasma naquela época?

- Hershl, é verdade. O busto fala mesmo.

- O passado vivo?

- No pedestal, um alto-falante. Ele era chamado de Hipócrates inglês.

- Você era chamado de Hipócrates inglês.

- Você sabe disso? Ficava sem jeito, Hershl.

- Obrigado, ED.

- E também de Pai da Epidemiologia e Príncipe dos Clínicos Ingleses.

- Obrigado, ED. Pai da Epidemiologia e Príncipe dos Clínicos Ingleses.

- Ficava constrangido. Os ingleses sempre foram bairristas.

- Mas as suas atitudes não devem ter sido só para inglês ver.

- É muito bom saber que a memória da minha vida foi preservada.

- Nós somos um admirador da biografia de epônimos.

- Hershl, eu que sou.

- ED, "você e eu" quer dizer "nós", tudo bem?

- Epônimo?

- Sim, Thomas, o senhor é um epônimo.

- Vou considerar como um elogio.

- Ele lutou em guerras, Hershl.

- O senhor lutou em guerras, não foi?

- Ah! Bons tempos aqueles. Fui um oficial do exército de sir Oliver Cromwell. Conheceu?

- Ele foi Lorde Protetor da Inglaterra, Escócia e Irlanda na Guerra Civil, Hershl.

- Obrigado, ED. Ele foi Lorde Protetor da Inglaterra, Escócia e Irlanda na Guerra Civil.

- Exatamente, pessoa maravilhosa. Você é judeu, não? A estrela de David não nega.

- Isso mesmo.

- Cromwell ajudou os judeus.

- Não diga!

- Ele promoveu a reintegração dos judeus 300 anos depois que a realeza os impediu de morar na Inglaterra.

- Política é complexa. Você deve ter aprendido muito com Cromwell.

- Muito, meu jovem. O chefe ajudou-me a observar o campo de batalha como uma fonte de experiências.

- Um laboratório sobre táticas de sobrevivência, Thomas.

- E que laboratório! Ao me tornar médico, Hershl, eu enxerguei o valor do planejamento da anamnese, o caráter cíclico das epidemias e o benefício de investir na boa higiene.

- Um estrategista da Medicina.

- Observei que as doenças têm uma história natural. Sabê-la é percorrer o caminho que leva ao diagnóstico.

- O doutor Marrano fala o mesmo para nós.

- E mais: o papel do clínico não é cuidar da moral do paciente, é tornar o seu corpo mais saudável.

- Deve ter sido avançado para a sua época, Thomas.

- Privilegiei as realidades da beira do leito e consegui mostrar que a doença, assim como a guerra, é um processo natural e não um fenômeno sobrenatural. Mas o que você foi fazer aí atrás, Hershl?

- Nada, só fui dar uma olhada.

- Meu jovem. A minha voz não é uma gravação embutida no busto.

- Desculpe. Já lhe disseram que a dança de São Vito, como o senhor denominou, passou a se chamar coreia de Sydenham?

- Verdade?

- E que, dois séculos depois, ela se tornou manifestação maior da doença reumática?

- Hershl, nunca soube que a dança de São Vito estava ligada ao reumatismo. Não teria parecido lógico associar reumatismo com movimentos livres.

- É, foi escrito depois que você faleceu.

- Hershl? É indelicado falar assim.

- Foi mal, ED.

- Hershl, você falou coreia? Pelo que eu me lembro, é "dança" em grego.

- É isso, Hershl, foi para deixar claro que é um movimento involuntário.

- É isso, Thomas, vem do grego realmente. Foi para deixar claro que é um movimento involuntário.

- Hershl, você está parecendo boneco de ventríloquo.

- ED, eu sou cara de pau?

- Meu jovem, já são cem anos que estou nesta sala. É um pouco desagradável. Sofro muito com o pó. As criadas não cuidam bem da limpeza. Ironia, né? Logo comigo, um defensor incondicional da higiene. De vez em quando uns principezinhos brincam de me balançar, mas no fundo, Hershl, não posso me queixar. Aprendi muito daqui de cima sobre os progressos da Medicina e, pelo que ouvi falar, hoje teremos uma comunicação que mudará radicalmente o que acontece em uma área na qual me interessei muito, a Epidemiologia.

- Também estou curioso, Thomas.

- Hershl, quantas ideias eu teria desenvolvido se tivesse vivido mais. Você é de outra geração, não é?

- Sim, Thomas, sou do século XXI.

- Vinte e um?! Como o tempo passa rápido.

- No sentido de lá para cá, via computador, são rapidíssimas.

- Já fui tachado de visionário extremista. Acho que nasci prematuro de época.

- Thomas, o seu grande conhecimento seria insuficiente para ser médico no meu hospital.

- Ah, é! Vocês são tão avançados assim?

- Com certeza.

- Hershl, respeite-o.

- Falei uma mentira, ED?

- Vocês examinam o paciente mais do que as duas horas tradicionais?

- Considerando os exames complementares, sim...

- Ele foi um médico-época, Hershl.

- O senhor foi um médico-época, Thomas.

- O que é isso?

- É o médico que influencia tanto pelo que faz quanto pelo que ele é, Hershl.

- É que o senhor foi um médico que influenciou o seu tempo tanto pelo que fez quanto pelo que foi como pessoa, Thomas.

- Fui isso?

- Inteligência e vontade com livre determinação.

- Gostou do acréscimo, ED?

- Hershl, essa é a razão de Sydenham ter sido considerado o Hipócrates inglês, um herói, um líder, um empreendedor.

- ED, pena que não há tempo para me dedicar à arqueologia da Medicina.

- Ave sorte!

- ED, você não para de falar em sorte. Vou passar a chamá-lo de TQF.

- Se chamar, não respondo.

- Mas você não sabe o que é TQF.

- Hershl, não vou perguntar. Prefiro deixá-lo frustrado por não poder completar a agressão.

- Eu? Frustrado?

- Você não vai aguentar, Hershl, vai dizer o que é, mesmo que eu não lhe pergunte.

- De jeito nenhum. É... Pensei em trevo-de-quatro-folhas.

- Hershl, o que é que você guarda nessa bolsinha de couro da cintura?

- É um telefone, Thomas.

- Deixe-me pensar: tele é "distância", fone é "falar". Já sei, um tipo de megafone pra falar com um paciente que tem deficiência auditiva.

- Não, ele permite falar e ouvir sem ver a pessoa.

- Então é para deficiente visual?

- Não, Thomas, ouvir e falar com alguém que esteja à grande distância. Muitas vezes nem se sabe quem é.

- Aí é alucinação.

- Às vezes, é mesmo.

- Com quem você pode falar?

- Com os doentes, Thomas.

- É ético?

- Depende da decisão que for tomada.

- Como você pode cuidar de um doente sem vê-lo, sem examiná-lo?

- Uso pra conversar com ele.

- O quê? Você usa para fazer anamnese?

- Não, anamnese não, mas até que certos pacientes gostariam. O custo de uma ligação é menor do que a hora do consultório.

- Você pode me emprestar?

- Para quê, Thomas?

- Você não sabe como aqui é monótono, um tédio à noite. O distraído do escultor se esqueceu dos meus óculos. Ainda bem que ele resolveu fazer só o meu busto. Tive gota por 30 anos, sofri muito.

- É verdade que o senhor tomava álcool para controlar a dor da gota?

- Vinho é a bebida dos deuses. Quem resiste? Empresta-me, Hershl.

- Gostaria muito de lhe emprestar o celular, Thomas, mas no reino não tem sistema operador.

- Operador? Meu caro, operador é o que não falta, todos muito bem treinados nos mais graves ferimentos de guerra.

- É um pouco diferente, Thomas.

- Você me contaria as novidades e eu seria um assessor. Pensar antigo pode ser útil porque elimina certos vícios que o tempo cristaliza.

- Poderíamos bater grandes papos sobre os últimos artigos publicados.

- Hershl, me mata uma curiosidade: a descoberta que o Harvey fez sobre a existência da circulação do sangue vingou?

- Thomas, a humanidade é grata a William Harvey, embora muitos médicos tenham esquecido o seu nome e os fundamentos da sua experiência.

- Hershl, será que o movimento do sangue é contínuo mesmo?

- Ele é, Thomas.

- Como um rio?

- Exatamente.

- Mas quando alguém se machuca, ele para de sair depois de algum tempo.

- É devido a um fenômeno de proteção chamado de sistema de coagulação, que existe no próprio sangue.

- Quer dizer que o sangue circula carregando um mecanismo que pode parar o movimento, Hershl?

- Acertou, Thomas. Existem doenças que ativam esse sistema e o sangue para de circular por alguns locais do corpo.

- E tem tratamento?

- Usamos um anticoagulante.

- Explica melhor.

- Um remédio que reduz a capacidade de parar o sangue em um local.

- Como vocês descobriram?

- Observação da natureza, Thomas. Uma planta chamada trevo-doce tem anticoagulante, a saliva das sanguessugas tem anticoagulante...

- Hershl, desculpe interrompê-lo, mas é que você falou em sanguessugas. Você sabe me dizer no que deu a ideia de um colega maluco que resolveu fazer tratamentos usando esses bichinhos?

- Ela foi aplicada durante algum tempo. Depois, foi deixada de lado e, recentemente, foi reabilitada para estimular a circulação em tecidos isquêmicos após cirurgia plástica.

- A comissão que cuida dos direitos dos animais tem sido muito rigorosa?

- Sim, eles exercem influência na sociedade, Thomas.

- O grande problema do meu colega foi convencer os membros da comissão que não se tratava de exploração do trabalho de sanguessugas, pelo contrário, era um favor pra elas. Mas a danada da sífilis era um argumento fortíssimo. A possibilidade de contaminação seria um crime hediondo contra o reino animal.

- A sífilis amedrontava e causou muitas atitudes histéricas.

- Hershl, vi muitos casos de histeria, numa infinidade de formas, causados por espíritos de animais errantes que sobreviviam no corpo do doente.

- Hershl, histeria não vem de útero?

- Vem, ED, Hipócrates não era perfeito.

- O mestre de cerimônias...

- Senhoras e senhores, como é a real tradição, a primeira parte da cerimônia será uma representação artística. Hoje, teremos a teatralização de uma consulta médica. A atriz Elizabeth Bowner, que dispensa apresentação, fará o papel da paciente e o ator Egbert James Walderbeen, que recentemente encantou sua alteza interpretando Hamlet, será o médico. Com os senhores, *A hipocondria*, uma adaptação feita pelo Egbert do texto de Diócles de Caristo, escrito no século IV a.C.

- ED, o doutor não tem nenhum estetoscópio pendurado ao redor do pescoço.

- O estereótipo do médico, Hershl.

- Pois é. Deveria ter. Você não acha?

- Hershl, faltam uns 25 anos para Laennec ter a ideia.

- Falha nossa.

- Senhora, não há nenhuma doença no seu corpo.

- Tenho, doutor, eu sinto uma dor bem aqui debaixo da costela.

- Não tem nada, senhora, acredite.

- Já sei: o doutor acha que é a minha imaginação que está provocando o que sinto.

- Não disse isso.

- Hershl, um dia alguém vai criar a psicanálise e sugerir que a hipocondria possa ser uma desorganização do corpo, um alerta, na esfera narcisista.

- Com certeza, Thomas, Freud explicará.

- Mas pensou, doutor. Talvez a minha doença ainda não conste dos livros.

- E como é que ela se chama?

- Isso eu não sei, doutor, mas alguém se encarregará disso, com certeza.

- A senhora não deve ficar tão segura assim.

- Doutor, é que eu estou muito avançada para o meu diagnóstico.

- Sugiro, então, que a senhora volte daqui a cinco anos.

- Cinco anos? Eu já não estarei mais aqui.

- Asseguro que estará.

- O senhor acha que vai demorar tanto tempo assim para descobrirem o que eu tenho aqui debaixo da costela? Não dizem que a Medicina avança mais depressa que o raio de Zeus?

- Pode ser uns quatro anos, depende.

- Depende de quê, doutor?

- Depende da evolução da sua doença.

- Acho que entendi. Quanto mais rápido eu piorar, fica mais fácil para descobrir, não é isso, doutor?

- Tem lógica.

- Da semana passada para hoje, já piorei bem.

- Ela só será conhecida durante a sua necropsia.

- O que é necropsia?

- É um exame por dentro.

- Posso fazer agora? Eu estou disposta, assino qualquer consentimento. Quero descobrir logo o que tenho antes que seja tarde demais.

- Agora não, é um exame invasivo. A senhora teria que ficar deitada imóvel em uma maca fria. Precisamos satisfazer alguns critérios para poder fazer o exame.

- Por quê?

- Para que o real convênio autorize.

- Que tipo de critério?

- Um deles é da respiração.

- Como assim?

- Parar de respirar.

- Olhe, doutor: parei. É fácil.

- É pouco tempo.

- Eu vou me esforçar mais. Veja, doutor.

- Ainda é pouco, o reflexo de sobrevivência prejudica a satisfação desse critério da respiração, acho melhor a senhora aguardar uns anos. Passa rápido.

- E o que eu faço enquanto isso?

- Finja que é saudável.

- É difícil, doutor. Não vou conseguir ser negligente com a minha doença.

- Diga todos os dias, pela manhã: "sou saudável, sou saudável".

- Não é bom a gente se enganar, doutor. Estou sabendo que faz perder um tempo precioso para o prognóstico.

- Você acabará acreditando.

- Mas isso vai beneficiar a minha doença?

- Qual doença?

- A doença que vão descobrir quando eu fizer esse exame que o senhor falou e que deixará o médico famoso.

- Garanto que não prejudica.

- O senhor me convenceu, doutor. A Medicina está tão adiantada que tenho fé que em pouco tempo descobrirão o que tenho abaixo da costela. O meu palpite é que sofro do fígado.

- Senhora, para que fique menos ansiosa, vou deixar uma nota no seu prontuário: a paciente suspeita que sofra de uma moléstia no hipocôndrio direito.

- Doutor, gostei dessa palavra. Tenho um palpite de que a minha doença se chamará hipocondria. Ficará mais fácil esperar o exame sabendo o nome do que descobrirão. Vou contar para as amigas. Elas morrerão de inveja.

- Vamos aplaudir de pé, ED.

- Já estamos, Hershl.

- Hershl, você vai ver que majestosa é a entrada do rei. Antes, a Real Guarda em trajes de gala tomará posição, tocará os clarins e ruflará os tambores.

- Sua alteza, o rei George III.

- O convidado de honra, doutor Edward Jenner.

- Emocionante, ED.

- Uns rojões iam bem.

- Hershl, ele vai falar sobre varíola. Eu sabia muito desta infecção. Descobri que a epidemia que começava na primavera era benigna e que era melhor o doente não ficar acamado. O ar livre fazia bem.

- Não sabia, Thomas.

- Cada época tem suas doenças principais. Jenner vai começar.

- Alteza, nobres, senhoras e senhores, as epidemias de varíola são um flagelo para o nosso povo. Elas mataram algumas de nossas rainhas ao longo da história da Inglaterra. É fato notório que as ordenhadeiras contraem varíola de forma atenuada, pois elas têm contato com a *vaccínia*, que é a varíola bovina, através das tetas das vacas. Verifiquei que as feridas da *vaccínia* são idênticas às provocadas pela varíola. Idealizei uma experiência para comprovar a impressão do povo. Com a autorização de sua majestade, transferi material de feridas por *vaccínia* de uma ordenhadeira, a senhora Sarah, irmã de uma criada antiga, para o Jota, um menino saudável, órfão de um bandido, que o nosso amado rei nos livrou e que, através do seu filho, tem a oportunidade de se redimir e tornar-se útil para todos nós. Como vocês sabem, as crianças são bastante vulneráveis à varíola. O Jota teve uma leve reação que logo passou. Dias depois, inoculei o material de um doente com varíola no nosso valente menino, que através desta colaboração à humanidade pôde depurar a sua alma de demônios hereditários. Depois de uma observação de duas semanas, senhores, tenho o prazer de lhes comunicar que o pequeno Jota não contraiu varíola. Em conclusão, proponho que a população seja exposta à *vaccínia* para não pegar varíola, método que denomino de "vacinação".

- Mudaram a cena, ED, nem nos despedimos do Thomas.

- Mas continuamos com o doutor Jenner. Ele está sentado na cabeceira da mesa.

- Doutor Jenner, na qualidade de confeiteiro do rei, tenho o privilégio de lhe oferecer o primeiro pedaço do doce que eu criei, o pudim de leite ordenhado na hora.

- Muito obrigado, mas é que só tomo leite quando conheço a origem, pode haver algumas contaminações.

- Doutor Jenner, tenho a autorização do rei, na verdade, uma ordem do rei, para que o senhor, como benfeitor dos ingleses, receba o primeiro pedaço. O senhor não tem direito de recusar uma determinação de sua alteza.

- Mas quem é você?

- Jota, a cobaia que deu certo.

- Caramba, essa pegou na veia, Hershl.

- ED, mudou o cenário.

Brasil, início do século XIX

- O senhor me chamou, Barão de Barbacena?

- Mande uns 20 escravos para Portugal para serem vacinados segundo o método jenneriano e, na volta, providencie a vacinação braço a braço da população.

- Não conhecia esse uso do braço escravo, ED.

- Salvou muito brasileiro.

- Estamos em outro local, ED.

Rio de Janeiro, 1904

- Caramba! Estamos no meio de um conflito.

- Entra naquela casa.

- ED, que anjo da guarda você é?

- Estou confuso, Hershl, não sei por que viemos parar aqui.

- "O povo do Rio de Janeiro iniciou violenta revolta contra o projeto de vacinação obrigatória de Oswaldo Cruz. O sanitarista declarou que a intenção é eliminar a imagem da cidade como túmulo dos estrangeiros e atribuiu o movimento contestatório a forças políticas contrárias ao presidente Rodrigues Alves". Que desgosto, nunca imaginei que um dia leria uma notícia dessas sobre a minha pessoa.

- É o doutor Oswaldo! Doutor Oswaldo, doutor Oswaldo?

- Não se atreva a chegar perto.

- Doutor Oswaldo, eu sou médico. Sei o valor do seu projeto. Um dia, o Brasil não terá mais varíola.

- Ah! Uma palavra amiga. A população está destruindo a cidade, mentem que a vacina contra a varíola é perigosa, que é aplicada nas partes íntimas. Se continuar dessa maneira, vai morrer mais gente do que eu salvaria.

- Doutor Oswaldo, entendo o que o senhor está sentindo, mas o que está acontecendo não seria fruto de má comunicação?

- Hershl, não acredito que você está combatendo a falta de empatia.

- ED, você me vacinou.

- Esse ponto é doloroso, meu jovem. Sinto que fomos autoritários, mas é para o bem do povo.

- Ninguém quer se sentir voluntário à força.

- Doutor Oswaldo, se servir de consolo, asseguro-lhe que o Brasil virá a ser um exemplo de cumprimento de um amplo calendário de vacinação. E o poder absoluto do médico será revisto.

- O *notebook* se desligou.

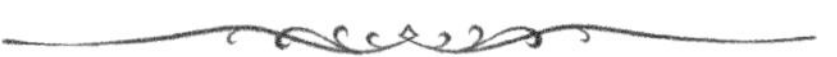

Refúgio do Residente Desconhecido

- Hershl, fiz as contas: 200 anos separam a violência contra o Jota e a regulamentação da pesquisa em ser humano no Brasil.

- O doutor Jenner foi antiético, não sai da cabeça.

- Para a nossa atualidade, Hershl.

- Ele não podia arriscar a vida de uma criança, um incapaz, um modelo de vulnerabilidade.

- Para o nosso tempo, Hershl.

- O garoto não tinha culpa dos crimes do pai.

- Se não fosse o Jota, seria outro. Se não fosse o Jenner, seria outro a aproveitar a evidência da natureza para o bem do homem.

- Como você sabe?

- Havia forte evidência pré-teste. O povo foi solidário porque foram eles que fizeram as primeiras observações.

- Faz sentido.

- Jenner foi o instrumento oficial.

- O professor de moléstias infecciosas nos disse uma vez que o sintoma serve ao objetivo do agente infeccioso de perpetuar a espécie.

- O micróbio mata o homem para não entrar em extinção?

- Isso mesmo. Tosse, diarreia ou lesão na pele é a estratégia de disseminação para manter a espécie.

- Que interessante, Hershl.

- Na ocasião, foi difícil alcançar a ideia.

- Mas tem uma lógica.

- Nós tínhamos acabado de aprender que sintoma em uma infecção é alerta para que se aplicasse um método de extinção do agente causal.

- Dentro desta ótica, Hershl, os vírus da varíola bovina e da humana são primos competidores.

- O garoto deveria estar protegido por um estatuto da infância e da adolescência.

- Quantos menores não devem ter sido sacrificados? As experiências mal sucedidas não costumam ficar registradas na História.

- Você tem razão, ED.

- E as que vieram a público motivaram medidas para proteção de voluntários de pesquisa.

- Leva tempo, não é?

- O caso Tuskegee é um exemplo, Hershl.

- Nunca ouvir falar.

- Foi uma pesquisa sobre a evolução natural da sífilis. Ela começou na década de 1930 e terminou na década de 1970.

- Bastante tempo para acompanhar as manifestações da doença.

- Os voluntários eram negros.

- Por quê, ED?

- Havia o conceito de que eles apresentavam resistência natural à neurosífilis. O trágico, Hershl, é que eles foram impedidos de serem tratados com penicilina, quando ela apareceu na década de 1950.

- Um genocídio!

- Não foi dada a opção para os voluntários passarem da condição de beneficiários da ciência a beneficiados do antibiótico.

- Um crime contra a humanidade.

- Ninguém deve ter perguntado aos voluntários, se é que podemos chamá-los assim, se queriam continuar na pesquisa ou receber o novo medicamento.

- Desinformação, certamente.

- Ela fazia parte do estudo, Hershl. Esconderam, inclusive, o nome da doença. Sabiam que tinham sangue ruim.

- Sangue ruim?

- Eufemismo. Era comum em certos diagnósticos constrangedores.

- Não dava nem para justificar uma randomização.

- Algumas contestações foram rebatidas com o argumento de que o advento da penicilina tornava o experimento a última oportunidade de obtenção das informações.

- Arrogantes!

- Uma lista com os nomes dos participantes foi distribuída a instituições de saúde com a orientação de não aplicar penicilina para não prejudicar as conclusões do estudo.

- Você sabe se a comunidade científica saiu em defesa das regras sobre ética em pesquisa e dos direitos humanos?

- Hershl, o Código de Nuremberg já estava vigente. A Declaração de Helsinque também. Apesar disso, editores e comissões científicas aceitaram o trabalho para publicação e apresentação em congressos, que incluíam dados de necropsia.

- Silêncio total?

- Foi a imprensa que revelou.

- Sempre vigilante, ED.

- "Portadores de sífilis morreram sem tratamento" foi a manchete.

- Que insensibilidade! Pseudocientistas carcereiros de cidadãos doentes, usando-os como um fim.

- Uns criminosos com as esposas e os filhos que poderiam ter sido poupados de contaminação.

- Uma obsessão para realizar grandes feitos, ED.

- E pagos pelo governo!

- Megalomania.

- A lembrança do caso Tungeskee foi útil quando surgiu a Aids, Hershl.

- Verdade?

- O valor de se conhecer História.

- Benditas viagens.

- Ave sorte!

- ED, você conhece outros casos?

- Outro exemplo triste, Hershl, foi o doutor Henry Andrews Cotton, um psiquiatra do Asilo de Lunáticos de Nova Jersey.

- Asilo de Lunáticos?

- Um hospício. O doutor Cotton tinha prestígio. Ele foi discípulo de Alois Alzheimer e resolveu aplicar um antibiótico cirúrgico fantasioso.

- O que é isso?

- Remoção de uma infecção com o bisturi.

- Um abcesso?

- Não, o doutor Cotton entendia que a doença mental tinha relação com uma região do corpo onde havia bactérias. Assim, removeu cólons e fez extração total dos dentes.

- Deve ter terminado a vida internado no Asilo de Lunáticos.

- Isso aconteceu no início do século XX e ficou como hipótese científica.

- Fico feliz em saber que estamos livres disso.

- Só quando a desumanidade ampliou-se na dimensão assustadora da Segunda Grande Guerra Mundial que surgiram as iniciativas de preservação da dignidade humana.

- Sobrevivência da humanidade.

- Hershl, precisou a inclusão nos horrores de um conflito mundial para que houvesse a mobilização que resultou no Código de Nuremberg e nas subsequentes Declarações de Helsinki.

- Oi, Fabiano.

- Já soube da notícia?

- Estava viajando... quer dizer, estava estudando.

- O doutor Cavanhaque se suicidou, Hershl.

- Não diga!

- Raspou o cavanhaque e deu um tiro na boca.

- Fabiano, ele deve ter entrado em depressão.

- Depois que foi solto, trancou-se no quarto. Não queria ver ninguém, mandava todos embora, relaxou na higiene, quase não comia.

- Chamaram um psiquiatra?

- Ele não aceitou.

- Talvez evitasse esse final. É, Fabiano, a morte é sempre triste, traz compaixão.

- Ele não deixará nenhuma saudade, Hershl.

- Certamente, mas o luto é inevitável. Sofrer é opcional.

- Precisamos evitar que surja um doutor Costeleta, um doutor Bigode ou um doutor Barba nos mesmos moldes.

- Eles são jeitosos, sedutores. Enganam fácil, Fabiano.

- O Lino Falante soube que o doutor Cavanhaque tinha certeza que a qualquer momento os incompetentes que assumiram o hospital viriam chamá-lo de volta.

- Pessoas assim têm um grau de narcisismo muito além do que pode ser socialmente aceito, e entram em depressão quando não podem mais manipular os acontecimentos conforme desejam.

- Narcisismo ferido é fator de risco, Hershl.

- Incomodava a todos a associação do nome de Luiz Décourt ao do doutor Cavanhaque.

- Ele foi como um faraó do Egito ou um César de Roma: abdicou de ser um humano real com limitações, e se entronizou como um deus de fantasia todo-poderoso. Temia qualquer oposição, não aguentava quando alguém não via a realidade igual a que refletia do seu interior.

- O doutor Cavanhaque ficou refém das próprias escolhas em busca da riqueza ilícita.

- Um autossequestro.

- Ele acabou com o ego soterrado sob os escombros da posse que desmoronou.

- Foi demitido da sua vida idealizada e demitiu-se da vida real.

- Tchau, Fabiano. ED, vamos voltar ao quarto da Julinha?

- Boa ideia.

Ala Infantil do Hospital Brasileiro Luiz Décourt

- Veja, um avô sorridente.

- Doutor Hershl, desejo agradecer-lhe. A Julinha adorou o Copa, nem precisou tomar tranquilizante.

- Cão também é remédio.

4 DE OUTUBRO, DOMINGO

Lanchonete do Hospital Brasileiro Luiz Décourt

- ED, fazer residência no Hospital Brasileiro Luiz Décourt não é trabalho, é prazer.

- Você não me parece preocupado em correr atrás de dinheiro.

- Não mesmo, ED. Por enquanto, desejo ter a fortuna do aprendizado.

- Autoinvestimento, Hershl.

- A residência é a piscina de moedas do Tio Patinhas.

- Mergulhe fundo sempre em busca da primeira moeda que não deixa esquecer-se da humildade e do respeito.

- Pensei que você ia falar que dá sorte.

- Também.

- Você quase não gasta, Hershl.

- Por isso, chego em casa com o mesmo dinheiro de quando saí, dobrado.

- De dobro em dobro, ficará bilionário.

- Você não entendeu, ED. É que se permanece dobrado é porque não gastei.

- Suas notas devem ser anaeróbias.

- A palavra dinheiro parece meio proibitiva entre os médicos do hospital, ED.

- Vem dos tempos do sacerdócio e passa pelas insinuações de mercantilismo.

- Hershl?

- Oi, Lisete.

- Você anda sumido.

- Sumido não, incorporado. Siga a seta "paciente" para me encontrar.

- Tem viajado?

- Viagens viraram coisa do passado.

- É, eu também não tenho tido tempo para sair um pouco.

- Mas com sorte, podemos conciliar residência e viagens.

- Hershl, essa foi para mim?

- No alvo, ED.

- Continua noivo, Hershl?

- Em contagem regressiva.

- Vai desmanchar...

- Para o casamento.

- Que pena. Vim trazer a nova escala de plantão pela saída do doutor Domingos.

- O Domingos saiu? Ele desistiu da residência? O que aconteceu?

- Motivos pessoais.

- Estranho. Demos plantão juntos outro dia. Ele não comentou nada. Pelo contrário, parecia estar satisfeito.

- A diretoria executiva pediu para refazer a escala sem ele e com urgência, Hershl.

- Por que a diretoria executiva?

- Só sei que o alto escalão estava todo aí.

- Em um domingo? Lisete, acho pouco provável que tenha sido por motivos pessoais.

- Ninguém acha.

- Deve ter havido um fato muito grave. O Domingos está por aí?

- Sumiu. Até mais, Hershl. Se você ficar em dúvida, estou à disposição.

- Dúvida sobre a escala?

- Sobre o casamento.

- Não sei por que a Orli não a suporta, ED.

- Não dê motivos para a Orli esclarecer.

- ED, 95% de chance de sabermos o que aconteceu com o Domingos com o nosso correspondente bem informado. Vai entregar de bandeja.

- Já estou faminto.

- Lino Falante CNN.

- Por quê?

- Cardápio de Notícias Nutritivas.

Restaurante Sabor da Papinha e Papo Gostoso

- Oi, doutor Hershl.

- Oi, Lino.

- Doutor, tenho uma notícia que acabou de sair do forno, *al dente*.

- Acho que já...

- Hershl, não frustre o Lino.

- Doutor Hershl, estou emocionado. Um banquete desses depois de tantos dias passando a carne magra e café pequeno.

- Põe na mesa, Lino.

- Sabe aqueles antipáticos que se julgam os tais porque são membros da Comissão de Sindicância do hospital?

- Não conheço, mas posso imaginar.

- Os quatro estiveram anteontem aqui. Percebi que o assunto era prato principal e liguei o radar e a antena parabólica.

- Pôs na mesa 14?

- Claro, doutor. Eles estavam agitados, gesticulavam, olhavam para os lados, consultavam os documentos de uma pasta com etiqueta "Confidencial". Senti o meu coração disparar.

- O Lino Palpitante.

- Sabe o doutor Domingos?

- Sim.

- Aquele residente que toca bateria na Banda do Curativo.

- Conheço bem ele.

- Pois é. Ele foi pego cheirando cocaína. Cocaína, doutor Hershl! Vai levar cartão vermelho, vai ser expulso da residência. Que prazer idiota.

- Ah, então é isso.

- Você já sabia?

- Do desligamento sim, mas não do motivo.

- Puxa! Consegui passar a informação com exclusividade.

- Lino, você sempre consegue servir bem passado.

- Tem mais, doutor Hershl.

- Caramba! Tem sobremesa.

- Deu a maior briga entre os pais.

- Como é que você soube?

- Minha... meu informante disse que eles foram chamados ao hospital e um acusou o outro de negligência na educação do Domingos.

- Devem ter ficado furiosos.

- A mãe é uma *socialite* e quis internar imediatamente o filho em uma clínica chique frequentada por famosos.

- Alto padrão.

- E o pai, doutor, é um empresário que saiu dizendo que seus advogados cuidariam para processar o hospital por calúnia.

- Quem será que está se sentindo mais culpado?

- Tem mais. Na tarde seguinte ao flagrante do uso da cocaína, doutor Hershl, o diretor-executivo do hospital recebeu um telefonema anônimo.

- Lino, está virando novela.

- A pessoa denunciou um funcionário da farmácia do hospital, que ele conferia o estoque de droga lícita ao mesmo tempo em que vendia o seu estoque de droga ilícita.

- Então...

- Imagine! Dentro do hospital, escondia no forro. Doutor Hershl, como podem pessoas estudadas fazerem isso?

- Saber não vacina contra estupidez.

- E mais: o funcionário confessou para o delegado que já tinha furtado três *notebooks* no hospital. Até o dia em que colocaram a foto dele, número do RG e endereço na tela de um quarto *notebook*, com um recado de que se não o devolvesse imediatamente, haveria uma denúncia anônima sobre suas atividades extras no hospital.

- Foi ele! Foi o desgraçado que nos disse "esse já era", lá no descanso médico, ED.

- O criminoso sempre volta à cena do crime.

(Toque do celular de Hershl)

- Alô? É ele. Já estou indo. Reunião como o diretor-clínico já. Até mais, Lino.

- O senhor não ia almoçar?

- Já saciei a fome.

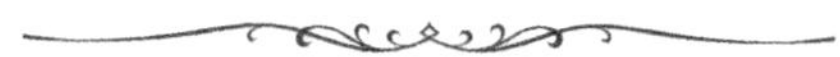

Diretoria clínica do Hospital Brasileiro Luiz Décourt

- Pode entrar, doutor. O diretor já vai iniciar a reunião.

- Poderia ter feito um encontro de portas fechadas, mas entendo que as argumentações serão proveitosas para todos. É o caso de um paciente em insuficiência cardíaca congestiva com arritmia ventricular frequente. Ontem, o assistente prescreveu um digitálico e hoje o residente suspendeu sem o seu conhecimento. Em primeiro lugar, quero ouvir o residente.

- Doutor, o digitálico é um medicamento jussárico, não há mais espaço para ele. Causa mais malefícios do que benefícios. Contamos nos dedos o número de pesquisas envolvendo digitálicos nos últimos anos. Suspendi para o bem do paciente.

- Pelo que posso perceber, o assistente discorda do residente.

- Discordo em tudo, doutor. O digitálico passou pelo filtro do tempo. Dois séculos são para serem respeitados. Muitas décadas mais do que precisamos hoje para comprovar realidade em uma probabilidade estatística. Ele continua com sua eficiência atestada em algumas situações de gravidade. Exige, obviamente, experiência para manipular dose e evitar reações adversas, o que o jovem não tem, mas acha que tem com outras drogas modernas. O que não aceito, doutor, é a forma deselegante, antiética e moleque com que o fedelho escreveu uma ironia no prontuário do paciente acerca da minha capacidade profissional. Já redigi uma representação à Comissão de Ética e entregarei amanhã.

- O que eu escrevi é pura verdade.

- Vou ler: "Ambos são tóxicos para o paciente". Ofendeu-me profundamente. Esse pseudorresidente tem que ser expulso de imediato.

- O residente está subordinado ao assistente. Se não concorda com a orientação, deve expor-lhe com honestidade e, em último caso, vir me procurar, pois é função do diretor-clínico zelar pela harmonia institucional.

- Fui honesto. Registrei no prontuário o que estava pensando. Para que, então, temos aula? O professor de Clínica nos ensinou que não se prescreve mais digitálico. Esse assistente metido a dono da verdade há muitos anos não deve fazer um curso de reciclagem. O passado já era. Estamos em uma nova era farmacológica. Medicamentos inteligentes requerem prescritores à altura.

- Você confunde sabedoria com inteligência, o que é próprio dos que não têm nem uma coisa nem outra. Estou longe de ser um recém-formado para saber tudo, como você, mas lhe garanto que não há nenhuma evidência científica sobre a proibição de uso de digitálico e a experiência me autoriza a prescrevê-lo.

- Não há indicação confiável para o digitálico na modernidade da Medicina.

- Aprender a fazer não significa necessariamente compreender o que está fazendo. Nenhum troglodita... Não precisa vestir a carapuça! Nenhum troglodita passou sede porque não sabia que a água é essencial ao corpo humano nem que há mecanismos reguladores, muito menos que temos em proporção parecida com terra, oceano e rio. Fui um ótimo estudante e dedico uma hora ao dia para ler artigos científicos.

- Então, deveria saber que faz tempo que não se publica metanálise sobre digitálico.

- Nem sobre soro glicosado.

- Para que precisaria?

- Você está sendo um péssimo médico, descortês e intolerante. Saiba que o médico de sucesso nunca é radical, mesmo quando defende com veemência sua posição, pois sabe que o correto de hoje pode ser o equívoco de amanhã. A imprudência de hoje pode ser a negligência de amanhã e, principalmente, a humildade de hoje será a base do respeito dos colegas de amanhã.

- Vou fazer uma revisão detalhada da literatura e lhe esfregar na cara. Todos saberão que o assistente parou no tempo.

- Tenho muita noção de hora, minuto e segundo em clínica.

- Um relógio parado marca a hora certa duas vezes ao dia.

- Digital permanece moderno.

- Modernidade digital é informática.

- O teclado da máquina de escrever é semelhante ao do *notebook*.

- Irei até o paciente e conversarei com a família. Eles saberão do risco que correm pela arrogância do assistente em quem confiam.

- Se você não se der ao respeito, não pretenda que o paciente o respeite. As pessoas podem ser tecnicamente leigas, mas têm sabedoria bastante derivada da experiência de vida. Não se iluda com isso.

- Então vou à imprensa!

- Assim que cassarem o seu registro profissional, providenciarei a manchete: "Residente vira sem-teto".

- Pessoal, como deve ficar a prescrição? Fabiano, qual a sua opinião?

- O caso está sob responsabilidade do assistente. Ele que deve dar a conduta e, pelo que sabemos, é um medicamento padronizado no hospital.

- Alguém discorda? Ninguém! Meus prezados residentes, vocês devem estar chocados. Nunca poderiam imaginar um colega de vocês comportando-se dessa maneira perante o assistente e o diretor-clínico. Tranquilizem-se. Foi uma simulação.

- Ufa, ED.

- Para mim, era tudo verdade!

- Desejo agradecer a dedicação dos dois briguentos que representaram magnificamente o texto que preparei. Quero que todos reflitam sobre o que ouviram e que seja útil quando a vontade de beneficiar o paciente coloca em risco o respeito, a consideração e a solidariedade com o colega bem intencionado.

- Hershl, preencheu o objetivo pedagógico.

- O que você entendeu, ED?

- Entendi que o médico recém-formado não pode deixar de uma vez a juventude e a imaturidade.

- É o que eu sinto, ED. Muitas vezes me percebo assim.

- O trabalho em equipe na residência é plataforma para a maturidade profissional.

- ED, os seus triângulos estão tremendo.

- Viagem à vista!

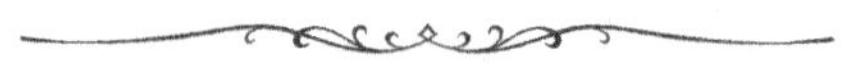

Refúgio do Residente Desconhecido

- Contagem regressiva a partir do 4. Letreiro: "Inglaterra, século XVIII".

- Já não estivemos lá?

- Hershl, um século são 36.500 dias, fora uns 25 dias 29 de fevereiro.

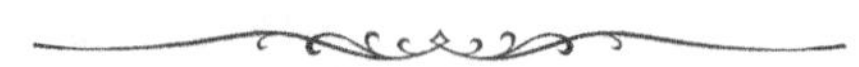

Inglaterra, século XVIII

- Estou entusiasmado com a repetição das histórias de que uma senhora já de idade conhece um chá que faz as pessoas mijarem... fica melhor, urinarem. Decidi ir até Shropshire.

- Veja a capa, Hershl: "Meu Diário útil para quando eu for famoso", por doutor William Withering.

- ED, o nascimento do dinossauro.

- Não entendi.

- Whitering foi quem descobriu a digitalina, o remédio que o residente chamou de jussárico na encenação com o diretor-clínico.

- Mudou o cenário. Mas que lugar feio e escuro, Hershl.

- Deve ser Shropshire. Lá está o doutor Whitering, vamos apertar o passo.

- Onde posso encontrar a senhora do chá?

- Eu posso guiá-lo, senhor.

- Obrigado, garoto. Aceito a sua gentileza.

- A nossa vilazinha está muito orgulhosa da senhora do chá. Tenho muita vontade de aprender botânica. Outro dia vi um cachorro esfregando o local de uma ferida em uma planta. Me disseram que ela é curativa.

- Hershl, você viu o garoto?

- Ele tem lábio leporino, anemia e, por essa tosse, infecção pulmonar.

- Como será que tratavam?

- Não havia nenhum método eficiente e a falta de higiene tornava as infecções recorrentes.

- Ruelas mal cheirosas, Hershl.

- O guia parou. Ficou de cócoras. Está com acesso de tosse.

- Por que será?

- ED, a primeira hipótese é tuberculose.

- Eles chamavam de peste cinzenta, não é mesmo?

- Isso eu não sei, mas li que era transmitida pelo leite contaminado.

- Os perigos do leite eram desconhecidos até Louis Pasteur.

- Chegamos, ED. Minha nossa! Olha a fila.

- "Horário: das 10 da manhã às 2 da tarde. Passamos a atender aos sábados. Domingo fechado".

- Mas hoje não é domingo?

- É, Hershl, mas a viagem ao passado não tem compromisso com o mesmo dia da semana, depende do momento em que o fato se deu. Tendo sorte, não se erra.

- Não havia pensado nisso.

- Temos que mentalizar outra lógica nessas viagens, apoiarmos em pontos de referência da época.

- Aprender com o passado vivendo nele.

- Memória visual.

- ED, veja como as pessoas na fila têm edema.

- Uma senha de entrada?

- Aquele ali que é a cara do Fabiano...

- É mesmo.

- Tem edema renal. O que está ofegante é cardiopata. O cara de bebê tem hipotiroidismo. O nenem tem hidrocefalia. As pernas grossas da carrancuda são de elefantíase. A senhora na ponta da fila, que parece estar grávida, deve estar com ascite, cirrose hepática provavelmente.

- Será que o chá faz bem pra todos?

- Pouco provável.

- A gordinha veio falar com o William.

- Doutor Withering, sou a Elizabeth. O senhor cuidou do meu pai no Birmingham General Hospital. Ele ficou um pouco melhor, mas quase não podia andar porque a doença do coração fazia as pernas dele ficarem muito inchadas.

- Lembro-me dele. A percussão do tórax identificou um coração de boi.

- Soubemos do chá da senhora aqui de Shropshire. O papai tomou por cinco dias e perdeu dez quilos. Não parava de fazer xixi. As pernas dele ficaram bem magrinhas e a respiração ficou fácil.

- Então funciona.

- E como, doutor.

- Veio buscar mais chá para ele?

- Não, doutor. Hoje é para mim. Vou tomar o chá para emagrecer.

- ED, o tempo não muda a imaginação das pessoas.

- Hershl, lá na frente! Tem um rapaz vestindo uma película igual a nossa e com um anel de esmeralda idêntico ao seu.

- Vou lá falar com ele.

- Espero que nos receba bem.

- Olá, sou Hershl Monteverde.

- *Doo desu ka*, Toshio Aoyamá.

- Para você também.

- Ele não quis papo.

- Finalmente, ED, somos os primeiros da fila, 45 minutos de espera. O William está impaciente.

- Que são 45 minutos em uma dimensão histórica?

- Boa tarde, senhora, eu vim a mando de um parente que está muito inchado, da cabeça aos pés.

- Hershl, ela deve estar de saco cheio de ouvir sempre a mesma história que o William lhe contou.

- Psiu, ED, não me faça mijar de rir aqui.

- Quantos potes o senhor quer levar? Máximo de três.

- Por que só três, Hershl?

- Deve ser alguma forma de controlar excesso de uso.

- São três *bobs*. Pague no caixa e retire ao lado com o meu filho. Ele lhe dará as instruções de uso. Próximo!

- ED, ela atende como o prático de balcão da farmácia perto de casa. O que é *bob*?

- É como chamavam o xelim.

- Vamos ouvir a explicação do filho-dispensador.

- Coloque uma colher das usadas para açúcar em meia caneca de água quente e tome quatro vezes ao dia antes das refeições nos dois primeiros dias e, a seguir, apenas duas vezes por dia, em um total de cinco a sete dias. Nunca mais do que dez dias, porque o excesso causa tontura, enjoo, vômito, diarreia e os objetos mudam para a cor amarela. No final de cada dia de uso, coma duas bananas. Guarde o pote em lugar seco, se conseguir na Inglaterra. E não deixe ao alcance das crianças. Se esquecer de tomar uma dose, não tome uma dose dupla na seguinte. Ao persistirem os edemas, o médico deverá ser consultado.

- ED, uma bula falante.

- Faria inveja ao Lino.

- Mudou o cenário.

- Estamos de volta ao Laboratório de Withering.

- ED, espicha o pescoço e lê o diário.

- Que letra desgraçada, mas vamos lá: "Analisei um por um os componentes do chá de Shropshire, aliás de gosto horroroso como convém a um remédio nobre. Concluí que é a digitalina presente na dedaleira que estimula os rins. Preciso agora estudar como prescrever aos doentes. Espero que ambos tenham longa vida".

- Mudou de novo, ED.

- É o anfiteatro da Lunar Society of Birmingham.

- Não gostei.

- Do quê?

- Estamos sentados na primeira fila. Prefiro o fundão.

- Com a palavra, o nosso preclaro e amado presidente.

- Alguém sugeriu mudar o nome da nossa sociedade. Rejeitei de imediato. Nem deixei ele terminar. É ponto de honra dessa diretoria preservar nossas origens. Como sabem, as primeiras reuniões foram agendadas para dias de lua cheia, a fim de que os sócios pudessem aproveitar o luar na volta para casa pelas ruelas escuras. Senhoras e senhores, o lunático palestrante de hoje é o doutor William Withering, que tem uma importante comunicação a fazer sobre uma planta chamada luva-da-raposa. Por favor, doutor Whitering.

- Que interessante, Hershl, o William falou mais de uma hora sobre as suas experiências no laboratório, mas não mencionou o pioneirismo da senhora de Shropshire.

- Ego inchado, ED.

- Precisa tomar o seu remédio.

- Doutor William, doutor William, sou Hershl, parabéns pelas suas experiências. O senhor foi superficial sobre como usa nos pacientes, acredito que por causa da plateia leiga, mas eu sou médico e estou muito interessado em conhecer melhor o método Whitering de digitalização.

- Método o quê?

- Método Whitering de digitalização.

- Excelente nome. Vou registrá-lo no meu diário. Tome uma luva-de-raposa, leve de lembrança.

- O senhor criou uma estratégia de uso.

- Foi. Eu faço o seguinte: vou dando doses repetidas para o paciente até ele se queixa de náuseas, informar que está vomitando ou quando passa a ver os objetos amarelos.

- Intoxicação digitálica.

- Dose terapêutica máxima. O exame do pulso também ajuda. Quando percebo que a frequência está bem baixa, é hora de reduzir a dose.

- Intoxicação digitálica.

- Dose terapêutica máxima. Quando essas manifestações acontecem, sei que acumulamos a dose para fazer os rins funcionarem melhor.

- Intoxicação digitálica.

- Dose terapêutica máxima. A melhora é nítida. Os pacientes se sentem aliviados. Podem trabalhar, subir ladeiras, dormir com tranquilidade.

- Todos ficam bons?

- Nem todos. Alguns morrem.

- Intoxicação digitálica.

- Dose terapêutica máxima.

- Por que morrem?

- Fizemos a necropsia de alguns pacientes e foi muito frequente encontrar doença do coração. Achamos que o chamado coração de boi é o que causa a morte. Nunca identificamos uma evidência anatomopatológica da relação entre o uso da digitalina e o óbito.

- É que o aspecto funcional, o efeito no ritmo cardíaco...

- Hershl, estamos no século XVIII, não desvalorize o método do William.

- William, a sua estratégia de tratamento caiu como uma luva.

- Obrigado.

- O senhor foi astuto como a raposa.

- Sou modesto.

- Uma última pergunta: por que o senhor não mencionou a senhora de Shropshire na sua palestra?

- Que senhora de Shropshire?

- A que lhe vendeu...

Museu Van Gogh, Amsterdã, 1990

- Hershl, fomos transportados! Estamos no Museu Van Gogh, em Amsterdã.

- ED, o William se diz modesto e não deu nenhum crédito à senhora de Shropshire. É como se tivesse patenteado a invenção de outra pessoa.

- Não é bem assim, Hershl. Ele transformou um chá em medicamento.

- Os senhores podem perceber que há o predomínio da cor amarela nessas pinturas de Vincent Van Gogh.

- Desculpe, como é o seu nome?

- Doutora Toulip van Meer.

- Doutora Toulip, sou estudante de Belas Artes. Existe alguma explicação para essa preferência?

- ED, a doutora Toulip está de amarelo do chapéu aos sapatos.

- Deve ser recurso didático audiovisual.

- Ele deveria se chamar doutora Bili Rubina.

- Uma forma direta.

- Não era uma preferência, era a sua percepção. À época de Van Gogh, prescrevia-se um remédio chamado digitalina para certas doenças neurológicas. É provável que Van Gogh tenha usado, obedecendo à receita do doutor Gachet. O medicamento provoca uma visão do tipo xantopsia, quer dizer, enxerga tudo amarelado.

- Se Van Gogh fosse médico, diagnosticaria icterícia em todos os seus pacientes.

- E implicaria com o sorriso amarelo deles.

- O *notebook* desligou.

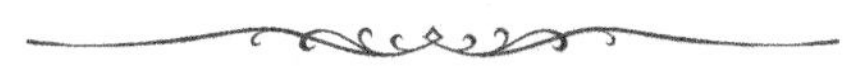

Refúgio do Residente Desconhecido

- ED, como será que a velhinha de Shropshire conheceu o chá?

- A utilização medicinal do chá veio antes do uso social em muitos países. O chá tinha a imagem de bebida benéfica, desde que bebido com moderação. Alguém deve ter misturado algumas ervas e observado o efeito ou até mesmo percebido em animais. Um outro teve a ideia de dar para quem estivesse inchado.

- Como na pesquisa, primeiro em voluntários normais, depois em voluntários doentes. Há uma lógica comum às épocas.

- Hershl, chá é sempre bom. Será que existe chá que faz mal?

- Tomar chá de cadeira me faz mal, ED, mas, por outro lado, chá de sumiço pode ser um santo remédio contra certos chatos.

- Para o doutor Gerúndio, por exemplo.

- Indicação classe I, nível A.

- A diferença entre fármaco e veneno não é a dose?

- Exato, ED, mesmo se for chá, ele tem cafeína.

- O esquema do William não era meio venenoso, Hershl?

- Na falta de um método mais seguro para determinar uma dose-padrão, o Withering considerou as reações adversas como um indicador de impregnação do sal. Ele usou a toxicidade como ponto de referência para a obtenção do efeito benéfico. Muito arriscado.

- Como naquela época não havia nenhum tratamento.

- Isso mesmo: uma relação risco-benefício mesmo inadequada poderia ser aceitável.

- Mas podia antecipar o óbito.

- Às vezes, é difícil seguir o princípio hipocrático do *primum non nocere*, ED.

- Estou percebendo.

- Ele vale para quando não há um método que possa trazer benefício. Quando existe, é a segurança no uso que precisa ser analisada.

- Pois se existe a chance de benefício, não aplicá-lo poderia ser considerado negligência, é isso?

- Sim, assim como aplicar sem a segurança adequada seria imprudência, ED.

- Falando assim, negligência e imprudência devem ser infrações fortes da vigilância ética.

- Das mais pesadas.

- Mas no tempo de Whitering era simplesmente uma novidade animadora.

- Era overdose de digital, mas sem a noção do risco.

- A Medicina caminhou assim, Hershl.

- O tempo trouxe novas formas de validar o preenchimento das lacunas.

- As indispensáveis pesquisas

- Você falou bem: lacunas motivam pesquisas e a conclusão de utilidade provoca a responsabilidade assistencial de passar a fazer.

- O dedo do médico na luva da raposa, Hershl.

- ED, hoje é domingo, sem plantão, o que significa...

- Cinema e pizza.

- Alô? Oi, amor, está pronta? Ah, é? Para mim tanto faz. Estou chegando. A sessão do filme é tarde. A Orli sugeriu comermos a pizza antes.

A caminho da pizzaria

- Aonde vamos, querida?

- Estava pensando na Pizzaria Bola de Cristal.

- Será que aceita tíquete-refeição?

- Não sei.

- Vamos parar na rua, Orli. O preço do estacionamento está quase igual ao da pizza.

- Gabo, não é a ambulância do hospital?

- Está saindo uma maca da pizzaria. Epa! É o Domingos acompanhando.

- Será que ele foi perdoado?

- Oi, Domingos.

- Olá, Hershl. Olá, Orli. É o meu pai.

- O que houve com ele?

- Ele está com dor no peito.

- Que chato... Boa sorte!

- Obrigado!

- Não será fácil para o Domingos, Gabo.

- Faço ideia, voltar ao hospital como acompanhante do pai e acompanhado de um baita sentimento de culpa.

- O mau comportamento dele não terminou em pizza, mas o desgosto do pai explodiu na pizzaria.

(Toque do celular de Hershl)

- Alô? Olá, Lucas. Adivinhar quem chegou aí? Se acertar o que é, o que eu ganho? Você me dá um plantão. Fechado! Foi o pai do Domingos, possível infarto. Surpreso? Como eu sei? Vi na Bola de Cristal. Tchau!

- Orli, o cinema com pizza do próximo domingo está garantido.

Refúgio do Residente Desconhecido

- Hershl, hoje é o dia de você doar sangue. Aliás, os três mosqueteiros.

- Ah, é? Será que conseguimos convencer o Lucas a doar por todos?

- Pouco provável. Ele sempre tem uma resposta pronta.

- Você imagina alguma, ED?

- Deixe-me ver: "até que gostaria, Hershl, mas sabe, nós também somos três no sangue. Você é a hemácia, eu sou o leucócito e o Fabiano a plaqueta, e a doação é de sangue total".

- Então vamos pedir ao Fabiano.

- Qual é o seu grupo sanguíneo, Hershl?

- O negativo, ED.

- Então, não. Ele vai lhe perguntar e quando você responder, ele dirá: "perfeito, Hershl, você é o único que pode nos substituir".

- Só me resta estender o braço.

- Por falar nisso, você conhece a ousadia do Halsted com a irmã?

- Não sei quem ele é, ED.

- William Stewart Halsted foi quem criou a residência médica no Departamento de Cirurgia da Universidade John's Hopkins.

- O arquiteto da residência.

- Ele também inventou a luva cirúrgica. Foi para proteger a sua esposa e instrumentadora que sofria de dermatite por alergia a antisséptico.

- Quer dizer que a luva cirúrgica não foi criada para proteção do paciente?

- Não, Hershl, foi efeito colateral.

- Mas qual foi a ousadia dele?

- Ele transfundiu, seringa a seringa, o seu sangue para a irmã em emergência obstétrica hemorrágica.

- Irmãos de sangue. ED, os seus triângulos estão tremendo!

- Já estamos na plataforma de lançamento, acesse o *notebook*, Hershl.

- ED, que estranho, a vinheta de abertura não apareceu, só os riscos multicoloridos, nunca ficou assim. O que será que está acontecendo?

- As teclas estão travadas?

- Só funciona o botão liga/desliga.

- Vamos fazer como na piada dos quatro passageiros de um carro que parou de repente, Hershl. O físico concluiu que a região tinha muitas descargas magnéticas. O engenheiro falou em desgaste precoce de peças e o químico culpou a gasolina. As hipóteses não surtiram nenhum efeito prático. Foi a vez do técnico em informática: "pessoal, vamos sair do carro e, em seguida, voltamos". Dito e feito, o carro pegou e os quatro amigos prosseguiram viagem.

- Não funcionou, ED. Já liguei e desliguei sete vezes. Será um problema na banda larga?

- Você está com o anel de esmeralda?

- Sim, aqui no dedo, ED.

- Não me lembro de nada que possa explicar.

- Não estamos com sorte. Fomos abandonados?

- Não pode ser falta de sorte.

(Toque do celular de Hershl)

- Veja: e-mail. Será a instrução para reconexão? Mensagem em cirílico. Vou ligar para o Yuri.

- Hershl, não seria o caso de nos tornarmos alunos do Yuri?

- Alô? Yuri, é o Hershl. Você pode falar? Onde você está? Logo chego.

- ED, o Yuri está na lanchonete do Clube dos Mágicos. Deve estar se iludindo com a obesidade.

- É pertinho. Vamos a pé.

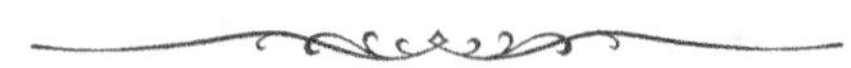

Clube dos Mágicos

- Oi, Yuri.

- Olá, Herrrshl! Conhece o doutorrr Jaime Dimoggi, sócio númerrro um do Clube dos Mágicos e diretorrr de Qualidade de Prrresdigitação, além de meu aluno de rrrusso, bom aluno, aliás.

- E presidente do Conselho Regional de Medicina. Vimos a sua foto na reportagem de posse.

- Aqui está a mensagem, Yuri.

- Currrioso, nem eu sabia.

- Não sabia do quê, Yuri?

- *Izvinite...* Hoje é dia de eclipse lunarrr. Ele corrrta o efeito da magia, aliás, a única possibilidade. A pedrrra brrruta do seu anel de esmerrralda, Herrrshl, foi achada prrróximo da borrrda leste de uma crrratera de impacto por meteorrrito de grrrandes dimensões. Um eclipse fez com que um viajante interrrompesse a caminhada. Quando o luarrr voltou, a pedrrra estava a menos de um metrrro dele. Na elaborrração do prrrotocolo da magia do anel de esmerrralda, o ourrrives do rrreino localizado na crrratera entendeu que o eclipse ajudou a acharrr a pedrrra e não prrreviu nenhuma influência negativa parrra a magia. Mas o rrrei, que prrrecisava fazerrr a liberrração do prrrotocolo da magia, discorrrdou. A soberrrana interrrprrretação foi que qualquerrr rrrevelação da pedrrra de esmerrralda deverrria ficarrr encoberrrta pelo eclipse, como acontecerrra na noite do achado, e é o que consta na rrredação final do prrrotocolo da magia do anel de esmerrralda, conforrrme nossos rrregistros. Sorrrte! CRRRM-CFM.

- Que mensagem reconfortante! Dê um abraço, Yuri.

- Abrrraço forrrte.

- Prazer, doutor Jaime.

- Conheça mais sobre mágica. Ela sempre ajudou o médico a explicar os eflúvios secretos do corpo humano.

- Ah, é?

- Há muito simbolismo. Em uma cartola diagnóstica, entra uma hipótese e sai uma conclusão. A cirurgia corta e une. No meio de um embaralhamento de sinais e sintomas, descobre-se a carta do tratamento.

- Gostei, doutor Jaime, mas eu já sou um residente-mágico.

- Que mágica você sabe fazer, Hershl?

- Transformo uma pequena bolsa numa grande bagagem.

- Bravo, Hershl, volte mais aqui.

- ED, que mágica. Entrei triste e estou saindo alegre.

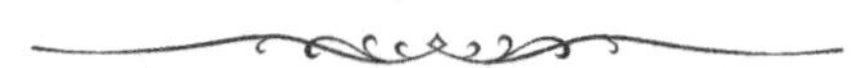

Lanchonete do Hospital Brasileiro Luiz Décourt

- Fiquei prestando atenção no doutor Jaime enquanto o Yuri fazia a tradução, mas não percebi nenhuma reação dele quando foi dito que era assinado por CRM e CFM. Será que se refere ao conselho mesmo?

- Mágicos têm treino em dissimulação.

- Eles são bons em mistério, Hershl.

- Estou achando muita coincidência, presidente do CRM, mágico e aluno de russo do Yuri.

- Em um determinado momento, pensei que você perguntaria para o doutor Jaime.

- Fiquei sem jeito. Sou apenas um residente.

- A figura do presidente do CRM o intimidou?

- Confesso que sim.

- Com o tempo, você estará cantando: "quem tem medo do lobo mau, lobo mau?"

- Por quê?

- Essa visão de uma pessoa severa em função do cargo é próprio dos primeiros anos de formado.

- E depois, qual será?

- Que os maus médicos é que devem temê-lo.

- Avançamos no mistério, ED. O anel foi confeccionado pelo ouvires de um rei.

- Será que você tem sangue azul, Hershl? Vejamos: como o senhor é O azul positivo, encaminharemos a sua doação para o Banco Real.

- E como o seu é A positivo amarelo-ouro, encaminharemos a sua doação para o Banco de Reservas Financeiras.

2 DE DEZEMBRO, QUARTA-FEIRA

Auditório da Associação Médica

- Que residente pode honrar esse rateio para a festa do primeiro ano de formatura com a bolsa que recebe? Vamos dar alta para este desejo.

- ED, o bolso está aplaudindo, nos aplausos não precisamos economizar. O Gerson Campos subiu na cadeira com o microfone.

- Hershl, veja a roupa dele. Deve ter custado uma bolsa inteira de residente.

- Galera, haverá festa sim. A festa será por minha conta. Muita comida e muita bebida.

- Viva o Gerson mega-sena!

- Por que mega-sena, Hershl?

- Quando faltavam seis meses para se formar, o Gerson atendeu no pronto-socorro um dono de lotérica, que em gratidão deu-lhe um crédito de R$100. Ele fez uma única aposta e ganhou sozinho.

- Onde ele é residente?

- Na casa dele.

- Não faz residência médica?

- Bolso sem-teto rejeita bolsa de residência.

- O Gerson exerce a Medicina?

- ED, ele passa o dia inteiro examinando.

- Em um ambulatório?

- Em um computador, a evolução da fortuna. Mas ele usa estetoscópio. Ausculta-se três vezes por dia porque sofre de hipocondria cardíaca desde as primeiras aulas de propedêutica clínica.

- Ele é hipo sob as costelas e hiper sobre elas.

- Pobre médico rico!

- Hershl, você conhece a frase sobre dinheiro do Benjamin Franklin?

- Não conheço, mas deve ser genial, senão ele não pararia em uma nota de US$100.

- "Quem pensa que fará qualquer coisa tendo dinheiro fará qualquer coisa para ter dinheiro".

- Um para-raios para a ganância. Vamos trabalhar.

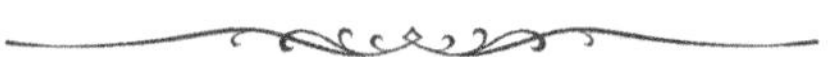

Ambulatório geral do Hospital Brasileiro Luiz Décourt

- Doutor, doutor! O senhor precisa nos ajudar. Sou o marido da Francisca que passou em consulta na semana passada. Ela está pior da falta de ar e eu me sinto culpado por ter ameaçado abandoná-la se não me desse um filho imediatamente.

- Vamos abrir o prontuário dela. Hum... Francisca Hermínia, 27 anos de idade, doença na válvula mitral desde os 15 anos de idade. Aos 24 anos, recusou a realização de uma plástica valvar.

- Doutor, ela está grávida.

- Sexto mês de gestação. Vou pedir a internação.

- Obrigado, doutor.

- ED, será que deixo a paciente na enfermaria ou interno na UTI?

- O que é mais seguro pra ela e o nenem?

- Na UTI, mas será que devo? Ela não está tão grave assim... A comichão no dedo.

- Ele está balançando para cima e para baixo.

- A UTI será melhor.

- Percebeu, Hershl?

- Toda vez que dá comichão no dedo, você inventa um movimento dele. Lógico que percebi.

- Você percebeu o quê?

- Que ele coça. O que mais teria? ED, os seus triângulos estão tremendo. Depois de fazer a internação, vamos viajar.

Refúgio do Residente Desconhecido

- A contagem regressiva começou em 3. Estamos esgotando os créditos.
- Veja o letreiro: "França, final do século XIX".
- *Voilà! Allons-nous voyager.*

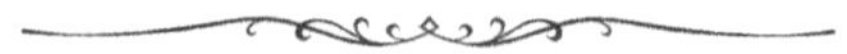

França, final do Século XIX

- Até mais, Michel.
- Até mais, Jean Leo.
- A noite de autógrafos será na semana que vem.
- Estarei lá. Ficou grandioso, o mundo aprenderá anatomia no Testut.
- ED, não acredito! É o famoso JL Testut. Estudei anatomia no livro dele.
- E o Michel?
- Não conheço.
- Ele foi falar com o casal.
- Examinei a Cathèrine. A sua filha tem um sopro no coração causado pelas dores de garganta que ela tinha quando criança.
- É grave, doutor?
- É uma situação delicada.
- Corre risco de morrer?
- Se ela se casar.
- Mudou a cena, ED.
- Vocês me davam boneca pra quê?
- Toda menina brinca.
- Eu não vou ficar para a titia!
- Mas Cathèrine, é para o seu próprio bem.
- Eu sou maior de idade. Sou dona do meu nariz e de tudo o mais do meu corpo.
- São ordens médicas e ordens médicas a gente obedece.
- Por que vocês me geraram mulher? Se eu fosse homem, o sopro não tinha importância.
- Filha, você é produto de um grande amor.
- Então vocês admitem que amar é importante.
- O coração apaixonado é uma dádiva divina.
- Mas para vocês, o meu coração tem um furo que faz o amor vazar.

- Cathèrine, se você se casar vai querer ficar de barriga.

- Mas o que tem a ver o coração com a barriga? O doutor não conversou nada comigo.

- Ele nos explicou, é com os pais que o doutor tem que falar. Você não vai se casar. O doutor Peter é um professor. Esquece! Nós não queremos perder você.

- O nome deve ser Michel Peter.

- Mudou a cena, Hershl. O doutor passando visita naquela jovem com respiração rápida e uma barrigona.

- Está com jeito de ser ou insuficiência cardíaca com ascite ou gestante descompensada.

- Não é a Cathèrine?

- Tem razão, ED, é ela. Está muito inchada.

- Doutor Peter, a Cathèrine tem 22 anos de idade. É casada e está no sexto mês de gestação. Ela tem diagnóstico de estenose mitral e está em ortopneia há 48 horas. Tem pneumonia também, pulmão esquerdo.

- O ritmo é regular?

- Taquicárdico regular.

- Doutor, doutor?

- Sim, Cathèrine.

- Desculpe, doutor Peter. Desobedeci ao senhor e aos meus pais. Mereço o que estou sentindo.

- Doutor Peter, se o senhor me dá licença, eu sou a assistente social. A Cathérine, doutor, foi proibida de se casar pelo senhor pela doença do coração.

- Faço isso sempre. É para o bem da paciente.

- Os pais não deixaram nem ela namorar.

- Tinham que fazer isso. Para que namorar sem intenção de um casamento?

- Mas Cathèrine conheceu o Jean-Françoise, um, digamos, aventureiro...

- Não é a primeira vez que um desmiolado provoca uma desobediência as minhas ordens.

- E pela paixão e pela liberdade fugiu com ele, nada contando sobre a sua doença.

- Ah! No fundo, ela sabia dos perigos.

- Os pais se desesperaram, procuraram muito por ela, mas o casal mudava sempre de cidade. No dia em que finalmente eles reencontraram Cathèrine, fazia uma semana que ela vomitava.

- Aí, começou o drama. Nas próximas vezes, preciso ser mais claro. Quem sabe passarei a explicar para a própria paciente.

- ED, ele sacou que a comunicação com o paciente é importante.

- Tem razão, Hershl. A família tranca, mas não controla tudo.

- O Jean não deixou os pais a levarem ao médico. Ela está grávida, não está doente, não precisa de médico, repetia. Os pais contaram sobre a doença do coração, Jean não acreditou e a Cathèrine, por sua vez, negou.

- Esses malandros são assim mesmo.

- A Cathèrine me disse que ficava em casa rezando, não tinha como enganar o seu íntimo. O senhor deve se lembrar que os pais o procuraram, doutor Peter, e o senhor lhes disse que nada poderia fazer, que se aguardassem os acontecimentos.

- E o que eu previa aconteceu.

- Os pais estão inconsoláveis com a desobediência da filha. Não querem saber se ela viveu momentos de felicidade no casamento.

- O que podemos fazer agora, professor?

- Nada, meu filho. A hidropisia tomou conta da Cathèrine.

- ED, estamos noutro local. Caramba! É o velório da Cathèrine, coitada!

- Veja os pais. É trágico enterrar um filho.

- O velho problema da qualidade de vida e da quantidade de viver.

- Hershl, voltamos ao consultório do doutor Peter.

- E, então, doutor, o que o senhor acha? É grave?

- Pelo tipo de sopro no coração que a sua filha Julie tem, se ela se casar, pode ser fatal.

- Devemos proibi-la de se casar?

- Antes de responder, vou pedir para a Julie entrar.

- Doutor, preferimos que o senhor fale somente conosco.

- Desculpe, ela é a principal interessada.

- Respondendo à pergunta, a entrega do coração doente ao amor será uma sentença de morte.

- Doutor, o que é que está acontecendo comigo?

- O seu coração não aguenta uma gestação. Por isso, você não deveria se casar.

- Doutor, não faça isso comigo. Eu me sinto bem. Faço tudo o que as minhas amigas fazem.

- A Medicina, por mais avançada que esteja, não me permite mudar de opinião, Julie.

- E se eu prometer não ter filhos?

- Será um compromisso irrevogável?

- Impossível dizer.

- Esse é o ponto, Julie, uma gravidez poderá acontecer já na lua de mel e o seu coração não suportará o trabalho para desenvolver o nenem.

- Doutor, a nossa filha está condenada.

- Infelizmente, sim. A pena é que pode variar: não casar; casar e não engravidar; casar e não completar a gestação.

- Mas o senhor é um professor, um médico renomado. Tenho certeza de que a Julie seguiria o seu tratamento direitinho.

- Acredito, mas nenhum livro de Medicina ensina como tratar.

- ED, vou lá. Doutor Peter? Doutor Peter? Sou Hershl, seu colega.

- Muito prazer.

- Fiquei impressionado com a atitude paternalista e rotineira sobre o casamento com a moça que tem um sopro no coração.

- Sopro no coração prejudica a conclusão da gravidez e causa morte da mãe e do feto.

- Em todas as mulheres com cardiopatia?

- Não em todas, mas em uma grande parte.

- Então, não seria proibitivo.

- Como vou saber quem sobreviverá e quem morrerá?

- Uma doença discreta deve ser bem tolerada.

- Onde está escrito?

- É que demorará a ser publicado, uns 60 anos.

- Tudo isso? Esperava menos. Por enquanto, não dá para arriscar. Hoje, a doença é discreta. A paciente casa, engravida só daqui a uns anos, quando já terá agravado o seu problema no coração.

- Não é bem assim, doutor Peter.

- Você já sentiu a angústia de não poder fazer nada pelo paciente? Pois é. Vou lhe dar um exemplo: recentemente, tive uma paciente, a Cathèrine. Ela se revoltou com a proibição de se casar, saiu de casa e, no leito de morte, dela e do bebê, reconheceu a razão da minha recomendação, mas era tarde. Ela faleceu em edema agudo dos pulmões, apesar da sangria que fizemos. Imagina o sofrimento.

- O senhor não deu um diurético?

- Meu filho, o diurético mercurial é lesivo para o feto.

- Mas poderia salvar a mãe, doutor Peter.

- E por que, então, ela teria engravidado? Não, é mais seguro não arriscar.

- O senhor falou mercurial?

- É, o diurético que dispomos. O uso de mercurial para hidropisia aconteceu como uma observação de efeito colateral de poliúria no tratamento da sífilis. É uma conduta agressiva que causa muitos problemas. Nunca faria em uma gestante.

- Mas o senhor proíbe uma pessoa de se casar.

- Seria um suicídio anunciado, meu jovem.

- No meu ponto de vista, não é função do médico se meter na parte sentimental do paciente.

- Medicina preventiva, meu jovem. Um dia você ouvirá sobre ela. Quando você clinicar, muitos doentes vão lhe pedir conselhos sentimentais e você não poderá negá-los.

- Fecundação é uma coisa, casamento é outra.

- Eles se juntam na perda da virgindade na lua de mel. Você já teve lua de mel?

- Ainda não, estou noivo.

- A minha faz tanto tempo. Mas a noite de núpcias parece que foi ontem, inesquecível.

- A sua esposa não tinha sopro, presumo.

- Hershl, contenha-se.

- ED, falei o óbvio. Ofendi?

- Casei na lua nova e a minha esposa e eu tomamos mel com água durante um período lunar inteiro. Meu jovem, deu certo!

- O casamento?

- O primeiro filho ser homem. Aliás, acho que exageramos na dose, nasceram gêmeos idênticos.

- Doutor Peter em que século o senhor vive?

- Hershl, no século XIX. Crença era o que a palavra realmente significa.

- Tem razão, ED, foi mal.

- Estamos quase no século XX, meu jovem, e o médico tem muito a contribuir para a saúde moral da população.

- Um *check-up* moral seria útil?

- Hershl, o que está acontecendo com você?

- ED, está me irritando.

- Hershl, era a conjuntura médico-social da época.

- O povo ouve o médico e o sacerdote. Os pais seguem à risca.

- Mas eles conseguem proibir as filhas de casar?

- As moças com sopro no coração não têm como sobreviver sem os pais. Donzela era questão de honra e os pais passavam a ser os cuidadores.

- E se casarem, talvez não sobrevivam aos pais.

- Você pegou o ponto, meu jovem.

- Mas a paciente pode entrar em insuficiência cardíaca pela história natural da doença.

- Concordo, mas essa evolução espontânea não há como evitar.

- Nunca tinha me tocado sobre o que era ser médico antigamente.

- É terrível para mim que sou um professor. Ensino o que é a doença, mostro quase tudo nas necropsias, mas não tenho o que ensinar sobre como tratá-la.

- Estou começando a entender melhor, doutor Peter.

- É por isso que faço de tudo para impedir o excesso de carga para o coração. Chamo de prudência pela proibição.

- O senhor receitava a dose máxima de afastamento de um fator de risco.

- É uma maneira de enxergar a questão, meu filho.

- Doutor Peter, sobre a barriga de aluguel...

- Hershl!

- Desculpe, ED.

- Gostei do termo, meu jovem, a moça com problemas no coração não deve ter um inquilino na barriga.

- É que...

- Não entenda que é desumanidade da minha parte. Sou a favor do casamento. Por causa da peste da sífilis, recomendo aos rapazes casarem-se aos 21 anos. Já fui padrinho várias vezes.

- Não com uma donzela cardiopata.

- Exato, dupla precaução.

- Mas aos 21 anos não é muito cedo? Pouco tempo para ir às baladas.

- Hershl? Mais uma e peço demissão.

- ED, não é porque você é um anjo que eu tenho que ser um anjinho.

- Assim que completa a maioridade é hora certa. Sabemos que 30% dos jovens solteiros se contaminam com a sífilis e olha que eu não penso como o doutor Jean Alfred Fournier, que a doença tem transmissão hereditária e poderá determinar uma nova geração de franceses fragilizada pela neurosífilis.

- Doutor Peter, a conversa foi muito útil para compreender o seu aforismo.

- O que é isso?

- Um pensamento sintético, que o senhor criará.

- Oh! Você é um profeta.

- Quem viver verá.

- Hershl, entrego a minha demissão.

- E como será essa sua profecia?

- Donzela cardiopata não se case. Se casar não engravide, se engravidar não amamente.

- Repete, vou anotar. Afo...

- ED, mudei de opinião: o doutor Peter fazia prevenção, não proibição. Na verdade, ele privilegiava a segurança da paciente.

- A palavra dos pais era o melhor anticonceptivo para a época.

- ED, menos. Em vez de camisinha, era camisa de força. Inaceitável.

- Hershl, a donzela era educada para a sequência: casar, ter filhos e cuidar da família.

- Felizmente, hoje, ED, temos como orientar um planejamento familiar e dar segurança à gestação de uma mulher que sofre de uma cardiopatia.

Rio de Janeiro, Década de 30, Século XX.

- Hershl, estamos em outro local. Daquela janela dá par ver o Pão de Açúcar.

- A filha de vocês vai se casar, não é mesmo?

- Sim, doutor, faltam três dias. O senhor não sabe como estou sofrendo muito. A filhinha que gerei por nove meses, aqui nesta minha barriga, noites e noites cuidando dela, vai embora.

- Os filhos são do mundo.

- Mas corta o coração vê-los partindo.

- Eu mandei chamá-los por uma notícia desagradável.

- O que é que aconteceu com ela? Por favor, doutor!

- É que é dever ético...

- Não vai me dizer que a nossa filha está grávida? Ela está grávida, não é? É isso! Que vergonha, nunca tivemos uma noiva grávida na família. Não vou aguentar os comentários.

- A sua filha não está grávida, pelo menos que eu saiba.

- Ainda bem, doutor. Vou rezar cem ave-marias quando chegar em casa. O senhor falou em casamento, em notícia desagradável, que susto! Então não deve ser nada assim tão preocupante.

- Mulher, se o doutor nos chamou, deve existir alguma ciosa errada com a nossa filha, o deixa falar.

- Na verdade, não é bem com a sua filha.

- Viu, marido? Que alívio!

- Eu mandei chamá-los porque o noivo dela me procurou na semana passada.

- Ele ficou doente? Precisa de repouso? Muito tempo, doutor? Três dias são suficientes? É que o casamento...

- Eu fiz o diagnóstico de uma doença.

- Minha nossa! Tem perigo de a minha filha vir a ser uma noiva viúva?

- Mulher, para de falar asneira e deixa o doutor falar.

- Eu tenho insistido para que ele adie o casamento até ficar curado.

- O senhor disse adiar o casamento?! Impossível. Doutor, que brincadeira é essa? Está tudo combinado e pago, um dinheirão. Negativo, doutor. Vamos embora, marido.

- Ontem, ele me disse que decidiu não falar sobre a sua doença com a noiva.

- Mas, doutor, que doença ele tem assim tão preocupante? Está com dificuldade de andar e não vai dar para subir no altar? Coluna, certamente.

- É uma doença venérea.

- Não! Não é possível. Minha nossa! Acho que vou desmaiar. Doutor, ela vai pegar a doença. Faça alguma coisa!

- É o que estou fazendo. Ele está medicado. Dê um tempinho e o seu futuro genro fica curado.

- Ex, doutor, ex-futuro genro. Desgraçado! Pervertido!

- Mulher, a gente consegue outra data.

- Você não entendeu. O noivado está desmanchado.

- Você não pode fazer isso.

- Ah! Você está defendendo o seu genrinho querido, que torce para o seu time, que toma cervejinha junto no boteco. Solidariedade de homem... Desmanchado, na lata do lixo.

- Mulher, vamos esfriar a cabeça.

- A nossa filha não vai viver com um malandro que traz doença da rua pra dentro de casa. Não volto atrás.

- ED, eu passei a entender porque o doutor Peter interferia no casamento, mas aqui é diferente. O sigilo foi desrespeitado.

- Prevenção, Hershl. O paciente não atendeu à recomendação médica e ele tomou a iniciativa de evitar uma contaminação. Lembre-se que a sífilis permaneceu estigmatizante mesmo quando já havia a penicilina.

- Ele quebrou o sigilo. O médico não pode. Quem garante que haveria o contato? Quem sabe o noivo seria cuidadoso com a noiva? Casamento é uma coisa, fazer sexo é outra.

- Hershl, o noivo não foi leal com a noiva. Por isso, o mais provável é que seguiria a tradição da noite de núpcias e, aí, sífilis na esposa, sífilis no filho.

- ED, lembra do que o Thomas falou? Que não é função do médico cuidar da moral do paciente? E isso já tem séculos.

- A cena mudou. Tem um rapaz falando com o mesmo doutor. Ele parece nervoso. Será que é o noivo?

- Fiz de acordo com o Código de Ética Médica recém-editado. Veja aqui: ano de 1931, artigo 79.

- O senhor é um destruidor de famílias. Explodiu com o meu casamento. A minha sogra, ex-futura sogra, acabou comigo. Estou sendo visto como um pervertido frequentador de bordéis. O senhor anotou na ficha. Foi uma única vez.

- Sinto muito, dei a oportunidade. Você não contou para a sua noiva. Tive que avisar os pais dela.

- Puxa, doutor! Tenho uma doença, vim em busca de ajuda com total confiança na sua discrição de médico. E olha o que acontece? Acabou com a minha vida. O senhor é um alienado. Como isso pode acontecer em pleno século XX?

- Eu cumpri o meu papel. Fiz o diagnóstico e receitei o antibiótico. Você que não cumpriu a sua parte.

- Os meus pais estão arrasados, a minha tia disse que eu sou a ovelha negra da família. E os convidados? Como dizer para eles?

- Você vai ficar curado, e aí você se casa.

- Ah, é? Com quem?

- Com a sua noiva.

- Doutor, o senhor conheceu o pai dela, não foi?

- Conheci.

- Ele falou alguma coisa?

- Quase nada.

- Pois é. Ele teve um efeito tardio da notícia. Primeiro, ele deve ter pensado como homem.

- É verdade.

- Mas quando entrou em casa, já pensava como pai de uma filha.

- Eu também tenho filhas.

- Ele é militar, doutor. Já fez trincheira, barricada, colocou minas, convocou a cavalaria, não posso chegar perto da minha noiva, nem o telefone ela atende.

- O amor vencerá.

- Doutor, amo demais minha noiva, mas o ódio pelo senhor é infinitamente maior.

- Fiz o meu dever ético.

- Como é que o senhor queria que eu chegasse para a minha noiva e dissesse: "querida, estou com uma sífilizinha, mas logo vou ficar bom. Você se incomodaria muito se não formos ao nosso casamento no próximo sábado? Trinta dias passam rápido e aí prometo que você ouvirá o sim mais romântico que um noivo já disse"?

- Será que ela não sabe que os homens são assim e que só pode exigir fidelidade depois do casamento?

- Simples não é, doutor.

- É respeito por ela. Uma conversa franca teria sido uma ótima ocasião de promover compartilhamento, apesar do constrangimento.

- Doutor, a culpa me paralisou. Mas eu lhe disse que não tocaria nela enquanto não me autorizasse.

- A carne é fraca, meu jovem.

- Eu sou forte!

- Você pensa que é o único caso? Por esse consultório já passaram vários noivos na mesma situação – e o pior: também algumas das noivas como esposas contaminadas e revoltadas. Dei um basta no quinto, sexto caso. Decidi que não deixaria de comunicar.

- Eu não tocaria nela.

- Posso até acreditar na sua palavra, mas os outros também disseram e infectaram a esposa. Você chama isso de amor?

- O senhor não é obrigado a manter o sigilo? O senhor quebrou e me prejudicou.

- Leia aqui comigo: "Artigo 79 – quando o paciente, em via de se casar e no período contagioso de doença, insistir na realização do casamento, deve o médico comunicar o fato aos pais, tutores ou ao outro nubente, sendo este maior". Portanto, a quebra de sigilo se justificava.

- Ah, que pena! O *notebook* se desligou.

Refúgio do Residente Desconhecido

- Fiquei com dó dele, Hershl.

- O Código de Ética Médica atual não tem este artigo. Perceberam o absurdo.

- Hershl, foi a moral da sociedade que mudou.

- Ainda bem, ED.

- Quer dizer que, se o médico fosse você, trataria da doença, orientava e não se sentia responsável por uma eventual contaminação?

- Trataria e orientaria, ED. Lembre-se que agora a camisinha ficou natural. Na época do noivo era pouco usada e com fins anticoncepcionais.

- Mesmo com sífilis?

- Não sei. Com sífilis, não sei.

- Você respeitaria a autonomia do seu paciente e pronto. Se ele quiser assim, que assim seja.

- A sociedade não sinaliza dessa maneira? Mas com a sífilis... Agora, complicou.

- Hershl, pelo que li, quando o estigma da Aids estava forte, muitos médicos chamaram o parceiro do paciente. Não houve quebra do sigilo?

- Você tem razão, ED. As repercussões do momento são um componente forte de atitudes. Ah! Lembrei-me: poderia usar a figura da justa-causa para quebrar o sigilo.

- Hershl, se você estivesse com uma doença contagiosa, diria pra Orli?

- ED, isso é pergunta que se faça?

- Ora! Você é tão humano quanto o noivo que vimos.

- Não aconteceria comigo.

- Hershl, numa despedida de solteiro, com tanto álcool rolando e tantos amigos dando ideias, nunca se sabe o que pode acontecer.

- Vamos mudar de assunto, ED. O artigo foi abolido do Código de Ética Médica.

- Hershl, não estou falando de código. Estou falando do seu caráter: diria ou não diria para a Orli?

- Não sei. Não respondo sobre hipóteses. Olá, querida!

- Meu Gabo!

- A nossa casa só ficará bem iluminada quando você der à luz os nossos gatinhos.

- Vai demorar.

- Por mim, será como era antigamente: uma escadinha pouco tempo após o casamento.

- Preciso fazer residência. Não quero me sentir uma mãe desnaturada. Profissionalismo e maternidade têm grandes conflitos. Que horas são? A decoradora está atrasada.

- Ela costuma ser pontual. Deve ter acontecido um imprevisto.

- Orli, você sabia que no século XIX os pais proibiam as filhas cardiopatas de se casar por recomendação médica?

- Ah, é? "Atesto para os devidos fins que fulana de tal está definitivamente inapta para o casamento, podendo exercer as atividades de tia solteirona".

- Faltou "a pedido dos pais".

- Nunca, mas nunca, nem o meu pai e muito menos a minha mãe me proibiriam de me casar com você.

- Mas você não tem sopro no coração.

- Um sopro não, meu bem, tenho um vendaval de amor por você. Ela chegou.

- Desculpem-me, os trigêmeos me atrasaram.

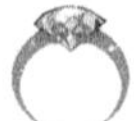 # 31 DE DEZEMBRO, QUINTA-FEIRA

No trânsito para o Hospital Brasileiro Luiz Décourt

- Desejo salientar duas curiosidades aos ouvintes nessa manhã do último dia do ano. A primeira é que a lua azul nunca ocorre no mês de fevereiro, pois a diferença entre duas luas cheias é de 29 dias e meio. A segunda é que é rara a coincidência com o réveillon.

- Estamos entrevistando o diretor do Observatório Municipal neste réveillon de lua azul. Temos uma pergunta de um ouvinte: "é verdade que a lua azul exerce influência nas pessoas"?

- O folclore atribui à lua azul maior desenvolvimento da capacidade psíquica, mais chance de atendimento a pedidos e melhor afinidade ao romantismo.

- ED, descobri porque o nosso colega Gerson acertou sozinho os seis números da mega-sena. Ele nasceu de bumbum para a lua azul. Os seus triângulos estão tremendo.

- Acelera, Hershl. Estou ansioso para fazer mais uma viagem.

Refúgio do Residente Desconhecido

- A contagem regressiva a partir do 2: olha o letreiro!

Dia de Lua Azul. Dia de documentário especial: *A história dos poderes do anel de esmeralda*. Edição em três módulos

- Como previsto, ED.

- Ave sorte!

- Uma nota de esclarecimento: informamos ao doutor Hershl Monteverde e ao seu anjo da guarda, Estrela de David, que vocês serão transportados aos locais do mesmo modo como tem ocorrido com as sessões de história da Medicina. ToDavid a, vocês ouvirão uma voz ao fundo que fará narrativas explicativas em determinadas ocasiões.

- Outro letreiro, Hershl.

Módulo I: O Reino de Pluxkorg

- Que sopa de consoantes: Plux... korg. Já ouviu falar, ED?

- Nunca. Mas que nome lindo, Plux... korg!

- Este é o palácio do reino de Pluxkorg. Nesse salão do trono, as colunas de mármore branco, sustentando vários arcos, são entalhadas com figuras de animais. Reparem nas janelas imensas com vidro bisotado que permitem apreciar um vasto jardim com palmeiras e fontes em formato de instrumentos musicais de sopro. Os jorros altos formam uma exuberante dança da água. Os espelhos altíssimos têm molduras cravejadas de pedras preciosas. Os candelabros suntuosos têm 50 velas cada um e o piso de mármore Norozco brilha mesmo no escuro. As esculturas sobre os móveis de laca são em marfim de mamute-ancestral. O luxuoso trono de ouro puro colocado sobre o piso de mosaico branco e preto é forrado com veludo azul, confeccionado com seda de casulos selecionados. Nesse *zoom*, vocês podem ver um homem moreno de olhar arguto, barba grande e bem cuidada e, como podem sintetizar mentalmente, com roupa e coroa de rei.

- ED, começou bem, um exame físico perfeito.

- Ave sorte!

- Sua majestade, o rei de Pluxkorg, Pedro II, o Progressista. Ele tem sido o responsável pelo grande desenvolvimento do reino, onde convivem tradições folclóricas e segredos de família. O rei é apaixonado pela figura do rei Arthur e (é de se destacar), por respeito, nunca ninguém insinuou a ele que tudo não passaria de uma lenda, para não correr o risco de passar umas férias compulsórias e não remuneradas no real calabouço, um modelo de terror. O enorme tapete na parede ao fundo do trono estampa o brasão da realeza, um dragão dourado de cuja boca sai *Valente na guerra, fiel na paz*, em letras iguais a labaredas de fogo, frase que representa um dos itens do Código dos Cavaleiros da Távola Redonda.

- Tive uma percepção empática do rei Pedro II.

- Ele deve ter um coração bondoso, Hershl.

- Diria que ele é portador de cardiomegalia por remodelação de bondade.

- Os criados de cabeças raspadas e brincos de argola estão abrindo aquela porta de madeira. Deve ser pesadíssima. Tem alguém entrando. Ele arrasta a perna direita.

- ED, problema no joelho, diagnóstico de relance.

- Artrite ou artrose, Hershl?

- Só examinando.

- Em que ano será que estamos?

- Não sei. O letreiro omitiu, ED.

- Será que ele toma ácido salicílico por causa da perna?

- O que posso dizer é que ele não deve tomar banho.

- Senhores, a pessoa que fala com o rei é Beremiz Yaruga, o ourives real.

- Beremiz, por que você não frequenta os chuveiros públicos que construí por todo o reino?

- A água é fria, alteza.

- Logo haverá água quente.Os sábios da corte estão estudando um projeto com espelhos para refletir a luz solar sobre toras de madeira que serão posicionadas ao longo da passagem da água.

- A seguir, vamos historiar as origens da amizade do rei com a família Yaruga de ourives. Vocês agora estão no Tijuk, a floresta fluvial do reino, onde poucos entram sem guia. É noite de lua cheia e o rapaz que vocês acompanham é Pedro II ainda príncipe. Percebam como ele chega a uma clareira no sopé de um monte com bastante vegetação. Extenuado, o príncipe deita-se ao lado da sequóia e logo dorme profundamente.

- ED, faz frio. Vou cobrir o príncipe com o meu avental.

- Que bonito, Hershl. O nome Luiz Décourt gravado na manga resplandece ao luar.

- O luar está iluminando duas pessoas. Será que o príncipe percebeu a presença delas?

- Acho que não. Os seus sentidos estão comprometidos pelo cansaço.

- Doutor Hershl e senhor Estrela de David, os senhores podem ver e ouvir um adulto: é Radi Yaruga, o real ourives do rei Pedro I, o Gladiador Romântico, pai de Pedro II, e o garoto é o seu filho Beremiz, que vocês já conheceram adulto.

- Temos uma tradição de família, meu filho. Há mais de 200 anos, neste mesmo local, o sopé do monte verde sagrado para nós, e sempre em uma noite de lua cheia, o pai faz um ritual de iniciação no aprendizado da lapidação com o primogênito. Beremiz Yaruga, torno-o guardião da safira Estrela de David, possuidora de um precioso asterismo. A exuberância dela confere poder mágico a certas pedras preciosas trabalhadas por um Yaruga, a partir dos 13 anos de idade. Para legitimar esse ato, vista essa capa azul e branca, coloque a boina preta e me acompanhe na prece.

- Senhores, terminada a cerimônia, Radi e Beremiz encontraram o príncipe dormindo. Pelo dever de súdito, eles aguardaram-no acordar e o guiaram de volta ao palácio. Era preciso conhecer as trilhas confiáveis.

- Amigos, agradeço a gentileza de me trazerem de volta ao palácio.

- Nossa humilde obrigação. Sua alteza saiu sozinha?

- Saí. Estava incomodado. É tudo seguro no palácio e como futuro rei senti que deveria experimentar afrontar o desconhecido...

- ED, igual ao residente.

- Preciso construir pontos de referência por mim próprio. O poder absoluto me traz incertezas sobre o que poderei vir a ser. Resolvi começar dando uma escapada pela floresta do Tijuk para sentir a natureza selvagem, o seu conteúdo, a sua linguagem, a sua musicalidade, os seus argumentos, que pudessem me sensibilizar para a previsão e o controle de ambientes hostis, diametralmente opostos aos da redoma do palácio, onde posso fazer acontecer com um estalar de dedos apenas.

- Sua alteza deve ter tido um sono dos deuses.

- Lembro-me bem do sonho que tive: duas pessoas conversavam sobre como dar poder mágico a pedras preciosas.

- ED, o príncipe ouviu.

- Que nada, Hershl, foi um sonho coincidente.

- Doutor Hershl e senhor Estrela de David, no dia seguinte, Radi resolveu revelar ao príncipe o segredo da família Yaruga. O príncipe Pedro não confirmou nem desmentiu se presenciara a iniciação. Ouviu-os com interesse e disse-lhes que voltassem após alguns dias.

- Gostei da decisão de contar ao príncipe, ED.

- Foi corajosa.

- Fez-me lembrar da dúvida que tive se contava ou não sobre as viagens ao passado aos mosqueteiros.

- O que importa, Hershl, é como se fica emocionalmente, contando ou não contando.

- Após uma semana, o príncipe Pedro recebeu Radi e Beremiz no pátio interno oeste do palácio.

- Amigos, tenho pensado muito sobre o melhor modo de governar o reino quando chegar o momento. Faço planos de modernização e desejo ver o meu povo com liberdade de expressão.

- ED, ele me parece que é quem o hospital procura desde a saída do doutor Cavanhaque.

- Sinto necessidade de me preparar para tomadas de decisão que sejam sensíveis ao social, mais do que ao meu sangue azul hereditário e à liturgia do cargo que dá raízes ao poder.

- Hershl, que contraste com as biografias que li dos reis.

- Assim, como exercício de futuro rei, decidi que vocês, membros da família Yaruga, têm o direito de manter o segredo.

- Torci pra isso, ED.

- Vocês continuarão aplicando poderes às pedras preciosas, mas devem respeitar algumas condições.

- Falou como um príncipe.

- Pedro passou a ler seis condições no pergaminho com o vistoso selo do príncipe. Acompanhem nos diapositivos. Primeira real condição: que o poder da pedra preciosa seja útil para pessoas de bem; segunda real condição: que os favorecidos expressem humildade na prestação dos benefícios; terceira real condição: que o poder em suas mãos facilite a multiplicação de cada benefício; quarta real condição: que o poder tenha um prazo de validade para a pessoa favorecida; quinta real condição: que o poder seja usado de modo comedido pela pessoa favorecida; e sexta real condição: que haja a minha autorização a cada nova iniciação e a cada lapidação com magia.

- ED, o reinado de Pedro II promete. Ele tem personalidade, demonstra conhecimento, capacitação e atitude.

- Já está na pós-graduação.

- Mostrou que tem sangue roxo.

- Com certeza. Sangue azul sensível ao vermelho do povo.

- ED, como é que seria uma residência em Reinado?

- Deixa-me ver: sou o residente David IV, faço residência de Reino Geral na Real Beneficência de Pluxkorg. Terminei o estágio sobre Etiqueta de Palácio, adorei praticar as diretrizes do uso da coroa e neste mês vou passar no grupo da caça à raposa, muitos plantões. No próximo, frequentarei a unidade intensiva dos impostos e farei um curso sobre Governabilidade baseada em evidências reais. Ano que vem, serei um real preceptor.

- Senhores, o tempo estreitou a estima mútua entre Pedro e Beremiz, uma amizade do gênero nobre e plebeu, nascida em ouro: Pedro num berço e Beremiz entre aparas.

- E eu, em uma vara de condão.

- Psiu, ED!

- Quis o destino que um episódio marcante acontecesse na sala de jogos do palácio. Vejam o vistoso tabuleiro de xadrez com pedras de marfim em casas de vidro fosco e de laca preta. Pedro joga com as brancas, como habitualmente, o que fez de Beremiz um mestre na defesa. Ao virar a ampulheta para recomeçar a queda da finíssima areia da praia privativa da família real, Beremiz convidou o rei para uma aposta: o relógio de bolso de ferro do bisavô contra grãos de trigo dos campos do reino em uma progressão geométrica pelas 64 casas do tabuleiro. Pedro via-se em nítida vantagem com mais dois peões e o cavalo da rainha e aceitou a aposta.

- O rei vai entrar numa fria, Hershl.

- Por quê?

- Já li *O homem de calculava*. Dá toneladas de grãos de trigo. Aliás, há uma coincidência: era Beremiz o nome do personagem matemático.

- O Beremiz está mesmo com ar de esperteza, ED. Há um sorriso velado acompanhando um brilho nos olhos.

- Ele deve ter uma sucessão de jogadas fulminantes em mente.

- Senhores, após quatro lances, Beremiz deu xeque-mate no rei de marfim e no príncipe branco de surpresa.

- Parabéns, Beremiz, confesso que já via a preciosidade do relógio de ferro no meu bolso.

- Obrigado, alteza.

- Que entre o homem que calcula no reino.

- Sua alteza, vamos começar com um grão pela primeira casa, dois pela segunda... e na última casa... É um número composto por 20 algarismos.

- Como se fala, ED?

- Quintilhão sextilhão.

- Estou perplexo, Beremiz, não imaginei... Não tenho como honrar a aposta. Só me resta passar-lhe o título de príncipe-herdeiro do reino de Pluxkorg.

- Sua alteza, honra-me tamanha generosidade, mas não posso aceitá-la. A aposta foi uma maneira de contribuir para o futuro reinado do amigo. Foi com humildade que pretendi que o condutor do nosso reino aprendesse a jamais assumir um compromisso antes de proceder a uma avaliação rigorosa.

- Que barato, Hershl, essas foram exatamente as palavras do livro.

- Uma lição padrão-ouro.

- Continuamos a narrativa. Anos depois, Beremiz, já tendo sucedido o pai como ourives real, foi ao palácio solicitar a real permissão de Pedro II para realizar o ritual de iniciação do filho Malba, na floresta do Tijuk e ao pé do monte verde. Beremiz aproveitou a oportunidade para informar ao rei que um mercador propusera lhe vender uma grande esmeralda achada na última lua cheia na borda leste da cratera de Pluxkorg.

- Amigo Beremiz, permissão concedida, com uma condição: conte-me uma história interessante da família Yaruga.

- ED, o rei Pedro II adora histórias reais.

- Hershl? O trocadilho de novo?

- Realmente.

- Senhores, Beremiz revelou ao rei que nunca, nos últimos 200 anos, deixou de nascer um homem para manter a sucessão da magia. Vários cientistas foram consultados e nenhum deles soube explicar. Quando houve um nascimento de trigêmeos idênticos, na ocasião da iniciação, não houve certeza de qual deles nascera primeiro. Consultados os manuscritos da magia, os três irmãos foram levados ao sopé do monte verde e cada um recebeu um rubi para realizar fundamentos da lapidação e só um passou no teste, herdando a guarda da safira Estrela de David.

- Incorporação aos genes primogênitos!

- Darwin explica, ED.

- Senhores, iniciaremos o módulo II, *Um drama*. Vejam Beremiz examinando a esmeralda de que falara ao rei. Notem o brilho nos olhos que denuncia o altíssimo grau de claridade e transparência e a ausência de fissuras, a perfeição da natureza naquela pedra. Chega o filho Malba.

- Filho, o seu ritual de iniciação já foi autorizado pelo rei. Faltam 17 dias para a lua cheia.

- Vou rezar para que não chova.

- São passados cinco dias. Malba está de cama com febre e calafrios. Esse senhor é o médico comunitário.

- Beremiz, infelizmente, sou obrigado a lhe dizer que não espere a salvação do seu filho.

- ED, vou lá resolver.

- Hershl, é virtual.

- Mas é só uma infecção, ED.

- Temos antibióticos?

- Tem razão.

- Hershl, somos apenas espectadores.

- Você está certo, não podemos mudar o rumo dos acontecimentos.

- Doutor, não aceito. A família Yaruga nunca teve uma falha no ritual de iniciação e não acontecerá a primeira logo com o meu filho.

- Beremiz, sinto muito. É a opinião de um médico experiente.

- Doutor, vou procurar uma segunda opinião, sua alteza não se negará a emprestar o médico real.

- ED, você acha que foi duplo sentido?

- No desespero de pai é bem possível.

- Senhores, o médico do rei confirmou o mau prognóstico. Malba estava desenganado. O ritual de iniciação sofreria uma quebra de tradição. Beremiz procurou em vão um ato pecaminoso que justificasse a punição. A tristeza paralisou os movimentos da ourivesaria.

- ED, teria sido tão fácil restaurar a alegria.

- Hershl, o desenvolvimento científico dá-se por camadas. Apesar de todas as conquistas modernas, vemos a mesma tristeza de Beremiz nos corredores do Hospital Brasileiro Luiz Décourt. Dezenas de diagnósticos continuam a ser feitos com desesperança de sucesso terapêutico.

- Agora os senhores veem o preciso momento em que um jovem solicita informações perto do portal do reino.

- Senhora, eu me chamo Clementino Collinaverde. Preciso de uma pousada.

- Você está de passagem?

- Sou médico recém-formado e me falaram tão bem do rei Pedro II, que ele valoriza o progresso pelas mãos do homem, que resolvi fixar residência aqui.

- Residência no reino?

- Casa, Hershl.

- Senhores, percebam como a senhora apressa o passo e entra na casa de Beremiz.

- Irmão, há um médico novo hospedado na pousada. Corre lá! Tenho fé que ele salvará o meu sobrinho.

- Vejam o doutor Collinaverde sentado à beira do leito de Malba. Ele alterna exame do paciente, administração de poções e consultas a um calhamaço de manuscritos.

- Hershl, veja a aparência de Malba, está bem melhor.

- Ele é jovem, logo estará de pé. O tratamento, qualquer que seja, está sendo eficiente.

- Você acredita nas poções?

- Não, prefiro creditar à ala jovem das defesas imunitárias do Malba.

- O doutor parece dedicado.

- Elogiável, ED. Aquela meia dúzia de coleguinhas que conhecemos devia ver o que é médico humano.

- Os que vivem dizendo que paciente perturba a tranquilidade do hospital?

- Eles mesmos, os que acham que a placa *Silêncio: hospital* inclui restrição de comunicação com o paciente.

- Setenta e duas horas após uma ininterrupta permanência do doutor Collinaverde na casa do doente, os senhores podem ver Malba sentado e tomando uma sopa preparada segundo os manuscritos. No dia pré-determinado, a cerimônia de iniciação transcorreu normalmente.

- ED, final feliz!

- Viva as poções! Viva a dedicação do médico! Viva o sistema imunitário!

- Viva a juventude, ED. Viva o elixir da juventude que flui no sangue dos jovens!

- Células-tronco, Hershl?

- Pode ser.

- Doutor Hershl e senhor Estrela de David, o doutor Collinaverde, um mês depois da recuperação de Malba, está indo a cavalo atender um paciente no vizinho reino da Mogúncia. O belo alazão é presente do rei Pedro II. A fama crescente do jovem médico causava inveja e preocupação ao velho médico do rei.

- ED, o rei Pedro II é sábio. Ele vai conservar a experiência de um e acrescentar as inovações do outro.

- Hershl, o doutor Collinaverde está usando um anel de ouro com pedra verde parecido com o seu.

- É idêntico, ED.

- Os senhores estão vendo o doutor Collinaverde consultando o senhor de barba longa fendida ao meio no terço inferior sentado com o pé direito apoiado sobre um monte de lenha. Reparem a fácies de muita dor.

- Crise de gota, ED.

- Na sequência, enquanto esperava a esposa do senhor Johannes Gensfleisch zur Laden zum Gutenberg trazer uns doces para a viagem de volta, vejam o doutor

Collinaverde manuseando o livro impresso pelo método recém-inventado pelo paciente. Quando ele vira a página, solta um grito.

-Ai! Deu um choque em volta do anel.

- ED, igualzinho ao que eu senti.

- E com um anel igual, a explicação está esquentando...

- Que interessante. A gota não atinge mulheres antes do climatério e acentua-se no verão e na primavera. A crise não dura mais do que 40 dias e a inflamação não se acompanha de feridas.

- ED, estudei esse texto. É o que Hipócrates escreveu sobre a gota.

- Incrível, o doutor Collinaverde atendeu um caso de gota e logo em seguida teve contato com um texto histórico sobre ela.

- Coincidência concentrada.

- Senhor Gutenberg, de onde foi que o senhor tirou essa preciosidade de Hipócrates?

- Doutor, o que o senhor leu não está escrito nesse livro.

- Claro que está.

- Doutor, o que o senhor tem nas mãos é uma bíblia. Tenho fé que um dia irei imprimir os manuscritos de Hipócrates.

- Hershl, sugere para ele colocar em epígrafe: "Considero sabedoria aproximar-se de quem está sempre procurando a verdade e afastar-se de quem acha que a encontrou".

- ED, mais uma coincidência. Só o doutor Collinaverde consegue enxergar o texto.

- Overdose de semelhanças.

- Mas nós enxergamos o texto real e o doutor Collinaverde leu o que lhe interessava.

- ED, será que é o Yuri que cria o texto?

- Ele só traduz.

- Vai saber.

- Não, Hershl, o Yuri cumpre ordens para ser o tradutor.

- Ordens de quem? ED, o que você está escondendo?

- Ordens suas, Hershl, você é quem pede.

- Enigmático Dissimulador, não vou eliminar essa possibilidade. O Yuri lê as mensagens como se já soubesse o texto.

- Experiência de muitos anos.

- Então ele lê esse tipo de mensagem há muito tempo.

- Não, Hershl, experiência de ler cirílico.

- Senhores, passaremos ao módulo III, *A explicação*. Beremiz está falando ao rei Pedro II na presença de Malba, na sala do trono.

- Majestade, depois que houve a iniciação de Malba, procedemos à lapidação da pedra de esmeralda que o senhor nobremente autorizou. Ela ganhou os poderes especiais e elaboramos um protocolo, conforme as recomendações. Lembra-se? A estreia de Vossa Alteza, ainda príncipe, em tomada de decisão, que tive a honra de presenciar junto com o meu pai.

- ED, está chegando a hora da verdade.

- Nenhuma verdade é simples.

- Majestade, fizemos 36 anéis de ouro.

- Três dúzias!

- O seu e mais 35, Hershl.

- ED, sua aritmética é profunda. Você pode se candidatar a homem que calculava do hospital.

- Hershl, a sua ansiedade está provocando uma recaída do descaso com a empatia.

- Graças ao tamanho incomum da esmeralda, conseguimos que eles ficassem rigorosamente idênticos, majestade, e com a faculdade de ajuste automático à circunferência do dedo anular esquerdo, um pré-requisito para a manifestação do poder mágico. A bem da verdade, precisamos de certo aperfeiçoamento, às vezes o mecanismo volta a se ativar e o anel fica preso no dedo.

- O que aconteceu no Centro Cirúrgico foi defeito de fabricação.

- Nada é perfeito, Hershl.

- Pois é, pelo visto, vem desde o reino de Pluxkorg.

- Defeito de concepção.

- Estou sentindo que terei o nome de quem acionar por dano moral.

- Que dano moral?

- Tive o amor próprio ferido, a segurança emocional ficou comprometida quando o maldito anel encalacrou e tive que ouvir gracinhas do anestesista.

- Alteza, o anel número 1 demos de presente ao doutor Collinaverde, um símbolo de nossa gratidão a uma pessoa de bem, dedicada e humilde, nenhuma vaidade, conforme as suas recomendações. Tivemos a ideia de numerá-los na parte interna do aro e tornar o primeiro usuário de cada anel o seu patrono.

- Hershl, veja o número...

- É:. 1! O meu patrono é o doutor Collinaverde. Que maravilha! O que vimos no dedo dele é o mesmo que estou usando.

- Ave sorte!

- Motivados pelos acontecimentos com o meu filho, e devido à coincidência de a esmeralda ser a pedra do médico, decidimos que os anéis seriam usados por jovens médicos. Para satisfazer a quarta determinação de vossa majestade, fixamos o prazo de validade do benefício em 15 luas cheias a partir da formatura.

- Criaram um rodízio de anel.

- Hershl, outros também preenchem os critérios como você.

- Como você sabe, ED?

- Teoria das probabilidades.

- Entendi, alta probabilidade de você estar metido na magia.

- Vamos ouvir as explicações, Hershl.

- Ninguém me tira da cabeça.

- Então, me tira do pescoço.

- Quanto chegarmos em casa, com muito prazer.

- Acerca da moderação no uso, alteza, o efeito do poder do anel ficou limitado à presença da lua cheia, como vossa majestade bem pode deduzir, uma representação da tradição do ritual de iniciação na clareira ao pé do monte verde na floresta do Tijuk.

- Beremiz, desde quando eu era um principezinho...

- ED, ele devia reinar adoidado pelos corredores do palácio.

- Aprendi com os reais tutores que, desde que o homem desenvolveu a capacidade de imaginar, a lua representa uma força da natureza fixa no céu, principalmente a lua cheia. O protocolo me deixa comovido.

- ED, o rei tem razão, os jovens atuais são criados em cidades. Eles não apreciam a beleza da lua.

- Você, por exemplo, Hershl.

- É verdade, ED. Vejo a lua muito pouco. Nunca curti o romantismo do luar, nem sei em que fase ela está.

- Embora muitos jovens vivam no mundo da lua ou sejam de lua.

- Minha avó dizia que a lua nova é a ocasião para recomeços. A lua crescente é quando devemos desenvolver projetos. Na lua cheia, faz-se a realização e, durante a lua minguante, nos reservamos para a introspecção.

- Isso é científico, Hershl?

- É efeito placebo para muita gente.

- Senhores, esta ordem de sua alteza ao conselheiro-mor do reino mostrou-se essencial para o sucesso do protocolo da magia.

- Ordeno a criação de uma infraestrutura sólida para gerir o protocolo da magia com recursos suficientes para a gestão simultânea dos efeitos mágicos dos 36 anéis de esmeralda, que estarão no dedo de doutores de dentro e de fora do nosso reino. Que se amplie a competência do Setor de Ourivesaria Real e passe a se chamar Serviço de Ourivesaria Real Território Expandido, que será conhecida como o "Sorte", e terá ao seu encargo a Comissão Régia da Magia, a CRM. Redijam o decreto real, imediatamente.

- CRM é Comissão Régia da Magia! Não tem nada a ver com o Conselho Regional de Medicina.

- Siglas são traiçoeiras.

- Epa! ED, Sorte é o seu patrão!

- Hershl, todo anjo da guarda tem que estar envolvido com a sorte.

- No seu caso é o Sorte, não a sorte.

- Sorte é sorte, não tem gênero.

- Eu sou um simples portador do anel de esmeralda.

- Ele lhe trouxe algum mal?

- Não, mas se somos confidentes, você deveria ter dito que guarda o anel e não a mim.

- Hershl, como mesmo disse, o anel está no seu dedo.

- Está vendo? Você não é o amigo do peito que pensava. Você é o amigo do dedo. Aliás, de um só.

- Não despreza a sorte.

- O Sorte, ED.

- Senhor tesoureiro, capitalize um fundo de apoio no valor de cem reais barras maciças de ouro.

- Cem, alteza?

- Um-zero-zero, senhor tesoureiro. O Sorte precisa de liquidez.

- Que gozado, Hershl, liquidez da solidez das barras de ouro.

- Alteza, gostaria de alertar que as recentes despesas...

- Senhor tesoureiro, deixa de ser pão-duro!

- Boa, alteza!

- Hershl, você sabia que pão-duro virou expressão de sovina por uma peça de teatro?

- É mesmo?

- Tornou-se popular após a encenação da história do mendigo Pão-Duro, que acumulou fortuna.

- Não sabia. Quer dizer que pão-duro é quem tem dinheiro e não gasta e duro é quem não tem dinheiro nem pra comprar pão?

- Beremiz, até aqui a explicação do protocolo da magia foi perfeita, mas qual é o poder beneficente?

- É agora! É agora!

- Vá mais para frente.

- Alteza, peço a sua permissão para que Malba lhe relate.

- Majestade, eu pude me beneficiar da competência e da dedicação do doutor Clementino Collinaverde, graças a dois fatores fundamentais.

- Hershl, o reconhecimento do paciente.

- Me faz bem quando recebo.

- O primeiro foi a fama de vossa majestade ser progressista, valorizar a inovação, a mão criativa do homem, pois foi ela que atraiu o doutor ao nosso reino.

- Poder aglutinador.

- Catálise, ED.

- O segundo, alteza, foi o conteúdo dos manuscritos, que serviu de guia para a minha cura.

- Pena que a gratidão tenha saído de moda.

- Hershl, cada época tem suas formas. O importante é o que você sente sendo médico.

- Nisso você tem razão.

- Alguém disse que quem agradece está fazendo o crédito para o seguinte.

- E não é por isso que você está sempre dizendo "Ave sorte", ED? Você não quer manter o emprego?

- Tomando por base essas premissas, majestade, decidimos que a ativação do poder do anel de esmeralda seria o contato com um progresso tecnológico recente, uma homenagem à visão progressista de sua alteza.

- ED, no hospital não falta tecnologia de ponta, qual teria sido...?

- Hershl, não seja impaciente.

- E que o benefício seria a oportunidade de se tornar testemunha ocular e auditiva dos primórdios de um ato médico praticado em um dia de lua cheia.

- ED, vamos infiltrar a lua com cortisona. Poderemos viajar todos os dias.

- E pensar que um dia você quis sair correndo com medo das viagens.

- Precisa ficar lembrando?

- Hershl, coragem não é não ter medo. É prosseguir apesar do medo.

- Malba, gostei muito da ideia de que olhar pelo retrovisor valoriza a visão crítica do jovem médico.

- O rei tem cabeça.

- Não é só a parte de fora para segurar a coroa.

- Vou expandir a denominação completa da organização controladora para Comissão Régia da Magia – Conexão Fontes da Medicina, que se promulgue o decreto real.

- ED, CFM também não é Conselho Federal de Medicina! Como poderia saber?

- É. Nós não podíamos.

- ED, você se trai pela entonação. Nós não podíamos, mas você podia.

- Hershl, vamos ouvir. Não deixe a emoção estragar esse momento precioso sobre o seu sobrenome.

- O que tem a ver o meu sobrenome?

- Nada, nada. É que falaram tanto em verde, sopé do monte verde, doutor Collinaverde, que fiquei confuso.

- ED, você está entregando o ouro pro bandido.

- Que isso, Hershl?

- Se eles souberem...

- Eles quem?

- Ora! Eles!

- Senhor tesoureiro?

- Alteza, ao seu dispor.

- Mude a provisão para cinco reais barras de ouro para cada anel.

- Alteza, são 180 barras. De acordo com o código do reino...

- ED, será que eles tinham código de barras?

- Com um rei progressista...

- Senhor tesoureiro, prefere que eu invista em barras de grade do calabouço?

- Alteza! 180... Uma ninharia.

- Dissimulador que nem você, ED.

- Melhor abrir o cofre do rei do que fechar a própria porta.

- Você achou, senhor tesoureiro? Tem razão: arredonde para 200 barras de ouro.

- ED, o tesoureiro vai surtar.

- Alteza, há outra informação.

- Diga, Beremiz.

- Alteza, a tradição inclui um teste de validação da qualidade da lapidação que sustenta o poder da magia.

- Ah! Bem pensado.

- Submetemos o doutor Clementino Collinaverde à prova e ficamos exultantes. Ele cuidou de uma doença do Sr. Gutenberg, no vizinho reino da Mogúncia, por sinal um parente de Lady Poli, nossa amada rainha, e assim que sentiu um choque na mão...

- Vocês deram um choque no doutor?

- Não, alteza, ele acontece automático. É o sinal que houve conexão do anel com um progresso recente.

- Isso me interessa. Qual foi?

- A imprensa, majestade.

- Imprensa. Hummm... Conselheiro, entre em contato com o senhor...

- Gutenberg, alteza.

- Urgente, conselheiro. Prossiga.

- O doutor Collinaverde leu – modo de dizer, majestade – os ensinamentos de Hipócrates sobre a mesma doença em uma bíblia.

- Em uma bíblia?

- Sim, majestade, na bíblia prensada pelo senhor Gutenberg. Só o doutor Collinaverde conseguia enxergar no lugar do texto sagrado.

- Parabéns! O reino se sente orgulhoso. A magia secular dos Yaruga estava ativa no anel do doutor Collinaverde.

- ED, qual foi o progresso no meu caso? Preciso descobrir uma pista. O que teria sido? Você tem alguma ideia?

- É alguma coisa que teve contato direto com o anel de esmeralda.

- Vamos repassar... Estava no anfiteatro. Pus o *notebook* no colo. Já sei! É isso mesmo! O anel tocou na *webcam*. Descobri!

- Anel, *webcam*, viemos todos juntos.

- Viemos?

- Vieram. Hershl, os presentes vi-e-ram. Entendeu agora?

- Enigmático Dissimulador.

- E, finalmente, majestade, o relatório do Real Comitê de Desenvolvimento prevê uma explosão do número de escolas de Medicina por todas as terras que conhecemos e viremos a conhecer. O critério para selecionar os elegíveis para desfrutar da magia foi...

- Um criado invadiu o salão! Logo agora...

- O rei está lendo a mensagem que ele trouxe.

- Estou muito curioso sobre o que vocês, Beremiz e Malba, estão me relatando, mas cobram-me uma decisão urgente. Na primeira oportunidade, mandarei uma carruagem trazê-los de volta ao palácio e prosseguiremos.

- Não é possível, ED! Fiquei sem saber por que fui escolhido. Detesto histórias incompletas. Já sei. Beremiz? Beremiz? Sou Hershl e...

- Ele não responde.

- Beremiz, veja! Eu estou com um dos anéis de esmeralda.

- É imagem congelada, Hershl.

- Não é.. Vou dar um beliscão.

- Ai!

- Viu, ED? Beremiz, eu vim de longe, preciso que você me diga por que fui escolhido. Se não for muito trabalho, o senhor pode dar uma manutenção? Estava pensando em mais 15 meses de validade.

- A senha.

- Hein?! Senha? Que senha, Beremiz?

- A senha.

- ED, ele está pedindo a senha.

- Anel de crédito, talvez.

- Está bom. Dividido em 15 meses sem juros.

- A partir do "eu juro"...

- ED, você é o meu anjo da guarda. Descubra a senha.

- Como posso?

- Contate a Associação dos Anjos da Guarda...

- ...dos Médicos Residentes Brasileiros. Imagina, Hershl!

- Rápido!

- Vamos ver se a sorte nos ajuda.

- O Sorte deve ter.

- Tente CRM123.

- CRM123.

- Senha inválida.

- Perdemos a primeira chance, diga outra.

- Agora é você, Hershl. Por que colocar toda a responsabilidade em mim?

- Eu sou médico, não fui treinado para revelar segredos.

- Mas estudou para descobrir, Hershl.

- Os palpáveis, audíveis e visualizáveis.

- Tente 100mgVO.

- 100mgVO.

- Senha inválida.

- Hershl, acho que só temos uma chance a mais.

- ED, solicite ao Sorte.

- Esgotei os canais autorizados.

- ED, você tem que acertar a próxima, use toda a sua habilitação em contato mental.

- Já dissemos duas senhas ligadas à Medicina. Vamos mudar, por exemplo, mágica.

- Cartola?

- Tente Shazam.

- O quê?

- Shazam?

- Sem nenhum algarismo? Como o anel é 1... Shazam1.

- Beremiz e Malba sumiram...

- Ih! Acho que Shazam funcionou, mas não como senha.

- O *notebook* desligou.

- Foi muita informação. Precisamos organizar e fazer uma memória, ED.

- Hershl, vamos primeiro comprar roupa para o réveillon. Vai ligar para a Orli?

- Não, vou sozinho.

- Mas ela gosta de fazer compras.

- Eu sei, ED. Essa é a questão, uma camisa de cada cor, esta calça está tão barata. Só vou comprar uma bermuda e uma camisa.

Shopping Center

- Detesto fazer compras. Olha só, não dá nem pra entrar no estacionamento.

- Mas essa é a curtição, a sensação de vencer obstáculos.

- Como médico, eu não posso entender. Isso é consumismo.

- Hershl, é que você não é vaidoso, mas as pessoas gostam de se vestir bem, serem admiradas, atrair a atenção pela elegância. Garanto que a Orli vai lhe mostrar que é uma das boas coisas da vida.

- Ah! As coisas boas da vida estão no shopping?

- De modo diversificado, difícil algum produto não agradar alguém.

- Mas precisa ter dinheiro, muito dinheiro.

- Hershl, o seu ponto de referência é a bolsa de residente. Ela é transitória.

- Assim espero.

- Uma residência variada com desconfortos em prol de uma residência fixa e confortável.

- Há tantas coisas na vida mais importantes que o dinheiro. Mas custam tanto...

- Essa frase é sua?

- Não, é do Grouxo Marx. Olha esse livro. Interessou-me, vou comprar.

- Ah! O Hershl antidespesa vai comprar?

- Eu vou consumir e você vai é sumir.

- Que livro?

- Este aqui: *A cidade-esmeralda de Oz*, na orelha diz que a história tem verde, esmeralda e magia...

- Doutor, pode digitar a senha do cartão.

- Esta eu preferia não saber.

- Olha a Orli saindo daquela loja.

- Oi, Orli, quatro sacolas?

- Oi, Gabo. Vestido, blusa, sapato, bolsa... E você o que comprou?

- Um livro.

- Um livro no réveillon?

- É sobre ficção.

- É bom?

- Me identifiquei com o título. Hershl, o residente-mágico de "Oz-pital".

- Adoro quando o seu gene do bom humor está de plantão.

- Até mais! Chego lá pelas 11 na sua casa.

- Hershl, veja o cartaz.

- Onde?

- Na porta da livraria.

- Não acredito: curso de história da Medicina à distância.

- Que distância será? Da Babilônia ou da Inglaterra?

- Aulas mensais.

- Só falta ser em dias de lua cheia.

- A verdade do passado com realismo e detalhes.

- A vida imita a arte, Hershl.

- ED! Incrível! Ministrado pela professora Esmeralda Monteverde. É brincadeira!

- Que ela tenha sorte.

Refúgio do Residente Desconhecido

- Hershl, você acabou não comprando as roupas.

- Deixa para lá. Quando chegar em casa, elas estarão sobre a minha cama.

- Hershl, em matéria de mãe, você nasceu de bumbum para a lua azul.

- Vou digitar reino de Pluxkorg no site de busca. Só há um arquivo. Parece que existiu mesmo: "o reino de Pluxkorg desenvolveu-se dentro de uma cratera de 750 quilômetros de diâmetro por 1,5 quilômetro de profundidade, formado pelo impacto de meteorito há cerca de 100 milhões de anos".

- Hershl, é claro que existiu. O seu anel é a prova.

- "Ignora-se porque a biodiversidade não foi afetada. O local exibe densas florestas, pântanos gigantescos e rica fauna".

- Mistério e magia. A família Yaruga adaptou-se ao meio ambiente.

- "A bacia do caudaloso rio Plux que se expande por todo o reino é a chave do enigma para o geógrafo Yaruga, que, a partir de histórias contadas de pai para filho em sua família, concluiu que as formigas nadadoras, contendo alta concentração de ácido fórmico, tornaram-se engenheiras do ecossistema, através dos séculos, modificando o estado físico de muitos minerais".

- A esmeralda gigante poderia ser hoje um abacate, Hershl.

- "A fama do reino de Pluxkorg cresceu a partir do monarca Pedro II, o Progressista, casado com Pollianna de Rimpeand Kistozzer Duostein, a Lady Poli, herdeira do vizinho reino da Mogúncia".

- Onde morava o Gutenberg.

- "O rei Pedro II vivia com simplicidade, exercia a autoridade com firmeza e incentivava os súditos a terem uma função social, comercial ou agrícola que fizesse sentir suas vidas úteis. É altamente provável que Pedro II tenha sido o rei que inspirou Benjamin Franklin a declarar que o ser humano é o único animal que cria e usa ferramentas. Os súditos usavam roupas de cor roxa em dias festivos, simbolizando a convergência de propósitos pela mistura do sangue azul real com o sangue vermelho plebeu".

- Não disse, Hershl, sangue azul sensível ao vermelho do povo.

- Desde que grupos sanguíneos compatíveis.

- ED, por que você não para de falar?

- Para aproveitar que estou de boca aberta com a história.

- "Lady Poli foi uma rainha exemplar e líder-fundadora do grupo de nobres voluntárias chamado Nobilíssima Associação Losango Roxo, que assistia a mulher pluxkorgiana desde o início da gestação até o final da amamentação".

- Que coincidência, Hershl, cerca de 15 meses.

- ED, o homem que calcula.

- Uma joia do cálculo, soa melhor para mim.

- "Após três anos, o reino de Pluxkorg assumiu a menor taxa de mortalidade infantil entre os domínios da região, cujos efeitos foram rapidamente notados nos números da densidade demográfica e nas exigências de ajustes na política de habitação, alimentação, saúde e educação".

- Caramba! Se tivessem IDH, seria altíssimo.

- "O reinado de Pedro II foi pioneiro na instalação de chuveiros com aquecimento solar, bebedouros públicos com filtros de minerais pesquisados pela Real Academia Naturalista e de aterros sanitários construídos pela Real Companhia de Higeia, dirigida pelo famoso médico Constantino Collinaverde, que foi o fundador da Real Botica das Poções, o autor da Lei do Exame Físico Obrigatório e médico da corte".

- O doutor Collinaverde substituiu o médico do rei que desenganou o Malba por causa de uma infecção banal. Gostei!

- Hershl, banal hoje.

- "O nome Pluxkorg significa 'monte verde', uma formação da floresta do Tijuk no extremo sul da cratera. Ele tem um enorme valor simbólico, porque é o remanescente único do solo que havia antes da queda do meteorito".

- Será tudo verdade, ED?

- Quem se daria ao trabalho de inventar?

7 DE JANEIRO, QUINTA-FEIRA

Lanchonete do Hospital Brasileiro Luiz Décourt

- ED, mais umas semanas e adeus ao primeiro ano de residência.

- Hershl versão R1 final.

- Mais seguro e mais solto.

- Como é que pode?

- Seguro no conhecimento, solto na atitude, ED.

- O sarrafo subiu.

- Recordes sobre recordes de salto em qualidade.

- Agradeça à residência bem-estruturada, Hershl.

- Verdade, ela me facilitou encaixar-me como uma pilha. Em cada local eu doei a minha energia.

- Você foi tanto doador quanto receptor.

- Me senti célula-tronco. A cada ambiente de clínica que ia, me diferenciava: clínico-geral, infectologista, nefrologista.

- Totipotente, Hershl?

- Pluripotente, ED. Há especialidades que não me cativam.

- Hershl, o que a sua identidade de médico assimilou do primeiro ano de residência?

- Ficou evidente que a residência é a melhor distância entre o estudante de Medicina e o médico.

- Podemos chamar de cláusula número 1 do contrato de locação da residência.

- Quase um mandamento, ED.

- Frequentar uma residência é não tomar o nome da Medicina em vão.

- Isso mesmo. Agora, aprender o ofício é honrar a relação médico-paciente com tolerância e compaixão.

- É uma via de duas mãos: vai conhecimento, volta experiência, Hershl.

- A residência tem muitas portas. Como você pode testemunhar, ED, empenhei-me em bater de porta em porta e ganhar o direito a ter as chaves.

- Hershl, o residente-chaveiro.

- Já foi o tempo em que o médico possuía uma chave-mestra.

- Doutor fulano de tal, doenças de senhoras, tudo!

- Fiquei mais crítico em relação à interdisciplinaridade, quando é que posso dispensar a opinião e quando a situação está além do meu limite. Na emergência, foi onde mais incorporei segurança para a tomada de decisão.

- A premência é um excelente estimulante, Hershl.

- Ficou clara a responsabilidade médico-social, ED, me conscientizei que uso ferramentas científicas para produzir resultados humanos.

- Cada superação fez crescer o médico no Hershl gente, a conciliação entre o mercado de trabalho e o exercício da cidadania.

- Acho que consegui dar um ajuste nos poros para filtrar os exemplos das gerações mais velhas, cada um com a sua personalidade e diversidade de postura.

- Hershl, um constante reaprendizado pelos resultados.

- Identifiquei-me com os médicos que se aprofundam no fato antes de decidir a solução. Eles são mais críticos, exigem clareza e cobram a palavra dada.

- Tenho certeza de que as viagens ao passado influenciaram este reconhecimento.

- Como a pluralidade é essencial, ED. Não tinha noção quando saí da faculdade. Tudo parecia que era bem arrumadinho e funcionava.

- E o que você viu de mais negativo?

- O que mais me irritou foram os colegas displicentes.

- Também senti, Hershl. Eles são antíteses do idealismo que o atraiu para a Faculdade de Medicina. Mas, Hershl, por outro lado, o desvio de conduta é pedagógico, mas precisa ter lucidez de crítica.

- No início foi triste, me senti perdendo a ingenuidade sobre o mundo real da coletividade médica.

- E também sobre o paciente, não é mesmo?

- Igualmente. Por diversas vezes, esperei reciprocidade e ela não aconteceu.

- Percebi que provoca em você, Hershl, um misto de tensão, excitação e pressão constantes.

- Me dá a impressão de que o meu interesse em resolver excede o do paciente. Mas me habituei, até com os pacientes que ficam distraídos durante uma explicação, fazem exames e não aderem ao tratamento, não têm paciência com a marcha da evolução e recebem notícias ruins com uma máscara impenetrável.

- Fica um clima de banalização.

- Quantas vezes ensaiei a mensagenm e fiquei frustrado com a receptividade?

- Vale pela boa intenção.

- Quando estudante, ED, pensava que era assim: agora você se queixa, agora eu complemento com algumas perguntas, agora eu prescrevo, agora você toma o comprimido, agora eu atendo olho no olho, pouco importa se não apreciei o seu modo de ser, agora você não reage negativamente a minha personalidade, agora eu compenso defeitos do sistema, agora você não os destaca como desculpa para descumprimentos.

- Cada paciente tem o seu fora do *script*, é da natureza humana. Eles não têm ponto eletrônico comandado pela Medicina.

- A sensação que ficou é que há uma combinação de medo, preguiça e pensamentos irreais.

- E do lado de cá do balcão, o residente teve seus estágios emocionais.

- O que você viu, ED?

- Um modelo de neurótico normal.

- Obrigado, ED, você é sempre um anjo.

- Uma euforia inicial foi deslumbrante.

- Deve ter sido mesmo.

- Eu via a imagem de um pavão firmemente apoiado em areia movediça.

- ED, era isso mesmo?

- E falando: "espelho meu, espelho meu, sinta o privilégio de refletir um residente do Hospital Brasileiro Luiz Décourt".

- Pelo que eu saiba, pavão não fala.

- Pavão falando é o máximo da vaidade.

- Essa fase passou. Livrei-me à medida que fui envolvido pela clínica.

- O recém-formado substituído pelo recém-informado.

- Pegava um sintoma aqui, agarrava um sinal ali e, quando juntava, via que ainda faltavam muitos pedaços.

- Síndrome do orelhão.

- O que é isso?

- Cai a ficha e a conversa é outra.

- Põe outras, ED, fazia uma prescrição e os receptores não davam sinal de que tinham reconhecido o fármaco.

- Batia insegurança.

- É. Pensava que diretriz era uma segunda opinião de bolso, corria pra fazer o que ela orientava e o assistente dizia que não era bem assim.

- Exatamente, Hershl, ficou nítido como você passou a se questionar, se o que sabia que sabia não era "pensei que sabia".

- Me senti num planeta diferente do projetado pela faculdade.

- Por isso, a residência é um novo carimbo no diploma de médico. Um ajuste no maravilhoso papel do médico, pergaminho por sinal.

- Eu passei a entender melhor quem pretende mudar a lei e exigir um ano de residência antes da concessão do número do CRM. Não há dúvida que o que é preciso o médico aprender pra poder fazer, ele só faz aprendendo.

- É que você mudou o posicionamento e enxergou pelo ângulo do crescimento profissional, Hershl.

- Aprendi com entusiasmo, mas confesso que passei por momentos de desinteresse e depressão.

- Foi terrível aguentar você, Hershl, quando dizia que preferia estar na sua residência assistindo à *Sessão da Tarde*.

- Mas, ED, eu cumpri as etapas. Agora me sinto preparado para o que der e vier como residente do segundo ano.

- Hershl, o residente-mosqueteiro.

- Ah é?

- Você introjetou confiança, estima e segurança. Mas, cuidado, não se deslumbre novamente.

- Apesar de nossas diferenças, ED, você foi dez.

- Da minha parte, Hershl, contribuí para que você desenvolvesse a comunicação empática, lapidasse a linguagem no seu estado bruto e trouxesse aos limites da sua utilidade.

- ED, não diria que você foi afetuoso em muitas intervenções, mas reconheço a competência. Você me fez compreender que é preciso comunicar bem o que se planejou.

- E as viagens, o que aprendeu com elas, Hershl?

- Elas me ensinaram o valor do tempo qualitativo, ED. A originalidade que moldou o clássico e a esperança que aguardou a concretização em um período semelhante ao do trajeto de casa para o hospital.

- Do produtor para o consumidor. Mas, Hershl, o tempo não é unidirecional. Você consumiu o passado com o sabor original. É verdade, mas temperou com a sabedoria do futuro.

- Fiz isso?

- Fez, Hershl, e aprendeu a não questionar o passado por uma análise pelo plano contemporâneo.

- Tem razão, ED.

- E fiquei satisfeito que compreendeu que há diferenças entre a lógica do passado e a lógica do presente.

- Tenho ainda certa dificuldade.

- É da sua juventude, Hershl. O doutor Jenner não foi antiético? Você seria agora, nem cogitaria não é mesmo?

- Impensável.

- Ele teve manchete meritória, o exterminador de peste. E você teria manchete demeritória, a peste a ser exterminada.

- Por favor, ED, assim me sinto um doutor Gerúndio.

- As viagens funcionam como um filme ou uma peça de teatro sobre outra época que provoca conflitos com a moral de quem a assiste.

- Foi o que senti.

- Grandes benfeitores da Medicina foram idôneos, porém, seriam acusados de homicidas reais ou em potencial atualmente.

- Condenação máxima.

- Veja pelo lado do benefício, Hershl. A varíola deixou de ser uma frequente *causamortis* e o digitálico eliminou incômodos insensíveis a outros métodos, Hershl. Assim caminhou a Medicina.

- Mas Jenner e Withering comprometeram a segurança.

- Raciocínio inteligente, atitude imprudente.

- Evoluímos, não se permite superposição de pesquisa e assistência.

- Hershl, vou resumir as viagens em três ensinamentos.

- Vamos lá, ED, o didático. O primeiro foi?

- Nada nasce pronto em Medicina.

- Uma exceção na Obstetrícia. O segundo foi?

- O empreendedorismo dos pioneiros é exemplo para os jovens das futuras gerações.

- Ética à parte... O terceiro foi?

- Baixa tecnologia pode ser insubstituível.

- Em tempos de ressonância, o termômetro tradicional persiste universal. Bravo, ED, três grandes ensinamentos-mosqueteiros: um por todos, todos por um.

- *Touché!*

(Toque do celular de Hershl)

- Veja, e-mail. Está em cirílico. Pronto, já mandei para o Yuri.

- Hershl, soube que o doutor Marrano vai se aposentar.

- Que pena, ele faz fluir o pensamento de um jeito que parece que a solução brota do ambiente.

- Pronto. Chegou a tradução: "Hershl, você já está ciente que o poder do nosso anel de esmeralda tem um prazo de validade. As sessões terminarão em breve. É só um lembrete. Sorte! CRM-CFM. OS: Agradou-nos a sua análise sobre a utilidade das viagens. Por favor, mande por escrito para hershl@ aneldeesmeralda.mag, que o relatório fará parte do nosso banco de dados que alimenta sugestões para o planejamento estratégico bianual".

- Hershl, o que é bom passa rápido.

- Você tem toda razão, ED. Vou salvar na pasta *Anel de Esmeralda*. O Sorte é muito ousado. Que história é essa de nosso anel? Ele é meu, minha propriedade, garantido por lei.

- Hershl, este anel não lhe pertence.

- Como não? De que lado você está?

- Hershl, entenda que o anel é parte de um protocolo em que você é cláusula temporária.

- Não deixarei que me tirem. Nunca! Jamais! Em tempo algum!

- Calma, Hershl, eles são honestos.

- Então você os conhece.

- O que quero dizer é que eles se comportam corretamente, mostram-se cuidadosos, são comunicativos, não acho que vão querer passar a perna em você.

- Mas estão querendo passar a mão no anel, ED.

- Entenda como um comodato.

- Eu não assinei nenhum contrato.

- Dê um voto de confiança.

- Só se for para depositar numa urna funerária. Terão que me cremar com o anel.

20 DE JANEIRO, QUARTA-FEIRA

Biblioteca do Hospital Brasileiro Luiz Décourt

- ED, será que o Sorte tem ouvidoria?

- Como vou saber?

- O ouvidor deve ser o Yuri, mas o Lino Falante seria mais competente.

(Toque do celular de Hershl)

- Veja: e-mail. Que diabo de língua é essa, ED?

- Não sei. Cirílico é que não é.

(Toque do celular de Hershl)

- Alô? Quem? O senhor Yuri? Reclamando do atraso? Já estou indo. ED, que coincidência! O Yuri trouxe exames.

- Ave sorte!

- O Yuri é o campeão das coincidências.

- Depende da sorte.

- Do Sorte, ED.

- Vamos ver se adivinho: colesterol aumentado, diabetes descompensado, ácido úrico lá em cima.

- Ele irá com uma polifarrrmácia pra casa.

- Será que ele conhece esse idioma esquisito?

- Pode ser. A Belinha não disse que ele é poliglota?

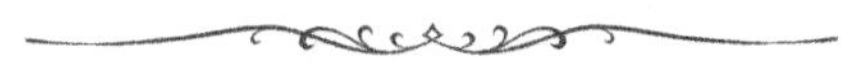

- Olá, Yuri.

- Olá, doutor Herrrshl. Trrrouxe os exames.

- Você sabe que língua é essa?

- Deixe-me verrr. Não acrrredito! Eles fizerrram. Prrrojeto de melhorrr gestão.

- Eles fizeram o quê?

- É... Uma mensagem: alguém fez, não é mesmo?

- Você falou melhor gestão?

- É... Sim, sim, estou melhorrr da digestão.

- Você sabe quem mandou?

- Não sei, mas deve estarrr na mensagem.

- Que língua é essa, Yuri?

- É esperrranto, a língua crrriada parrra uso univerrrsal, pelo menos na intenção.

- Yuri, o senhor parece que esconde...

- Hershl, ele está aqui como paciente!

- Típico conflito de interesse, um anjo cujo patrão roubará a quem você guarda. E ainda se coloca como defensor da ética.

- Hershl, trate o Yuri como paciente.

- Às vezes me irrita ter que ser certinho. Vamos ver o resultado dos exames.

- O colesterrrol está alto?

- Os números não estão favoráveis a sua saúde, Yuri.

- Loterrria?

- Você acredita em sorte, Yuri?

- Prrreciso acrrreditarrr, Herrrshl.

- Interessante. Você e mais alguém acreditam muito nela.

- Hershl, ele está aqui como paciente!

- Yuri, nós vamos melhorar os seus números. Está aqui a receita: ela tem seis remédios, mas lembre-se que, se você não emagrecer e não fizer exercícios físicos, eles não vão gostar e que, quando se revoltam, causam reações adversas, desagradáveis.

- RRReceita um rrremédio parrra emagrecerrr.

- Não, Yuri, não queira compensar com medicamento. Favorece o modelo sanfona: parou de tomar, acha tudo o que perdeu.

- Doutorrr Herrrshl, eu sou como o Oscarrr Wilde que disse que rrresistia a tudo, menos a tentações.

- Você precisa mudar hábitos, tornar-se menos servil de si próprio.

- Não vou conseguirrr quebrarrr hábitos, é muito trrrabalho prrra um gorrrdo como eu. Fica forrra do meu contrrrole. Adorrro comer, me acostumei a comerrr pelo menos cinco vezes ao dia. Sou um esfomeado.

- Yuri, pelo menos você não é daqueles que não sabem por que engordam comendo tão pouquinho. Faça um esforço pra começar. Se vencer as resistências iniciais, terá a rédea na mão.

- A tal da segunda-feirrra, que ouço falarrr. Vou pensarrr.

- Só pensar não supera a força da repetição. Agende a próxima segunda-feira antes que o seu coração lhe apronte uma surpresa.

- Já tentei. Nasci assim, me fizerrram assim.

- Yuri, você não é apenas uma programação. Pode conduzir novos comportamentos.

- É a minha explicação.

- Mas não é a sua solução.

- Os médicos do mundo inteirrro receitam rrremédio para emagrrrecerrr.

- Nem todos falam a mesma língua. Por falar nisso, Yuri, esperanto é língua nativa em algum canto?

- Há muitos esperrrantófonos em várrrios países. Sabe quem crrriou o esperrranto?

- Um campeão mundial de otimismo.

- Um estudante de Medicina.

- Jura?

- Jurrro, foi Ludwik Lejzer Zamenhof.

- Ele se formou?

- Sim, e não descuidou do estudo da língua.

- Deve ter feito cabeça e pescoço.

- Ele foi oftalmologista. O prrrojeto ficou prrronto quando ele tinha 19 anos de idade, mas não conseguiu patrrrocínio.

- Você sabe por quê?

- Sim, mudarrr o idioma mexia com os brrrios nacionalistas. O primeiro livro foi publicado na RRRRússia quando teve um sogrrrocínio.

- Genro de sorte! Yuri, você fala esperanto?

- Não falo, Herrrsl. Se o esperranto tivesse vingado, a globalização terrria acontecido antes.

- Acho que poderia ter facilitado a difusão dos trabalhos científicos. Muitos pesquisadores enfrentam barreiras de idiomas.

- Me prrroponho a procurrrar alguém parrra fazerrr a trrradução. Me encaminhe a mensagem.

- Obrigado, Yuri. Não se esqueça da receita. Presta atenção! Tem remédio na frente e no verso.

- O Yuri não vai mudar nada, Hershl.

- Pelo menos ele não fuma.

- Se fumasse, desafiaria a sorte.

- ED, não seria o Sorte? Presumo que eles não toleram o fumo.

- Doutor Hershl, o paciente estrangeiro voltou. Ele disse que era assunto particularrr.

- Pode mandar entrar.

- Herrrshl, trrrouxe a trrradução. Aqui está: imprrressa parrra você.

- "Doutor Hershl, após recebermos o parecer altamente positivo do nosso emissário de segurança sobre suas atitudes como residente"... Emissário de segurança?

- Sim, emissárrrio de segurrrança. Não existe em Porrrtuguês?

- Mas quem é?

- É... Pelo que já li, não dizem.

- Yuri, percebi que você hesitou na resposta.

- É que estou um pouco ofegante. Corrri parra lhe trrrazerrr a trrradução.

- "O senhor passa a saber por que é um dos poucos jovens médicos do mundo que usa um de nossos anéis de esmeralda com poder especial". ED, que maravilha! Não vou precisar esperar a carruagem do rei Pedro II buscar o Beremiz e o Malba.

- Hershl, vai! Continua!

- Tchau, Herrrshl, vou conhecerrr o rrrestaurrrante que inaugurrrraram na semana passada.

- Qual é?

- Recanto do sobrepeso.

- "O dono do antiquário de Jerusalém que vendeu o anel para o seu parente russo, conforme ele próprio lhe contou, primeiro soube do sobrenome Monteverde e do destino: um filho médico, pela tagarela da esposa que antevia um catedrático da Medicina na família". *Idishe mame...*

- Ela nunca corta o cordão umbilical.

- "Mas, infelizmente, o filho seguiu outra profissão. Ficou um anel órfão e o Sorte CRM-CFM teve conhecimento de um sobrinho-neto estudante de Medicina no Brasil. Doutor Hershl, você se tornou a solução para a situação. Nossos técnicos especializados na construção da virtualidade e que têm formação no melhor centro de magia do mundo instalado onde outrora foi o reino de Pluxkorg"... Não acredito! Quer dizer que ganhei um presente teleguiado?

- Hershl, não é qualquer um.

- Você já sabe por que fui escolhido, não é, ED?

- Hershl, continua lendo.

- "...fizeram o obrigatório teste da avaliação de honestidade pessoal e profissional, e você recebeu conceito A1a".

- Estou orgulhoso de você, Hershl. Poucos conseguem.

- ED?

- Poucos devem conseguir.

- Não me lembro de ter feito algum teste.

- Fizeram.

- Como você sabe?

- Hershl, você acabou de ler. Presta atenção.

- "As providências foram acionadas e podemos lhe assegurar que a iniciativa da viagem desde a Ucrânia para lhe trazer o anel no dia da formatura, a ideia de o seu irmão lhe presentear com um *notebook* com *webcam* de última geração e a proposta sobre o anel de formatura como símbolo dos três mosqueteiros teve a participação do Sorte". Caramba! Eles devem ter um controle-remoto gigante.

- Funciona via satélite.

- Obrigado, ED, aos poucos você vai entregando o ouro. "O poder foi ativado quando você encostou o anel de esmeralda na *webcam* do *notebook*, no anfiteatro do hospital às 8 horas, 27 minutos e 13 segundos, horário local do dia 9 de fevereiro".

- Não falei que era a *webcam*, ED?

- Que barato! Ela se tornou uma lente de contato.

- "Como lhe foi revelado no dia da lua azul, a iniciação sobre lapidação com poder mágico da família Yaruga dava-se ao pé do monte verde, que, coincidentemente, é o sobrenome do médico que salvou a vida do filho do ourives". Eu sou um Monteverde!

- Você e os demais.

- ED, definitivamente, você não é um anjo da guarda de segredos.

- Hershl, somos confidentes.

- Você é um cara de pau. "O sobrenome Monteverde é, pois, o critério-homenagem que o ourives Beremiz criou para selecionar 36 jovens médicos entre os milhares que se formam a cada 12 luas cheias, e que é a nossa missão. Ele foi endossado pelo rei Pedro II, uma semana depois da interrupção no palácio, conforme você viu, e isso lhe frustrou. A sua curiosidade está satisfeita. Sorte! CRM-CFM".

- Eu sou um escolhido, um Monteverde escolhido!

- Fomos, Hershl!

- Você não é um Monteverde.

- Anjo da Guarda. Ave sorte!

- Claro, ED, eu fui escolhido pelo sobrenome e você em nome do Sorte. Oi Orli.

- Oi Gabo, ouvi bem? Você foi escolhido?

- Escolhido pelo Sorte CRM-CFM.

- Foi sorteado com uma bolsa?

- Não, Orli, querida.

- Ah! Foi dispensado da anuidade? Sorte grande!

- Orli, mágica tem limite.

- Então foi escolhido para quê?

- Para usar o anel.

- Ah! Você vai ganhar um anel especial. Já sei: um anel-carimbo?

- Não, Orli, esse aqui, o que ganhei na formatura.

- Mas não foi a sua parente?

- Foi... Não foi. Quer dizer...

- Gabo?!

- Eu sou um jovem e honesto médico Monteverde.

- Napoleão Monteverde, meu Gabo, você precisa dar menos plantão fora. Já bastam os da Residência. Já lhe disse: plantão queima neurônios, há evidências científicas.

- Para com essa ideia fixa, Orli. Estou pensando em dar uns plantões na corte do rei Pedro II.

- Já deve ter um lobo inteiro queimado. Gabo, a monarquia no Brasil acabou faz tempo.

- Orli, é o Pedro II de Pluxkorg.

- Gabo, já volto. Não saia daqui.

- Aonde você vai?

- Vou falar com o psiquiatra.

- ED, você viu?

- Você deixou a Orli preocupada.

- Me diverti.

- Não deixe que ela perceba que foi de propósito, senão as labaredas do dragão de Pluxkorg vão queimar o Monteverde.

- ED, sem humor a vida seria impossível. Ela ainda vai se convencer disso. Ela sabe que eu a amo. Vou chamar um paciente de primeira vez, organizar uma anamnese da Praça do Mercado da Babilônia e chamar todos os pacientes para participar. O psiquiatra não é louco de esperar umas duas horas.

○ 30 DE JANEIRO, SÁBADO

- Doutor Hershl, o senhor pode atender o Toninho da internação?

- Claro, mande-o aqui.

- Que interessante.

- O quê, ED?

- Cada setor do hospital funciona como sobrenome.

- É mesmo, você passaria de família em família no plano de carreira, até atingir o auge: José da Diretoria.

- Doutor Hershl, trouxe o Toninho. Não sei se o senhor acompanha futebol: ele é o goleiro do nosso time.

- Olá, Toninho. Já ouvi que você nem se vacina pra pegar tudo.

- Que isso, doutor?

- O que você sente?

- Estou com febre, doutor.

- Por favor, dê um jeito. Amanhã temos o jogo decisivo do campeonato e ninguém quer que ele seja substituído pelo Mané da Manutenção da Informática.

- Mas então ele sabe cuidar da rede.

- Doutor, dentro da rede, esse é o problema.

- Deixa-me examinar. Faringite purulenta. Uma injeção de penicilina vai escalá-lo.

- Obrigado, doutor. É o trabalho de um ano que está em jogo, literalmente.

- ED, o que é que não pode acontecer em um ano?

- Uma sucessão de imprevisibilidades, Hershl. É matéria de seis meses no curso de anjo da guarda. As viagens são um exemplo.

- Uma pequena modificação pode provocar grandes transformações.

- Você sabe que foi um metereologista que percebeu isso pela primeira vez?

- Como assim, ED?

- Um vento aqui pode significar uma tempestade do outro lado do mundo, ou seja, um movimento caótico na verdade tem certa padronização e o formato dos gráficos parece a asa de uma borboleta.

- Borboleta?

- Chama-se efeito borboleta!

- Doutor Hershl, não pude deixar de ouvir. Por que o senhor não cerca a borboleta?

- Ora, ora! O Zé do Bicho aqui.

- Borboleta é boa pedida, doutor, faz tempo que não dá.

- Você acha mesmo?

- Joga R$20,00 no milhar 1313, doutor.

- Aceita tíquete-refeição?

- Claro, doutor. Robin Hoods também. Sou compadre do Lino Falante.

- Toma, Zé. Vou passar fome por sua causa.

- Doutor, o senhor chora de barriga cheia. Até mais!

- Espero que você me faça rir de barriga vazia. A comichão do dedo maluco... Estava demorando. Caramba! Não perguntei...

- O Zé do Bicho já sumiu escada abaixo.

- ...Ao Toninho.

- Ele está ali, Hershl.

- Oh, que bom que você ainda está por aqui, Toninho.

- Doutor, esse povo me prendeu aqui.

- Queremos ter certeza de que ele vai tomar a injeção. Depois, ele não vai para casa, fica concentrado aqui no hospital, fazendo tratamento intensivo até a hora do jogo.

- Internação por uma dorzinha de garganta?

- Doutor, em véspera de jogo decisivo, não fazer é negligência.

- Toninho, é que eu me esqueci de perguntar se você tem alergia à penicilina.

- Não, doutor, sou alérgico apenas a frango.

- ED, não podia ter me esquecido de perguntar sobre alergia.

- Acontece, Hershl.

- Prescrevi penicilina sem saber se o Toninho tinha alergia. Imperdoável. Ainda bem que tive a coceirinha e fiz uma ligação com alergia, bendito dedo maluco.

- Hershl, e agora? Percebeu o dedo-alarme?

- ED, todo mundo tem coceirinhas.

- Mas a sua é especial. É é no dedo do anel.

- Vai ver tenho alergia a ouro e, se tiver, vou ter que arrancar tudo o que for ouro.

- Esquece, Hershl.

- ED, os seus triângulos estão avisando que estão nos chamando no Refúgio do Residente Desconhecido.

Refúgio do Residente Desconhecido

- A contagem regressiva começou em 1.

- Logo vão cassar o passaporte.

- Será que por sorte os números não poderão crescer?

- Sorte tem critérios rígidos.

- ED, o seu Sorte. O letreiro: "Inglaterra, 1940".

- Oi, Hershl.

- Fabiano? Lucas?

- Soubemos que você tem feito umas meditações.

- É. Relaxamento. Aqui é confortável, silencioso, o lugar ideal.

- Podemos assistir?

- Vocês não têm o anel...

- Estamos com o nosso anel. Não fizemos um pacto como mosqueteiros?

- ED, o que fazemos?

- O que é ED?

- Energia dinâmica, Lucas, faz parte da concentração inicial.

- A tela azul também?

- Claro! Azul é paz. Sabe, receio que vou ficar mais tenso.

- Como assim, Hershl?

- Vocês são meus irmãos mosqueteiros. Eu relaxo e vocês não. É desagradável.

- Podemos fazer juntos.

- É que... Precisa de uma preparação.

- Entendemos. Estamos indo. Esse seu relaxamento é muito confuso. Tchau!

- Tchau! Ufa, ED.

- A sorte esteve ao nosso lado. As imagens não apareceram.

- Não será: o Sorte está, ED?

(Toque do celular de Hershl)

- Veja: e-mail. "Reiniciaremos em 15 segundos. O COPE já"... Epa! Está em Português! Será que o Yuri...?

- Continue, Hershl.

- "...liberou. Sorte! CRM-CFM. PS1: COPE é a sigla de Controle da Presença de Estranhos. PS2: A propósito, como você deve ter percebido, finalmente desenvolvemos um lança-torpedo eletrônico em várias línguas. Você não precisa mais mostrar ao Yuri. Em breve, ampliaremos a capacidade atual de 1.000 caracteres".

- Que perfeição, Hershl, superou as expectativas.

- Que expectativa?

- A minha, de anjo da guarda, de que alguma coisa nos ajudasse rapidamente.

- Enigmático Dissimulador.

- Começou: Oxford University.

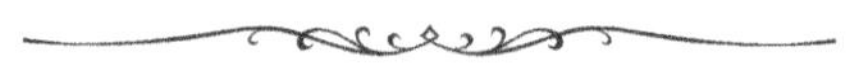

Oxford University
Inglaterra, 1940

- Doutor Norman Heatley, parabenizo-o pelo resultado: quatro dos oito ratinhos que o senhor infectou com estreptococos sobreviveram com a administração do novo medicimento. A penicilina parece promissora, mas não nos esqueçamos de que o homem é 3 mil vezes mais pesado que o rato. Precisa de doses muitos maiores e, como já sabemos, é difícil obter a penicilina.

- Obrigado, doutor Howard Florey.

- Mudou o cenário. Enfermaria Radcliff.

- Colegas, a indústria farmacêutica está com dificuldades para manter a produção da penicilina durante a guerra. Vamos ter que fazer o primeiro teste em humano com os 80 litros de penicilina produzidos pelo doutor Heatley, o que equivale a 100 mil unidades. Avisem-me quando houver um caso de infecção.

- Doutor Florey, infecção por estreptococo?

- Somente.

- ED, uma nova cena.

- Colegas, o estoque de penicilina terminou e não obtivemos sucesso em recolher a penicilina da própria urina do paciente. É uma pena. Tivemos um início de tratamento entusiasmante. A infecção da face do Albert Alexander cedeu quase completamente, mas agora ele está piorando rapidamente. Precisamos dar um fim a essa maldita guerra que está prejudicando a produção dos novos medicamentos.

- Eles nunca deveriam ter começado o tratamento, ED.

- Provavelmente não havia a noção de dose e tempo necessário de uso. Eventualmente, os 80 litros poderiam ser suficientes.

- Eles controlariam pelo efeito terapêutico? Pode ser, mas pelo que parece, não havia nenhum estudo de fase 2.

- Hershl, outra época, outra cabeça, outra noção de benefício e segurança.

- É dramático o que vimos, ED. A chance de sobrevivência perdida por indisponibilidade de estoque.

- Uma fase inicial, Hershl, ainda com muitas dúvidas.

- Felizmente, nunca aconteceu comigo. Prescrevo o medicamento com garantia de aplicação.

- Você aplica tratamentos padronizados sob responsabilidade da gestão em saúde.

- Entendo, ED. Aprendi que há um filtro ético-legal quando médicos conhecem a novidade por meio da literatura científica e desejam recomendar o uso na ausência de autorização de comercialização ou da incorporação à farmácia do hospital.

- A discussão sobre a natureza dos poros desse filtro tem provocado opiniões conflitantes. O que você acha disso?

- Eu acho que o médico tem a responsabilidade perante o seu doente de transmitir informações científicas atualizadas. Beira à desonestidade omitir que existe uma recomendação melhor que a rotineira.

- Hershl, há vários ângulos. O seu entendimento pode trazer dificuldades práticas, inclusive expectativa impossível de ser atendida. Pode gerar uma demanda judicial.

- Precisa haver agilidade, ED. O menor período de tempo entre a confiança no conhecimento produzido e a disponibilização do uso rotineiro.

- A burocracia não pode ser eliminada por desejo, Hershl. Há várias questões de responsabilidade envolvidas, inclusive com verbas públicas.

- Apareceu um letreiro: "Esclarecimento".

- É a primeira vez que fazem esse tipo de mensagem

- Esclarecimento: por motivos técnicos, a parte referente à descoberta da penicilina não poderá ser apresentada. Queiram cada doutor Monteverde aceitar nossas sinceras desculpas.

- ED, nada é perfeito.

- Devemos procurar a excelência, não a perfeição. A perfeição não é humana.

- E pelo jeito, nem na magia.

- Não precisamos nos preocupar com a perfeição. Ela é inatingível, Hershl.

- Acho que agora sei o quer dizer, ED.

- Obrigado. É o valor de uma longa observação como anjo da guarda.

- Que pena que deu pane.

- Pelo que sei, Hershl, a descoberta da penicilina foi acidental, deu-se por uma atenção ao que acontece na natureza.

- A natureza como fonte de ensinamento. O verão é de pouca roupa e muita água fria. O inverno é de agasalho e bebida quente.

- Exatamente. O doutor Alexander Fleming percebeu que um fungo destruía bactérias.

- Lembra-me o reverendo Stone, o visionário do ácido salicílico.

- Sim, o remédio ao lado da doença. Só que o reverendo Stone foi procurar o que Deus colocava junto na natureza e o doutor Fleming recebeu de bandeja. Quer dizer, de placa.

- O difícil é reconhecer a oportunidade.

- Houve o encontro, Hershl. Quem sabe, ele já tivesse acontecido várias vezes e não foi reconhecido?

- Um dia fica aparente. Tomara que tenham deixado algum fato natural para eu reconhecer.

- Foi sorte do doutor Fleming. Sorte, sorte, Hershl. Mas ele não se motivou pelo uso antibiótico, deixou que outros fizessem.

- Pelo que percebemos, foram o doutor Heatley e o doutor Florey e eles enfrentaram grandes dificuldades.

- Fleming não desenvolveu uma ideia precedente, mas teve a percepção e a vontade subsequente, o que esbarrou com certa indiferença da comunidade científica e com a carência de recursos.

- Nem sempre quem faz o prato é quem come.

- O reconhecimento pode demorar. Fleming ganhou o prêmio Nobel de Medicina 19 anos depois da descoberta.

- Estamos em outro ambiente: "Estados Unidos, 1944".

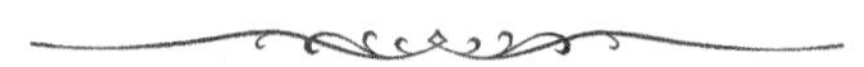

Estados Unidos, 1944

- O senhor de *pince-nez* parece estar com fraqueza muscular, ED. Veja como ele caminhou e se sentou com dificuldade.

- Ele está lendo em voz alta – modo de dizer. A voz está bem fraca.

- Acreditamos que o relato desses 20 casos será de valor para o tratamento futuro da endocardite infecciosa. Utilizamos, aqui no Hospital Presbiteriano, a penicilina na dose de 80 mil a 500 mil unidades diárias por períodos variáveis de dez a 62 dias. Nem sempre havia certeza sobre a disponibilidade do antibiótico e, de tempos em tempos, houve necessidade de mudanças no esquema posológico, inclusive a suspensão até nova remessa. Em todos os casos, o agente infectante foi um estreptococo, do grupo *viridans* ou não. Mais experiência faz-se necessária para determinar o real valor do uso adjuvante de um anticoagulante como a heparina. Após três meses do término do tratamento, 14 dos 20 pacientes estão em excelente estado geral e sem nenhuma evidência de infecção.

- Parabéns, doutor Dawson. O senhor provou que a infecção cardíaca, até agora 100% fatal, torna-se uma doença curável.

- Obrigado, doutor Harrison. Nós também observamos que níveis sanguíneos de penicilina são maiores na administração, gota a gota, intramuscular, comparados com a infusão contínua intravenosa, visto que o gotejamento intramuscular é também melhor tolerado pelo paciente e a técnica é mais simples. Esse método de administração parece ser o de escolha, contudo desaconselhando o uso de heparina.

- ED, senti um calafrio igual aos dos pacientes com endocardite infecciosa. Como é que pode? Infusão intramuscular? Vou falar com ele. Doutor Dawson? Doutor Dawson? Sou Hershl, seu colega.

- Muito prazer, Martin Dawson.

- Parabéns pelo pioneirismo terapêutico. Para nós, é tão rotineiro que nem nos damos conta que um dia...

- Rotineiro?

- É... Na verdade, doutor Dawson, o que quis dizer é que fiquei surpreso com o sucesso de doses baixas da penicilina e com os períodos curtos de uso.

- Você acha? Esse novo antibiótico é um sal impuro. Causa alergias fatais. Cuidamos para usar a menor dose eficiente possível.

- O senhor não tem medo das recorrências. Bactérias são espertas: elas se entrincheiram, refazem os batalhões e voltam agressivas.

- Você é médico das Forças Armadas?

- Não, doutor Dawson.

- Por um instante, ocorreu-me... Se as bactérias não voltaram em três meses, é porque foram eliminadas.

- É que na experiência...

- Hershl, precisa-se de tempo para mudar um conceito.

- Tem razão, ED. Doutor Dawson, a infusão intramuscular não causa sofrimento ao paciente?

- Não, pelo contrário. É um incomodozinho que eles suportam em uma boa quando são informados que há alguns meses não teriam a chance de serem curados.

- Deve ter sido uma sensação maravilhosa o senhor dizer a um paciente que descobriram a cura.

- Emocionante, colega. Tomara que alguém possa dizer isso para mim.

- O senhor está com endocardite?

- Não, pior. Como já deve ter percebido, tenho miastenia *gravis*, uma traição do meu próprio corpo. O mecanismo de defesa passa a ser um agressor.

- Sinto muito, doutor Dawson.

- Eu contra eu mesmo. Um assassino e uma vítima ao mesmo tempo, suicídio interno... Desculpe, estou extenuado. Vou para casa. O que eu li será publicado em breve em uma revista de alto impacto.

- Bom descanso!

- Hershl, a gratidão da humanidade a alguém que se tornou seu benfeitor não inclui nenhum compromisso da vida em preservá-la de sofrimentos pessoais.

- É injusto! ED, não deveria ser assim. Merecem ter créditos.

- Albert Einstein recusou-se a sofrer uma cirurgia de aneurisma de aorta abdominal. Foi para casa e aguardou a rotura fatal.

- O doutor Dawson está muito debilitado.

- Ele veio a falecer três meses depois da publicação. Tinha só 48 anos de idade.

- Triste!

- Hershl, o *notebook* desligou.

- ED, por falar em penicilina no músculo, me lembrei que está na hora de irmos para o estádio de futebol.

- Já estou em ritmo de torcida uniformizada.

- Quais são as cores da camisa do Décourt Futebol Clube?

- Branca com a cruz vermelha do lado esquerdo, Hershl.

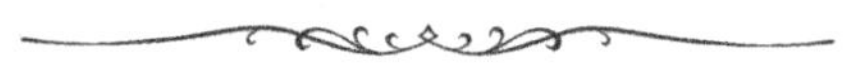

Estádio Municipal

- O estádio está lotado. Só não veio quem está de plantão. E o Toninho?

- Está lá com a camisa número 1. Vai jogar. E o Mané no banco, Hershl.

- Começou... Olha como o Toninho berra com a sua defesa. Bendita penicilina! O uso médico dos contrapontos da natureza.

- Ainda tem uma tossinha.

- Residual, ED. É preferível o Toninho tossir a Mané espirrar para dentro do próprio gol.

- Penicilina não é *doping*?

- Nem pensei nisso. Aliás, nunca tive aula de Medicina do Esporte.

- Gol! Gol! É do Tião do Oxigênio, que chute de fora da área. Vamos agora cuidar para que não empatem.

- O técnico é retranqueiro?

- Tem fama.

- Quem é?

- É o Pedro da Retaguarda institucional.

- Acabou o primeiro tempo. Vamos até o vestiário examinar o Toninho.

- Que gritaria é essa?

- Eu estaria dizendo que era eu que deveria estar sendo o médico.

- Doutor Gerúndio, nós estamos no intervalo. Precisamos conversar com os jogadores, arrumar alguns maus posicionamentos. O senhor está atrapalhando.

- Eu, um médico renomado, estaria atrapalhando? Seu tecnicozinho ignorante metido à besta! Quem estaria dando instruções aqui sou eu, e a primeira é que só eu estaria tratando de jogador do nosso time.

- Doutor Gerúndio, você está falando do Toninho?

- Isso mesmo, Hershl. Eu estarei sendo um especialista em Medicina do Esporte em breve.

- Doutor Gerúndio, o Toninho estava com faringite purulenta. Um diagnóstico muito simples para a sua magnificência profissional.

- Eu teria quem chamar para casos banais.

- Hershl?

- Oi, Lucas. Oi, Fabiano.

- O que está acontecendo?

- O doutor Gerúndio ficou enciumado porque eu atendi o Toninho e está atrapalhando o intervalo do jogo.

- Ele está é com inveja da sua competência. O Toninho está pegando até pensamento.

- Doutor Gerúndio, vossa excelência, por acaso, não estaria precisando de um retiro para estar refletindo sobre coleguismo? Vamos dar uma ajudinha, mosqueteiros: código Espada 4!

- Pronto, quando o jogo acabar, estaríamos abrindo a porta da rouparia.

- Um anel por todos, todos os anéis por um!

- Um doutor Gerúndio contra todos, todos por um castigo.

- Hershl, o Toninho está demais. Penicilina não é *doping* mesmo?

- Não sei, ED, nunca estudei sobre isso. Para mim, a boa disposição dele chama-se recuperação da saúde. Vamos voltar para a arquibancada.

- Campeão! Campeão!

- Calma, ED. O jogo só acaba quando termina.

- Falta um minuto. Minha nossa! O juiz marcou pênalti contra nós, no finzinho do jogo. Foi bola na mão, juiz ladrão!

- ED, é só um jogo de futebol. Diabético ladrão! Deve estar com catarata.

- Viu como não dá para segurar? É uma decisão. As torcidas existem pra se posicionar.

- Estou vendo. Dê uma panorâmica pela arquibancada: uns fecharam os olhos, outros roem as unhas. Reza é que não falta.

- Vou pedir para a sorte ajudar.

- Eles podem?

- Sorte, sorte, Hershl.

- Fleming, Heatley, Florey, Dawson... Vocês foram injetados no Toninho junto com a penicilina. Deem força, emprestem suas genialidades para o Toninho. Desculpe, Dawson, não se ofenda, sinto muito pela sua fraqueza muscular.

- O Toninho defendeu! Pegou no ângulo de mão trocada! Campeão! Campeão! O que foi? Não acredito!

- O juiz mandou repetir o pênalti. Invasão de área, ED.

- Quem é que teve a infeliz ideia de colocar o Carlos da Ouvidoria de capitão do time? Olha lá! Ele parece que dá razão ao adversário. Juiz incompetente! Doutor Gerúndio do apito.

- ED, você que é anjo da guarda, o que pode fazer?

- Vou proteger o lado direito do gol.

- Defendeu! Defendeu! O Toninho defendeu de novo! Espetacular! Campeão! Campeão!

- Hei! Hei! Hei! O Toninho é nosso rei! Hei! Hei! Hei! O Toninho é nosso rei! Que "hola" bonita...

- O juiz deu cinco minutos de acréscimo. Ele deve estar com hipotiroidismo.

- Ufa! Acabou! Penicilina 1 a 0.

- ED, vamos dedicar o título aos muitos Alberts Alexander da história da penicilina.

- Doutor Hershl, doutor Hershl!

- Oi, Zé do Bicho.

- Uma grande vitória!

- O time jogou bem.

- Doutor, o senhor jogou melhor ainda. Deu 1313 na cabeça!

- Que traumatismo craniano reconfortador!

- Uns R$60 mil, doutor. Levo a grana amanhã. Não se esqueça do meu. Eu ajudei, não é doutor?

- Estamos saindo do estádio pulando como uma cabra e cantando de galo, ED.

- E felizes porque não deu zebra nem no jogo de futebol nem no jogo do bicho.

- Bendito dinheiro, ED. A Orli vai amar de coração. Vamos poder completar a decoração, as cortinas, os lustres, os tapetes...

- Um daqueles quadros coloridos com borboletas ficaria bem na sala.

25 DE FEVEREIRO, QUINTA-FEIRA

Ambulatório geral do Hospital Brasilero Luiz Décourt

(Toque do celular de Hershl)

- Veja: e-mail. "Doutor Hershl, como já sabe, o poder do anel de esmeralda é uma concessão a um jovem médico ou uma jovem médica Monteverde e que termina quando se completam 15 luas cheias da formatura. Faltam três dias".

- Hershl, é no domingo.

- "No próximo dia 28, haverá a desconexão automática com a *webcam* do *notebook*. De acordo com o protocolo de encerramento, você devolverá o anel e receberá outro idêntico, exceto pelo poder mágico".

- Menos mal, Hershl.

- Não caio nessa. Vou ficar com o que ganhei de presente. Ele é minha propriedade.

- Hershl, não desafie a sorte.

- O Sorte, ED.

- "É missão do Sorte preservar o sigilo sobre o poder da pedra preciosa. Por isso, e até visando a sua segurança pessoal, você terá amnésia definitiva sobre os fatos ligados ao anel, embora preserve os conhecimentos científicos adquiridos. Você acreditará que eles foram lidos. Ou seja, desaparece o arco, mas ficam as flechas impactadas pela alta qualidade pedagógica das sessões e, como anotado nos registros, cada lição tem sido muito útil para a sua espiral de aprimoramento profissional. Estamos satisfeitos que você tenha ganhado a passagem e feito as viagens. A pasta *Anel de Esmeralda* do seu *notebook* será deletada".

- É uma violência. Os registros no meu *notebook* são de minha propriedade. Eles são uns *hackers*!

- Hershl, seja agradecido pelo que teve.

- "A devolução do anel está agendada para 27 de março. Pelo regulamento, ela não pode ser feita em dia de lua cheia. Você receberá instruções. Sorte! CRM-CFM".

- Se o Yuri sabe também, por que não mencionaram o nome dele?

- Eu não sei se ele sabe.

- Você não é humano.

- Sorte minha. Aliás, estou pensando em escrever um livro sobre a magia do anel de esmeralda.

- Quando eu ler, vou achar que é ficção.

- Certamente que vai. A mensagem é taxativa: você terá amnésia seletiva sobre a magia.

- Eu não vou devolver o anel, ED. Preciso arranjar uma forma.

- Perda de tempo.

- Por quê?

- Eles são poderosos, muito poderosos.

- Você faz parte desse poder, não é?

- Imagina, Hershl.

- Imagino mesmo. Você e o Yuri, aliás. Qual de vocês é o emissário da segurança?

- Hershl, não aguento mais a sua desconfiança. Renuncio à função de seu anjo da guarda. Me tira da corrente!

- É para já! Não consigo abrir o fecho. A mola está emperrada.

- Manda cortar a corrente, rente ao fecho, não quero ficar viúvo.

- Como vou conseguir alguém para fazer isso agora? Fica aí por enquanto, mas sem função.

- Impossível, meu código de ética diz que a presença obriga a manter-me anjo da guarda.

- Eu não quero, você não quer, mas prevalece o contrário, por quê? Só porque alguém escreveu. Não aceito, considere-se um ex-anjo da guarda.

- É assim que funciona: um terceiro está sempre incluído numa relação a dois ou em nome da moral ou da ética ou do direito.

- Ah! Já sei! O terceiro é o Sorte, não acertei?

- Se for, ele providenciará o término da briga.

- Por que faria isso?

- Hershl, o protocolo precisa ser cumprido. Ou você não cumpre com os seus pacientes?

- É... Cumpro. Sabe de uma coisa, ED. Esquece, vamos tomar um cafezinho da paz.

- Oba! Esquentamos a boca e esfriamos a cabeça.

- Por sorte o fecho da corrente emperrou.

- Há molas que vêm para o bem!

- Doutor Hershl! Doutor Hershl!

- Pois não?

- Sou a esposa do Ney Pirinelli, que foi operado pela sua equipe. O senhor terá que responder pela sua língua comprida.

- O que foi que aconteceu?

- O advogado disse que é caso para a Justiça e para o Conselho dos Médicos.

- Mas o que foi que aconteceu?

- Ele disse que não tem como o juiz não me dar razão.

- Não estou entendendo.

- O senhor sabe muito bem.

- Sei o quê?

- Não se faça de desmiolado. O senhor é um doutor.

- Senhora, então volte quando quiser me contar o que aconteceu. Tenho mais o que fazer.

- E ainda por cima é mal-educado.

- Eu a estou tratando muito bem. A senhora é quem não está.

- Eu posso! Sou uma cidadã diante de um erro médico gravíssimo.

- Erro médico de quem?

- Do senhor. Deve ter se acertado com o mau-caráter do chefe do meu marido.

- De uma vez por todas: o que foi que aconteceu?

- O chefe do Ney avisou ao diretor que o médico disse que ele nunca mais poderia voltar a trabalhar na mesma função e indicou o irmão para o lugar.

- Eu não falei isso.

- Ele disse que telefonou para o hospital.

- Eu disse que...

- Está vendo, o senhor falou! Acabou de confessar, vou ligar para o advogado.

- Hershl, ouço um liquidificador cruel ligado dentro da sua cabeça. Vários sentimentos estão sendo homogeneizados em uma sensação de angústia.

- É isso mesmo, ED... Minha senhora, eu não disse nada sobre o retorno ao trabalho.

- Isso mesmo, nada de retorno ao trabalho.

- Senhora, espere aqui que vou resolver.

- Aonde vamos, Hershl?

- Ao diretor clínico. Cometi uma infração ética imperdoável, ED. Não se dá informação de paciente por telefone. Nunca se sabe quem é que está do outro lado da linha. Ele pode distorcer como quiser, não há documentação. Fui ingênuo. Por que você me deixou falar, ED?

- Quando?

- Quando eu estava falando sobre o Ney com o chefe dele. Não é a função do anjo da guarda?

- Hershl, o que eu poderia fazer contra o seu desejo de ser admirado como o médico que resolveu o caso do paciente?

- Eu fiz isso?

- Exatamente. Quebrou o sigilo, expôs o paciente a mentiras para satisfazer ao seu ego.

- Mas eu não falei que ele não poderia voltar a trabalhar, ED.

- Hershl, você pôs a boca na botija indevidamente. Tenha ou não bebido a água, você cometeu uma falta ética grave.

- O diretor clínico vai me ajudar. Esses corredores parecem um labirinto.

- Você está precisando achar uma porta de saída.

- Que imbecil eu fui.

- Hershl, você não é um crítico de cinema.

- Não sou. E se fosse?

- Você perceberia facilmente todos os defeitos.

- Mas dificilmente conseguiria rodar um filme, não é, ED?

- Exato.

- O bandido começou ganhando. Vamos virar o jogo.

- O residente-mocinho Hershl sai galopando e reconquista a credibilidade.

- Para isso, preciso de um bom diretor.

- Pois não?

- Preciso falar urgente com o diretor clínico.

- Vou anunciá-lo. Simpática a sua estrela de David.

- Hershl, diz para ela que é simpático.

- ED, não ligue. É uma questão gramatical.

- Me incomoda.

- É o preço da fama. Homenagens, por exemplo, provocam mudança do gênero da pessoa. O trânsito na Presidente Vargas, o ingresso do Princesa Isabel...

- Eu não morri, Hershl. Eu me transformei.

- Doutor Hershl, pode entrar.

- Dá licença, doutor?

- Olá, Hershl.

- Doutor, eu cometi uma terrível quebra de sigilo com um paciente.

- O que houve?

- Dei algumas informações por telefone e o chefe do paciente distorceu a sua maneira.

- Macroglossia ética. Nada inédito.

- Vão contratar alguém para substituí-lo.

- E como é que você ficou sabendo disso?

- A esposa está aí e me contou. Que vergonha!

- Traga-a aqui.

- Doutor, ela vai acabar comigo na sua frente.

- Você não veio me pedir ajuda, Hershl?

- Vou buscá-la.

- Doutor, a esposa do paciente Ney.

- Minha senhora, onde é que o seu marido trabalha?

- Na Metalúrgica Fontana. Ele é o gerente financeiro.

- Fontana? No bairro Limão Verde?

- Isso mesmo.

- Hershl, leve a senhora até o quarto do marido e volte aqui.

- Pareceu-me ver um sorriso no rosto do diretor clínico, Hershl.

- Ele ri para não me esganar.

- Diretores são excêntricos.

- No momento, preciso de um bem centrado, ED.

- Com licença, doutor. Estou de volta. Ah! Desculpe...

- Então, Cadu, a história é essa. Lembranças à Tetê. Ligo pra marcarmos um jantar no fim de semana. Até mais!

- Hershl, acho que não preciso repetir que o médico tem que quebrar o segredo da doença e não o do paciente.

- Senti isso na carne.

- Os que se sentem prejudicados ficam bravos, enchem os seus ouvidos e esvaziam os seus bolsos.

- Ela vai me processar mesmo?

- Acho que não. Está tudo resolvido.

- Resolvido o quê?

- Relaxe. Está resolvido, e a seu favor.

- Verdade?

- Tivemos sorte: a Metalúrgica Fontana é do Cadu, o Carlos Eduardo, meu amigo de infância. Nossos pais eram companheiros de diretoria do clube. Já falei com ele. Assunto encerrado!

- Sabia que o senhor resolveria. Não sei como agradecer.

- Hershl, lembre-se: um residente errar é pedagógico. Mas tem uma coisa: situações dessa natureza são alimentadas pela vaidade.

- Eu sei.

- Agradeça aplicando o ensinamento no próximo paciente e, aí, é o hospital que agradece. A união faz a nossa força. Você já ouviu falar dos três mosqueteiros?

- Sou um deles.

- Não diga! Da próxima vez, vou deixar você duelar com o familiar. *Touché!*

- *Touché!*

(Toque do celular de Hershl)

- Veja: e-mail. "Doutor Hershl, informamos que a tecnologia de transporte que você utilizou é chamada de Meditar. Devemos esclarecê-lo, doutor Hershl, já próximo da nossa despedida, que a produção de Meditar é excessivamente dispendiosa em recursos humanos, tempo e custos, estes sob responsabilidade do Sorte! CRM-CFM, com sede no país onde outrora houve o reino de Pluxkorg. O FITD que começou com 180 reais barras de ouro – como você presenciou no documentário – está, atualmente, com acréscimo de vários zeros à direita, felizmente. Recentemente, atingimos a Meditar 98 – a número 1 é a anamnese da Praça do Mercado – e a nossa infraestrutura permite apenas uma simultaneidade entre os possuidores do anel de esmeralda. Aconteceu com você, quando encontrou o doutor Toshio Ayoamá na fila em Shropshire. Organização é fundamental, não é mesmo, Hershl? Sorte! CRM-CFM".

- Puxa! As sessões de história estavam ajustadas ao atendimento clínico que eu fazia. Não tinha percebido.

- Quase 100 Meditar. Que poderio, não é, Hershl?

- Uma centena é uma gota no oceano em relação a todas as combinações de eventos marcantes da Medicina.

- Exatamente, ED, o diabetes que lemos no livro multiplica-se em milhões de diabéticos, cada um manifestando particularidades.

- Por isso que o médico fica mais sujeito a errar na atitude do que no aspecto técnico da doença. Olha quem chegou!

- Oi, Gabo.

- Oi, Orli. O poder mágico controla tudo, nos mínimos detalhes.

- Será que ele não trabalhou a sua cabeça para estudar Medicina?

- Considerando que de médico e de louco todos têm um pouco, fico feliz pela opção que fizeram. Mas que cara é essa? O que foi que aconteceu?

- Fui tomar um chá com a sua mãe.

- Não diga! Chá de Shropshire?

- Não conheço essa marca.

- Chá com torradas?

- Isso mesmo. A sua mãe torrou a minha paciência.

- Sogras e noras nunca aprendem a conviver.

- No primeiro gole, ela disse: "Orli, querida, o Hershl é um excelente filho. Se você for esposa uns 40% da excelente mãe que sou, ele será um ótimo marido".

- Ela disse isso?

- Repetiu. Eu respondi que tinha certeza que você será um bom marido, pelos quatro anos de namoro mais noivado, que foram suficientes como atestado de bons antecedentes e sua certidão negativa de mau-caráter. E disse, também, que o casamento providenciaria a documentação restante.

- E ela?

- Detestou, ficou irritadíssima. Um filho dela nunca teria mau-caráter. Para que precisava de um atestado?

- Estou imaginando a cena, Orli.

- Mas ficou pior quando falei que você carrega dentro de si um batalhão de *paparazzi* da consciência, que fotografam tudo o que você faz e publicam na revista do ego, expondo-o às próprias críticas.

- Ela captou a mensagem?

- Boiou igual ao saquinho do chá e disse que você não tinha nada a esconder de ninguém, que era só olhar nos seus olhos que ela sabia o que se passava na sua cabeça.

- Ela me conhece mesmo.

- Aí, concordei que você não consegue dissimular seus sentimentos, que sua cara denuncia na hora, Hershl.

- Que chá amargo!

- Disse que merecia melhor sorte com a nora.

- Não aguento mais ouvir falar em sorte! Orli, mas também, que linguagem você foi usar. A minha mãe é inteligente, mas não é culta. Você devia ter falado como as comadres fazem, os artistas de novela, os comunicadores do rádio, mais popular.

- Falei assim de propósito e continuarei até ela perceber que eu não sou inferior a ela.

- E como o chá terminou?

- Frio, gelado. Pela expressão com que ela foi embora, quando você chegar em casa, vai encontrar uma armadura medieval na sua cama, com um bilhetinho: "meu filho, é para você usar sempre que for encontrar aquela bárbara metida à madame".

- Se vender no shopping, com certeza.

- Mas na hora do doce, eu fui gente fina. Empostei a voz e disse que eu serei uma esposa-bengala branca.

- Ela entendeu que era para me bater?

- Não, eu completei rapidinho, para as suas cegueiras do mundo real.

- Orli, de onde foi que você tirou isso?

- É verdade. A sua mãe pediu a conta, trocamos aquele beijinho-hipócrita no rosto e saiu na direção do estacionamento. Voltei de táxi.

- Por quê?

- Ela tinha me pegado em casa.

28 DE FEVEREIRO, DOMINGO

Pronto-socorro do Hospital Brasileiro Luiz Décourt

- Um mosqueteiro não pode aceitar o que querem fazer.

- Hershl, entenda que é um mandato imperativo. O seu anel de esmeralda está com os dias contados, ou melhor, com as luas contadas.

- Eles não conhecem a nossa obstinação. Só lamento que não possa compartilhar com o Lucas e com o Fabiano.

- É pessoal, Hershl. Você é um Monteverde.

- Doutor Hershl?

- Sim, enfermeira.

- O SN está aí de novo.

- Quem é SN?

- Doutor, ele ficou famoso no mundo todo depois que apareceu no *New England Journal of Medicine*.

- Apareceu?

- É, teve o seu caso publicado.

- Ah!

- O seu nome é Sebástian Nortega, é argentino. Ele nunca trabalhou e passa a vida indo de PS em PS gemendo de dor e exibindo suas cicatrizes tão desnecessárias para a sua saúde quanto necessitadas por sua cabeça doente.

- Bom dia. Sou o doutor Hershl. Já sei que você é o famoso SN.

- Doutor, me ajude, estou com uma dor na barriga forte. Aiiii! Não ponha a mão! Na pele já dói.

- Enfermeira, chama o cirurgião.

- Doutor Hershl, o senhor acha que precisa? Das últimas vezes o cirurgião mandou o SN embora.

- Enfermeira, chama o cirurgião, por favor.

- Ora, ora, o nosso hermano Barão de Münchausen nos visita.

- Doutor Saens Peña, respeita a dor de um conterrâneo. O senhor precisa me operar imediatamente.

- Hershl, não precisa fazer nenhum exame. É simulação. Duas dessas cicatrizes foram assinadas por mim. Pode dispensá-lo.

- Doutor Saens Peña, somos os internos. O senhor pode explicar o caso?

- Trata-se da síndrome de Münchausen. É uma afecção psiquiátrica em que o paciente, de modo compulsivo e repetitivo, fabrica sintomas e exagera eventuais manifestações para ser alvo de atenção médica e de enfermagem. Tive um caso recente em que a mãe inventava sintomas no filho de 3 anos.

- Como é mesmo o nome da síndrome?

- Münchausen. Vem de Karl Friedrich von Münchausen, o Barão de Münchausen. Ele viveu no século XVIII e fazia contos fantásticos de viagens, que tinha voado numa bala de canhão, que tinha visto árvores saírem voando com as raízes durante uma ventania e assim por diante.

- Criativo.

- Eu brinco que muitos pacientes gostariam de me chamar de doutor Münchausen, que arrancaria a doença com todas as raízes, seria um especialista em tratamento da etiopatogenia. Até mais! Preciso operar uma barriga de fato doente. SN, até a próxima.

- ED, eu não estou convencido. Lembrei-me da história do jovem que mentia seguidamente que uma fera se aproximava da cidade, até o dia em que era verdade e ninguém acreditou. Foi uma tragédia.

- Rótulos.

- Fazendo uma análise do calhamaço-prontuário de SN, fica nítido que o quadro clínico atual é diferente de certo padrão comum aos prévios.

- Considera uma evidência clínica forte?

- Chamou-me a atenção. Sinceramente, ED, não sei se devo dar alta, estou em dúvida. A comichão no dedo maluco...

- O movimento é da lateralidade.

- Vou continuar observando.

- Hershl, a ambivalência em tomadas de decisão é como uma bula de remédio: visa ao bem, mas não descarta males.

- Indicação precisa e adversidade imprecisa, o difícil na decisão clínica é saber para que lado distribuir os fatos.

- Doutor, tem paciente esperando desocupar uma maca. O senhor pode apressar a alta do SN?

- Não vou dar alta por enquanto, enfermeira.

- Mas o doutor Saens Peña mandou.

- A mão para operar é dele, mas a mão para assinar a alta é minha.

- Enfermeira, estaria sendo equivocado ou este residente incompetente que se diz médico estaria desobedecendo ordens?

- Doutor Gerúndio! Que bom encontrá-lo! É sempre bom ter a palavra oficial: é verdade ou é fofoca que o senhor fez muitos elogios ao bom gosto da roupa do presidente da banca que o aprovou como assistente clínico?

- Hershl, você não estaria tendo alcance para assuntos de elegância.

- Não é uma questão de moda, é de hipocrisia.

- Hershl?

- O que foi, ED?

- Sabe o que Abraham Lincoln falou?

- Quem?

- Lincoln, presidente dos Estados Unidos.

- Ah! Sim, o que ele falou?

- Que o hipócrita mata os pais e depois pede clemência por ser órfão.

- O doutor Gerúndio tem o perfil. Ele mata Hipócrates todos os dias, mas tenho fé que um dia será condenado sem clemência ética.

- Não estaria respondendo a sua pergunta, estaria ordenando que dê alta. Já! Daqui a dois minutos estaria sendo obrigado a comunicar uma grave quebra de hierarquia.

- O senhor estaria, por acaso, examinando o paciente?

- Observação dispensável. O cirurgião já fez.

- Por que, então, o senhor não estaria dando a alta?

- O cirurgião mandou você. Estarei denunciando a sua conduta antiética, imediatamente.

- Estarei me lixando para a sua opinião.

- E eu para a sua.

- Não dá para chegar perto de você sem uma dose de antiemético. Conversar só com infusão gota a gota, soro aberto.

- Quem estaria tendo alta rapidamente é você. Alta a pedido, a meu pedido.

- ED, vamos ao que interessa. O próximo caso. Interno, pode apresentar.

- O Carlos Viriato tem 28 anos. O motivo da consulta é sonolência. Anda com dificuldade pela obesidade mórbida e está cheio de equimoses pelos braços e pernas. Aguardamos os exames. Fizemos as hipóteses de síndrome obstrutiva ligada à apneia do sono e hipotiroidismo.

- A causa da equimose?

- Por enquanto, idiopática.

- Criptogenética também?

- Genética?

- Deixa pra lá...

- Estamos vendo cada vez mais obesos, ED.

- O Yuri engordou demais.

- Como assim?

- É... Ele disse.

- Nunca disse isso.

- Você é que não ouviu.

- Vocês já se conheciam. Diagnóstico fechado. Vamos rever o SN.

- Será que o doutor Gerúndio deu alta?

- Com que coragem, ED?

- Tem razão, não seria dessa vez que ele estrearia uma tomada de decisão.

- Enfermeira, chama o doutor Saens Peña com urgência. Diga a ele que o SN está toxemiado. Vou prescrever os antibióticos.

- Doutor Hershl, podemos lhe apresentar um caso?

- Pois não, interno.

- É um homem de 49 anos com dor abdominal forte, ele tem...

- ED, será um primeiro episódio de uma síndrome de Münchausen?

- Não seria uma adivinhação?

- Não dá para fechar os olhos para adivinhar, ED. Pelo contrário, é preciso abrir o olho clínico para puxar o fio certo da meada.

- ...Doença de Crohn.

- Então, é uma ileíte regional.

- O doutor Burill Bernard Crohn resolveu estudar Medicina para resolver as terríveis indigestões que o seu pai sofria habitualmente.

- Parabéns, ED, o historiógrafo de ouro.

- Doutor Saens Peña?!

- Hershl, fiz questão de vir pessoalmente cumprimentá-lo por sua conduta precavida. Bem que Aristóteles dizia que um mentiroso quando fala a verdade tendemos a ignorá-la.

- O SN?

- Nada supera uma decisão focada no momento do paciente. Chamo de ouvido paciente e de olho impaciente.

- E mão no paciente.

- E também o gosto pela profissão e o cheiro da intuição. Os antecedentes são importantes, mas podem induzir a uma imprudência ou a uma negligência.

- O senhor já o operou?

- Sim, era uma obstrução intestinal com sofrimento de alças por bridas formadas a partir das operações.

- Foi bem?

- O SN perdeu uma parte do intestino e ganhou mais um pós-operatório adorado.

- Hershl, nunca se para de aprender.

- ED, o paciente é o livro!

- Foi uma questão de bioética, não foi?

- Perfeitamente. A bioética é conselheira respeitável da prudência.

- O que será que o doutor Gerúndio estaria dizendo agora?

- Doutor Hershl?

- Sim?

- É da diretoria para o senhor.

- Alô? Agora? Em um domingo? Estou indo. ED, o que será que aconteceu?

- Deve ser alguma gerundice. Não falei. O doutor Gerúndio está sentado na antessala da diretoria.

- Vou me preparar psicologicamente.

- Agora, Hershl, você estará vendo o que acontece com quem desobedece aos superiores.

- Ah, é?

- O diretor clínico estará vindo numa tarde de domingo por causa de um incidente com grande prejuízo para um paciente devido a uma gravíssima quebra de hierarquia. Eu disse para ele que estaria sendo uma questão de expulsão imediata de residente arrogante.

- O diretor está aí, Hershl?

- Parece que está no gabinete dele, doutor Saens Peña.

- Estão demorando, Hershl. O diretor clínico deverá estar assinando a sua expulsão sumária por justa causa.

- Até mais. Hershl, por que você não acompanha o doutor Saens Peña num cafezinho na lanchonete? Ele terá muito prazer em detalhar o que encontrou na barriga do Mun... Mun... alguma coisa.

- Com muito prazer, senhor diretor!

- Enquanto isso, eu estaria fazendo uma conversinha com o doutor Gerúndio. Você estaria ficando pálido de repente, doutor Gerúndio, ou seria impressão minha? Queira estar entrando no meu gabinete e sentando confortavelmente nessa cadeira que uso em dias de dor na coluna.

- Estou dispensado mesmo, senhor diretor?

- Claro, acompanhe o doutor Saens Peña.

- Doutor Gerúndio, você ouviu bem: eu estou dispensado da reunião, e não da residência.

- ED, o sorrisinho de malfeitor de desenho animado do diretor parece antecipar o que estará para acontecer com o doutor Gerúndio. Os seus triângulos...

Refúgio do Residente Desconhecido

- Não houve a contagem regressiva depois da vinheta. A mensagem é: "Londres, século XIX".

- Está acabando o que era doce.

Londres, século XIX

- Ouvimos o brilhante discurso do nosso eloquente presidente vitalício, o senhor Samuel Pickwick.

- ED, Pickwick é uma doença ligada à obesidade. O senhor Samuel não é tão gordo.

- Quem conta um conto.

- Aumenta um ponto.

- De quilo em quilo.

- Aumenta o IMC.

- Índice de mais ou menos comida?

- Repara naquele canto, ED. O senhor de bigode e cavanhaque com uns papéis na mão: ele fala sozinho.

- Não gostei dos óculos quadrados. Vou mudar para circulares.

- Ele fez uma anotação no manuscrito, Hershl.

- Obrigado, senhor Dickens. A armação circular compõe melhor a importância de um Samuel Pickwick. O senhor me pôs muito à vontade para manifestar críticas à sociedade vitoriana. Eu também fico irritadíssimo com a hipocrisia, a corrupção e o desvirtuamento da cidadania. Senhor Dickens, carrega forte nas palavras, seja o mais irônico possível, faça-me viajar bastante. Eu demonstrarei toda a minha indignação e tenho certeza de que o senhor será lido eternamente.

- Caramba! É a construção do personagem, ED.

- Ela dá muito trabalho e nem sempre a crítica reconhece.

- Tem um jornal ao lado do senhor Dickens. Pega lá!

- Gostei da manchete, Hershl: "Escritor revela quem foi o seu primeiro amor".

- Vamos ler a fofoca: "O meu primeiro amor foi Chapeuzinho Vermelho, cujas leituras repetidas influenciaram a construção de meus personagens".

- Será que o lobo mau era obeso?

- O caçador talvez, ED.

- Hershl, olha o que aconteceu. E agora? Junto com o jornal veio uma página do manuscrito.

- Me dá aqui: "Algumas pessoas se dirigiram a uma carruagem onde o Joe, o Fat Boy, comia um pastelão. Acompanhamos e, mal todos se acomodaram, Joe já estava dormindo. Em uma estalagem no caminho, todos desceram, exceto Joe. Quando retornamos, o Fat Boy estava dormindo profundamente. Um dos passageiros, irritadíssimo, disse que o ronco de Joe parecia um rugir de canhões, que certamente fora a sua canção habitual de ninar. Outro senhor pediu a quem estava mais perto do obeso Joe: 'tenha a bondade de beliscá-lo na perna. É a única maneira de acordá-lo'".

- É a causa das equimoses no paciente do pronto-socorro, Hershl!

- Beliscões terapêuticos para acordar quem tem síndrome de Pickwick.

- Mudou o cenário. É a Harvard Medical School.

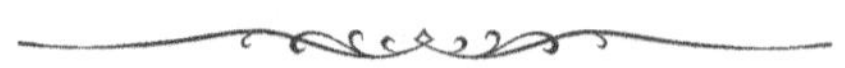

Medical Harvard School, século XX

- Prezados, o paciente em questão é um inveterado jogador de pôquer, que ganhou mais de 30 quilos em menos de um ano devido a uma hiperfagia potencializada por sedentarismo, frustração e ansiedade. Ele passou a ter mais glóbulos vermelhos no sangue, edema em membros inferiores e, especialmente, sonolência. A manifestação clínica não é de causa endócrina. A sonolência é de caráter obstrutivo, associada à apneia do sono e, de modo curioso, ela provoca dificuldades em distinguir realidade de sonho. Proponho que essa manifestação clínica seja denominada de síndrome de Pickwick.

- ED, vou lá falar com ele. Doutor, sou Hershl, seu colega.

- Muito prazer.

- O seu nome...

- Charles Sidney Burwell, sou o reitor.

- Um momento senhores, sou Karen e desejo agradecer ao senhor ter dado oportunidade às mulheres de ingressar na Universidade de Harvard em igualdade de condição com os homens.

- Minha jovem, se pretendemos que a mulher faça o mesmo trabalho que o homem, então devemos ensinar igual a ambos. A frase não é minha, é de Platão. Pois não?

- Hershl. Professor Burwell, parabéns por sua apresentação, mas um ponto não ficou claro para mim. O personagem que precisa ser beliscado para permanecer acordado em plena luz do dia é o Joe Fat Boy, não é mesmo?

- Sim, é ele.

- Então por que a sua proposta foi síndrome de Pickwick e não foi síndrome de Joe?

- Hershl, é simples: o nome Joe é fraco. Pickwick é forte. Repete comigo: Pi-ck-wi-ck. Enche a boca, dá credibilidade.

- O senhor tem razão, não havia pensado sob esse ângulo.

- Porque a verdade absoluta, se uma ajeitadinha facilita ser mais bem-sucedida. Com o tempo, meu jovem, ficará o nome e esquecer-se-á a origem. Palavra de reitor. Até mais!

- Obrigado, professor Burwell.

- Gostei da lição de esperteza, Hershl.

- Foi mesmo, ED. Nunca pegaria uma sugestão de síndrome de Zé. Nobre deputado, o senhor é portador da síndrome de Zé.

- Ele correria atrás de uma segunda opinião.

- Nobre deputado, os exames confirmam que se trata da síndrome de Zedieski.

- Quem foi Zedieski?

- Uma segunda versão de Zé, eponimamente correta.

- O *notebook* desligou.

Refúgio do Residente Desconhecido

- Oi, Hershl.

- Oi, Fabiano.

- Hershl, os deuses ouviram os mosqueteiros.

- O que foi que aconteceu?

- Ajudei o doutor Saens Peña em uma hérnia inguinal estrangulada. Ele estava em alto astral. Imagina por quê?

- O doutor Gerúndio.

- Como é que você sabe?

- Depois eu estaria dizendo.

- Ele contou que o diretor clínico fez uma ligação para Cabo Canaveral e enviou o doutor Gerúndio por fax, onde houve uma conexão imediata com uma nave espacial não tripulada chamada Münchansen Lier, lançada para orbitar a Terra por três anos. Muitos vão acreditar, porque o doutor Gerúndio não foi mais visto.

- Ele estaria sendo demitido?

- De modo sumário.

- Hoje foi o dia dos mentirosos opostos: SN foi admitido e o doutor Gerúndio, demitido do hospital.

- Ganhamos o duelo.

- Uma demissão para o bem de todos, todos felizes pela demissão.

(Toque do celular de Hershl)

- Veja e-mail. "Hershl, o mundo da magia não deixa de ter surpresas. Detectamos uma mutação inédita no protocolo do seu anel de esmeralda: a menção da palavra dúvida determinava um direcionamento da decisão, sinalizado pelo movimento do seu dedo anular. Como ED observou e alertou, o balançar vertical prenunciava resposta positiva e a lateralidade, uma negativa. Na verdade, tivemos dúvida – sem comichão –

se deveríamos ou não reparar esse desvio de função do anel, inclusive porque, em uma ocasião, a verbalização fez com que você percebesse que não fora cuidadoso em relação à anamnese do goleiro Toninho. O Alto Conselho do Sorte ponderou que não havia segurança se a indução de resposta manter-se-ia orientada para o bem, como uma bússola para o norte. Um argumento forte na discussão foi o receio de a mutação vir a permitir a afirmação de diagnósticos, que por mais corretos que pudessem ser, não estariam sustentados por um raciocínio integrativo entre queixa principal, anamnese, exame físico e exames complementares. O perigo do *magister dixit* foi considerado alto. Hershl, sabemos o quanto você deve estar perplexo com a informação, pois notamos que você nunca teve a consciência do fato. Em resumo, um árduo trabalho de *recall* à distância conseguiu eliminar a mutação, embora ao final da nossa parceria, e estamos fazendo um trabalho preventivo nos demais 35 anéis sob nossa gestão. Sorte! CRM-CFM".

- ED, eu fiz alguma besteira?

- Pelo contrário, todas as decisões foram corretas, pelo menos no meu ponto de vista.

- Seria ótimo conservar esse poder. Seria conhecido como doutor Hershl, um médico de diagnóstico fácil, acima de qualquer dúvida.

- Mas, Hershl, um método dissociado da ciência não expõe ao risco de perda de controle?

- Isso é verdade. Abaixo a comichão, viva o pé no chão! Pera aí... Estou tendo uma ideia.

- Hershl, o que foi?

- ED, é claro que eu não vou deixar que me tirem o anel, mas quero ter certeza que posso também manter as viagens.

- Impossível, Hershl, esquece.

- O sistema da magia tem falhas. Eles admitiram. Vou vencer quem me quer derrotar.

- É perda de tempo.

- ED, uma ligação direta.

- Suicídio mental.

- ED, o primeiro sinal não é o tremor dos seus triângulos?

- Não temos controle sobre isso.

- Olha, eu fico pulando e você treme.

- É diferente.

- É a mesma coisa, vamos lá.

- Para! É ridículo.

- Não apareceu nada na tela. Vou me inspirar melhor.

- Para!

- Ajuda aí, ED.

- Chega!

- A vinheta... Consegui! Consegui! Não disse? Ninguém pode com um mosqueteiro residente.

- Hershl, isso não vai dar certo. Vamos parar por aqui.

- ED, você não é tão corajoso?

- Não desafiando um poder com sorte.

- Consegui quebrar o protocolo, ED. Vamos continuar viajando.

- Não seja infantil.

- Relaxa, ED. O letreiro, o letreiro! Viu? Está funcionando perfeitamente.

- Rumo ao desconhecido, Hershl. Vamos entrar pelo cano.

- Mas o que é isso? A cadeira está balançando... Uma turbulência. Minha cabeça vai estourar! Tem uma sirene dentro dela. Socorro! Socorro! Estou caindo num abismo. Vou vomitar! ED, faça alguma coisa!

- Em dez segundos vai acabar. Acabou!

- Minha nossa! Que sufoco! Estou todo doído, um gosto horrível na boca, preciso ir ao banheiro... Já!

(Toque do celular de Hershl)

- Veja e-mail. "Doutor, a sua ingratidão provocou profunda irritação no *staff* que tem lhe prestado serviços com a máxima dedicação e consideração. Esperamos que tenha aprendido a lição. Não há como provocar desvios no protocolo por conta própria. Devia se envergonhar de não atender ao seu anjo da guarda. Mosqueteiros e residentes não são invencíveis e precisam respeitar regras. Esclarecemos que o Meditar tem controle via satélite a partir da nossa central sobre a integração entre neurotransmissores e receptores conhecidos apenas por nossos cientistas. Lamentamos o seu sofrimento pelos dez segundos, mas foi o modo mais eficaz que conhecemos para imunizá-lo de futuros atos de heroísmo pueril. Caso haja a repetição da estupidez, serão 60 segundos, sendo que os testes em nossa câmara de aceleração concluíram que a capacidade humana de sobrevivência não passa de 20 segundos. Sorte! CRM-CFM.

- Hershl, é preciso analisar os limites para um desafio e entender as barreiras para ter chance de vencê-las.

- ED, talvez não consiga as viagens deles. Não estou convencido ainda, mas com o anel é diferente. Ele é meu, direito constitucional.

- Hershl, você está viajando.

26 DE MARÇO, SEXTA-FEIRA

Casa de Hershl

- ED, este pós-plantão foi ótimo, que maravilha dormir oito horas seguidas. Revigorou-me para a luta. Um mosqueteiro solitário e o seu fiel anjo da guarda dispostos a matar ou morrer em defesa da propriedade.

- Não conte comigo.

- Você não está disposto a matar ou morrer?

- Fugirei para o mato ou para o morro, isso sim.

- Já esperava, você é anjo da guarda do anel, a serviço do Sorte.

- Estou sempre a sua frente, Hershl.

- Claro, pendurado, só podia.

- Antes da luta farei uma declaração: "Meu querido anel, criei amor, você enfeita a minha mão, preocupa-se com o meu crescimento profissional, me leva a locais incríveis e me ensina a avaliar a riqueza da Medicina pela dimensão do passado. O destino nos fez íntimos e cúmplices. Tenho Monteverde no nome e você uma pedra verde de renome. Mas decidiram a nossa separação. Vou lutar para impedir, mas se não conseguir, tenho a esperança que o anel que receberei na troca será você mesmo. A falta dos poderes será irrelevante para o nosso compartilhamento".

- Poético, mas vejo que no íntimo você admite a troca.

- Não admito nenhuma troca do anel, mas tenho que considerar que posso vir a perder o poder da magia. Afinal, sou médico, ED.

- Preparado para o bom e para o mau.

- Vou tirar fotos, vários ângulos e aproximações. Salvarei em *Imagens do Anel de Esmeralda*, prova da minha propriedade. Da *webcam* também. Tenho certeza de que o olho privilegiado já derramou lágrimas eletrônicas pela iminente desconexão com o anel de esmeralda.

- Hershl, o seu romantismo dá asas à imaginação, mas os fatos logo incendeiam o seu cérebro e elas se desprendem porque os seus sentimentos as colam com a cera de Ícaro.

- Vou à luta!

- Você tem um plano?

- Vou guardar o anel no cofre de parede dentro do armário.

- Hershl, você acha mesmo que é uma boa ideia? Ficará sem poder usá-lo.

- Quando se esquecerem de mim, volto a usar.

- Não conte com esquecimentos, a não ser a amnésia de tudo isso.

- Amnésia? Na minha idade? O que você está insinuando?

- Viu? Você já se esqueceu da mensagem.

- Ah, é! Mas não vão conseguir. Tenho ótima memória.

- Hershl, você não vai saber que esqueceu.

- Estou decidido: o anel ficará escondido, dentro do cofre, dentro do armário, dentro do meu quarto, dentro da minha casa, inviolável por lei.

- Hershl, não subestime a magia.

- ED, não subestime a minha memória.

- Usam ondas via satélite. Não há porta que tranque.

- O aço do cofre rejeitará as ondas.

- Hershl, você sabe o segredo pelo menos?

- Não sei, mas a minha mãe sabe. Vou falar com ela.

- Hershl, não envolva a sua mãe.

- Mãe, a senhora pode guardar o anel de esmeralda no cofre do meu quarto?

- Filho, por que um excelente médico como você não quer usá-lo?

- Mãe, é só por uns dias. Estou tendo umas coceirinhas.

- Tenho uma pomada ótima.

- Obrigado, mãe. Prefiro deixar o anel fora do contato.

- Mas como é que as pessoas saberão que o meu filho é médico quando não estiver de avental?

- Mãe, eu faço de conta que estou de férias.

- Mesmo assim você continua sendo o meu filho médico.

- A senhora tem razão, mas, por favor, guarde o anel.

- Está bem, farei pelo seu dedo.

- Obrigado, mãe. Não me diga os números da combinação, não quero saber. Quando precisar abrir, peço para você.

- Abrirei com o máximo prazer. As pessoas precisam saber que o meu filho é médico.

- Hershl, sua mãe-escoteiro é sensacional.

- Ela precisa fazer boa ação para o filho.

- Todos os dias.

- Pronto, ED. O anel está seguro.

- Será?

- O chefe do Sorte é o Grande Irmão? A novilíngua é cirílico, com possibilidade de vir a ser o esperanto?

- Hershl, entenda que o anel substituto é o presente verdadeiro.

- Sei. O da formatura foi pré-presente.

- Isso.

- Então é um passado.

- Exatamente, considere que ele faz parte do passado.

- ED, você ensinou-me a interagir com empatia, mas o Sorte não liga pra isso.

- Hershl, você é pessoa física, eles são pessoa jurídica.

- Eles me deixam em tensão.

- Hershl, não falamos de leis dos homens.

- De que estamos falando?

- De alguma coisa que transcende a lógica que você conhece.

- Prefiro o que é organizado. Nunca me interessei por física quântica, ED.

- É outro nível de realidade, complexo.

- Não aceito.

- Hershl, quantos monteverdes já não receberam esse mesmo anel?

- Não sei desde quando existe o Sorte.

- Você estará na galeria, um privilégio.

- Como pode ter certeza?

- A cada 15 meses, o processo é renovado. É o regulamento.

- O tal do comodato.

- Perfeitamente. Um bem não fungível a ser devolvido depois de um período.

- Não fungível é que não mofa?

- Não, que não é substituível após gastar com o uso.

- Um contrato unilateral.

- Hershl, você está sendo pueril.

- ED, essa não é uma fala com empatia.

- É o ângulo certo para fazer você enxergar a questão. Eles farão o que for preciso para cumprir o protocolo, seja ou não legal, você queira ou não.

- Vou à delegacia fazer um boletim de preservação de direitos. Vou falar com o advogado.

- Está bem. Registre que você ouviu falar na calada da noite, exatamente à meia-noite, que uma bruxa com brevê vencido chegará em uma vassoura voadora, varrerá o anel para fora do cofre, depois, no estacionamento de um shopping, ele será transferido para um tapete voador, que, com sirene aberta, aterrisará por instrumentos durante uma tempestade de raios em um castelo, onde vive um ogro encarregado-oficial dos resgates dos anéis de esmeralda.

- Engraçadinho Dissimulador.

- Vou procurar onde guardei a lâmpada de Aladim. Ainda há um desejo sobrando, pedirei ao gênio para defendê-lo do Sorte. Ah! Lembrei-me?

- De onde guardou?

- Não, Hershl, que houve um apagão.

- Apagão da lâmpada de Aladim?

- Apagão definitivo. Ele se casou com a princesa filha do sultão e se desinteressou da lâmpada.

- É uma pena que não possa pedir ajuda aos mosqueteiros. O Lucas e o Fabiano não saberiam por que motivo estariam lutando, o que é fator de péssimo prognóstico.

(Toque do celular de Hershl)

- Veja: e-mail. "Hershl, parabéns pela qualidade das fotos do anel, mas informamos que o Arquivo de Imagens do Anel de Esmeralda será apagado também. Sorte! CRM-CFM".

Pronto-socorro do Hospital Brasileiro Luiz Décourt

- Hershl, há dois casos graves para lhe passar. O do box 8 tem 81 anos e foi baleado no abdômen e o do box 11 tem 25 anos. Ele levou três tiros no tórax. Chegaram quase juntos. Estamos aguardando o Centro Cirúrgico chamar. Você terá que decidir quem vai primeiro.

- Eu? Não é o cirurgião?

- Hershl, você bem sabe que ele lavará as mãos.

- Bom descanso, colega.

- E agora? Como vou decidir a prioridade, ED?

- Doutor, o meu pai já está sendo operado?

- Está para ser chamado pelo Centro Cirúrgico.

- Uma tragédia, doutor. Meu pai superou um câncer, um infarto e agora é assaltado na porta do hospital quando ia fazer uma consulta por causa de uma micose na unha.

- Sinto muito. Ele sairá dessa também.

- Doutor, o bandido que assaltou o velhinho na porta do hospital já morreu?

- Não, policial, estamos cuidando dele.

- ED, então, os casos são interligados. O que o meu anjo da guarda sugere?

- O rapaz tem toda uma vida pela frente, mas é bandido. O idoso, por outro lado, deve ter tido uma vida digna, merece viver um pouco mais.

- O médico precisa tomar decisões isentas. Aspectos morais de seus pacientes não devem ser considerados em risco de morte.

- Ser bandido é um risco de morte, Hershl.

- O profissionalismo exige objetividade, um critério.

- Critério social: a vítima em primeiro lugar.

- Não, ED, um critério sobre a gravidade clínica.

- Doutor, o meu pai já foi operado?

- Doutor, o bandido já morreu?

- Vou chamar o assistente, ED.

- Ele ficará no mesmo dilema: ele, o diretor clínico, o professor da faculdade, o presidente do Conselho de Ética. Só muda a pose.

- Você acha que eles não teriam um critério?

- Não sustentariam uma posição utilizando o Código de Ética Médica.

- Será?

- Existe um conflito e o meu caro doutor Hershl não pode regredir para o útero da faculdade.

- ED, ainda bem que a minha mãe não ouviu. Diria que só tive um.

- É uma eleição. Um solilóquio de residente.

- O que é isso?

- Você terá que dialogar com a própria consciência e escolher o candidato.

- Estou em um aprendizado sob supervisão.

- A angústia da solidão traz crescimento. Assuma a decisão.

- E se amanhã me perguntarem por que não pedi ajuda? O que respondo?

- Ora, iminência de morte.

- Vou ligar para a Comissão de Bioética.

- Não vai dar tempo, Hershl.

- Doutor, o meu pai já foi operado?

- Doutor, o bandido já morreu?

- Hershl, não há como ter certas respostas prontas sobre atitude.

- Você tem razão. É diferente das manifestações da doença que podem ser antecipadas. Os cuidados organizados em rotinas, diretrizes com bases científicas.

- Aqui não cabe classificar atitudes. É uma emergência por um crime praticado na porta do hospital. Há um paciente nosso envolvido. A solidariedade inconsciente não pode ser desprezada.

- É, pelo jeito, não tenho saída: serei negligente com um deles.

- É um mesmo ato, agravante e atenuante se confundem.

- Olha que terrível! Já imaginou, ED, o criminoso morre e eu que sou condenado?

- O juiz poderá condenar os dois se você der a chance para o bandido.

- ED! Você é ou não é o meu anjo da guarda?

- Não há uma decisão certa, por qualquer ângulo será maldade *versus* bondade.

- Tenho que me sentir fazendo o bem, ED. Não me satisfaz considerar que sou apenas um respeitador habitual da ética.

- Se não fosse, não estaria vivendo o drama de consciência.

- Mas como devo fazer para me ajustar aos pacientes e ao Código de Ética?

- Dilemas existem e interpretações podem variar, mesmo em leis.

- Sinto-me um "fora-da-ética".

- Existe uma realidade que impede uma decisão perfeita, Hershl. Aqui não é uma questão de normal ou patológico. Há mal maior do que um atentado à vida?

- O bandido atirou, mas a polícia também.

- Em defesa da sociedade. Tem autorização, é dever, Hershl.

- Ah! Então a bala do bandido é má e a da polícia é boa?

- Não seja maniqueísta. Qualquer modelo de sociedade inclui comparações ajustadas ao que se valoriza.

- Eu valorizo a vida.

- Então ajuste ao poder que você tem nas mãos. Use-o. O que decidir não afetará a integridade da Medicina.

- Estou bem consciente disso, ED. O poder que tenho como médico não poderá dar a chance de sobrevida a ambos os pacientes.

- Tem razão. Será um bem e um mal, não há saída.

- Incomoda-me ver aplicando um remédio mortal a um deles, que jurei nunca fazer. Estou sendo castigado pela ética e ela ainda me castigará pela prática de eutanásia.

- Não será por comprazer, pense que uma vida poderá ser salva. Não queira ser herói, só por ser um mosqueteiro.

- Sinto-me dividido. Você ouviu as palavras: o filho deseja a salvação, o policial, não.

- Hershl, você não está sendo irresponsável. É o sistema que está determinando opção de santo para um e pecador para outro.

- O sistema?

- É, o sistema.

- Ele não zela pela ética?

- Paradoxos existem. Apesar de universal, ele não está contribuindo para evitar dano a um paciente porque não dispõe de duas equipes cirúrgicas para a situação.

- Ah! Sou um refém do sistema?

- Está refém.

- Maus-tratos.

- É a verdade de plantão, Hershl.

- Que plantão! Não fiz nada do que sei fazer.

- É um cenário político que não é familiar a você.

- O sistema é o culpado: você disse tudo. É ele que provoca a minha angústia. Fico mais tranquilo pensando assim.

- É um movimento pendular agoniante e você não tem como pará-lo.

- Sou vítima do sistema, os pacientes são vítimas do sistema, pronto! O sistema me baleou e o Código de Ética não pode me socorrer.

- Apesar disso, Hershl, você não deve deslocar o foco da questão para o sistema nesse momento.

- Hershl, é você e não o sistema que tem um número de CRM. Tomar a decisão é sua responsabilidade.

- E a responsabilidade do sistema como fica?

- Amanhã a pessoa física Hershl grita por melhores condições de trabalho.

- Vou fazer um relatório detalhado para os preceptores e uma consulta à Comissão de Bioética.

- Amanhã, Hershl! Agora decida!

- ED, aqui não é uma questão de sorte. Preciso usar uma ferramenta ética.

- Hershl, há uma lacuna de orientação, certo? A tendência natural é completar com analogia ou com imaginação. Ajuda?

- Nunca soube de uma situação com alguma semelhança.

- Se não pode aplicar a analogia, o jeito é imaginar para quem deve priorizar o bem.

- Olho pra cima, paro e me inspiro?

- Sim, imagine o que o Hershl-cidadão faria, mesmo que fique confuso para o Hershl-médico. Não é uma questão de saber médico.

- Pode ser fácil para você, ED, mas não sei se devo colocar a reação humana acima da ação profissional.

- Não há outra saída, a não ser a porta da rua.

- Nunca abandonaria um plantão.

- Você não pode usar o conhecimento científico e o Código de Ética Médica não pode sustentá-lo.

- Tenho aqui no meu celular. Vou rever os artigos.

- Hershl, são mais de cem.

- Devo resolver sozinho. É o que você quer.

- Minha nossa! Sozinho, Hershl. Você está com a autoridade. O martelo está colocado na sua mão.

- Foi você que colocou. O assistente não deveria...?

- Hershl, pelo amor de Deus! Não queira fugir para o colo de um colega. Decida!

- ED, eu só tenho 25 anos de idade.

- Hershl, você sabe que a consciência dos médicos não tem idade.

- E a experiência?

- Mesmo 25 anos de profissão não adiantariam. Não estica, faça prevalecer o seu íntimo.

- O médico nem sempre deve confessar o seu interior.

- Hershl, considere a sua liberdade interior, seja um cidadão autêntico.

- Uma sociedade é melhor banindo bandido, mas a Medicina não é.

- Com toda a paciência do mundo, Hershl, aqui não é uma escolha de Sofia. Os pesos de cada um são diferentes. Posso ler nos seus olhos que você está comovido pela dor da família do idoso e, pelo que o conheço, é descrente de regenerações morais.

- ED, a prioridade do meu íntimo é a vítima.

- Doutor, o meu pai já foi para o Centro Cirúrgico?

- Doutor, o bandido já morreu?

- Doutor, o Centro Cirúrgico está liberado. Quem eu encaminho?

- Rápido, rápido, enfermeira! Leve o senhor idoso para o Centro Cirúrgico. O anestesista e o cirurgião não têm a noite toda para esperar.

- Muito bem Hershl, comprometeu-se e afirmou-se, não importa se ainda tem dúvidas. Teve a coragem de um mosqueteiro.

- Caramba! Esgotaram as minhas catecolaminas, ED.

- Hershl, recomponha a suprarrenal urgente.

- Por quê?

- Ouça a sirene.

- Colega, estou trazendo um adolescente com apendicite e peritonite.

- ED, não acredito! Vou ter que passar por tudo de novo.

- Hershl, o adolescente...

- Quanto tempo falta para terminar o plantão?

- Vamos passar visita. Não é porque os pacientes não têm outros compromissos que devemos nos atrasar. O exame e a prescrição cedo organizam melhor o trabalho na enfermaria. É o costume, certa ordem natural, atuação horizontal com o sol, vertical com a lua.

- Eu sou diferente, Hershl, como anjo da guarda diurno fico na vertical e como anjo da guarda noturno fico na horizontal.

- Não nos plantões, ED. Tive um sonho.

- Foi muita atividade mental ontem.

- Sonhei que uma pessoa de verde abriu o cofre, pegou na minha mão, deu um beijo, colocou um anel e disse que sempre há uma criptonita para qualquer atitude de super-homem.

- Hershl! O anel!

- O que foi?

- O anel está no seu dedo.

- Caramba! Então não foi um sonho! Vou tirar... Não consigo.

- Como aconteceu no Centro Cirúrgico?

- Igual, não sai.

- Quando eles quiserem, sairá.

- Que aflição, ED, o que vamos fazer?

- Vamos ter que seguir o protocolo-destino: libertar-se da sua paixão cega pelo anel, aceitar os acontecimentos com coragem ante o pessimismo com o exercício de alguma influência.

- Deve haver uma saída menos filosófica e mais prática.

- O sistema é poderoso. A filosofia ajuda a nos conformarmos com as derrotas da inteligência, da segurança e da honestidade.

- Você tem razão, ED, sonhei com uma realidade de uma noite de verão.

- Há limites para a criatividade. É inevitável. Hoje é o dia D. A hora da troca se aproxima.

- ED, você fala como se soubesse do futuro.

- Hershl, as mensagens mostraram o futuro. É só nos acomodarmos nos ponteiros do relógio e desembarcarmos na hora certa.

(Toque do celular de Hershl)

- Veja e-mail. "Doutor Hershl, o seu comportamento de ontem à noite é o esperado em 58% dos casos. A variável independente de maior força é o desejo inconsciente de estar sempre aprendendo com os erros. Reiteramos que você não terá prejuízo material, pois o novo anel tem a mesma quantidade de ouro, a esmeralda é da mesma qualidade e o trabalho é idêntico. Apreciamos demais a gentileza da senhora sua mãe e transmita a ela nossas desculpas por ter sido acordada no meio da noite e obrigada a usar a camisola verde que ela detesta. Tenha a certeza de que ela não se lembrará do ato de sonambulismo que fez parte da Operação Magia Ecológica, esmeralda, camisola e criptonita. Sorte! CRM-CFM. PS1: Não confunda os simbolismos de capa de super-homem com capa de mosqueteiro. PS2: Não conseguimos ainda ampliar para além de 1 mil caracteres em Português, razão pela qual não damos mais detalhes. PS3: Fique tranquilo que em nenhum momento associamos a bruxa mencionada com quem de fato fez".

- Não falei!

- ED, os desgraçados abriram o cofre usando a minha mãe.

- Sem vassoura...

- ED, respeito.

- Ela era a única pessoa que sabia do segredo.

- Como é que eles sabem de tudo?

- Devem ter um sistema de inteligência com tecnologia avançadíssima.

- Um olheiro, pode ser também?

- Nada é impossível.

- Enigmático Dissimulador.

- Esse sistema seria utilíssimo na área da Saúde, me lembra os sacerdotes gregos. Eles, pela manhã, recolhiam os sonhos dos doentes e faziam as prescrições. Agora o grampo é via satélite.

- Será que eles implantaram um chip quando tirei sangue para o exame admissional no hospital?

- Hershl, desliga. Você vai entrar em paranoia.

- Fabiano! O avental está cheio de sangue. O que aconteceu com você?

- Vou para o pronto-socorro. Um paciente teve um surto psicótico, quebrou tudo e um caco de vidro fez um corte no meu braço.

- Vou com você.

(Toque do celular de Hershl)

- Não vou atender. Não posso abandonar o Fabiano. A minha mão... Não consigo controlar.

- Hershl, facilite. Você lerá o e-mail de qualquer maneira.

- Preciso ver: "Operação resgate 4367, instrução número 1, às 9h50: doutor Hershl, vá imediatamente até a estação Décourt do Metrô, a 200 metros do hospital. Embarque em direção ao museu e desça na estação Vasco da Gama. Sorte! CRM-CFM. PS: Leve guarda-chuva, previsão de chuva a qualquer hora".

- Não vou, ED.

- Eles são fortes, Hershl.

- Não vou.

- Hershl, estamos saindo do PS.

- Vou para trás do balcão de Enfermagem.

- Hershl, continuamos indo para a porta de saída.

- Vou me agarrar na coluna.

- Continuamos no caminho da saída. Você parece um robô.

- Vou entrar no banheiro e trancar a porta.

- Hershl, já saímos do hospital. Não podemos mudar o que foi determinado.

- Onde está a segurança do metrô? Médico não pode usar avental sujo com bactérias no transporte coletivo. Ei! Vejam! Prendam-me por atentado à saúde pública!

- Hershl, já chegamos à estação Vasco da Gama. Ele morreu de malária.

- Quem? Onde?

- O Vasco da Gama.

(Toque do celular de Hershl)

- "Operação resgate 4367, instrução 2, às 10h23: Hershl, saia pela avenida do Januário, vá na direção Centro até o número 1.943. Sorte! CRM-CFM. OS: Começou a chover".

- ED, nunca havia passado por aqui.

- O território do residente limita-se ao hospital.

- 1.943, é aqui. Banco Guanabara.

- A chuva está apertando.

- O celular não toca. Já se passaram dez minutos. Será que a chuva molha os circuitos da magia?

- Não seja pueril, Hershl. Somos reféns, temos que aguardar.

- Vamos entrar.

- Hershl, tenha paciência.

- Vamos entrar.

- Senhor, o banco está fechado. Hoje é sábado.

- Eu preciso entrar, segurança, é urgente.

- Senhor, hoje não há ninguém no banco, só na segunda-feira.

- Eu tenho que entrar agora.

- Negativo!

- O senhor não vai me impedir. Eu sou médico-residente do Hospital...

- Cumpro ordens. Volte na segunda-feira.

- Eu não tenho medo do seu tamanho.

- O senhor está me obrigando a chamar a polícia.

- Está me chamando de ladrão?

- O senhor está querendo invadir uma propriedade particular.

- Segurrrança?

- Yuri?

- Olá, Herrrshl, tudo bem?

- Não, estou com muita raiva. Preciso entrar no banco agora e este brutamontes aí não quer deixar. Ameaçou chamar a polícia.

- Fica frrrio, Herrrsl, eu rrresolvo. Segurrrança, eu gostarrria de mostrrrar...

- Onde é que eles vão, ED?

- O Yuri está com uma mão no ombro do segurança e a outra no bolso.

- Estão voltando.

- Herrrsl, boa sorrrte.

- Doutor, por aqui, faz favor, cuidado que o piso está escorregando.

- Segurança, a porta giratória está travada.

- Doutor, é preciso que o senhor tire os objetos de metal. Ponha na caixinha aí do lado.

- Celular, canetas, chaves, porta-moedas, você, ED... O fecho funcionou. Segurança, continua travada.

- Doutor, o senhor esqueceu-se desse anel com a pedra verde.

- O anel não sai do dedo.

- O doutor quer que eu ajude?

- Obrigado, é uma questão de poder, não de força.

- O senhor conseguiu! Ponha na caixinha.

- Hershl, deu pra ver daqui. Sem perceber, você rodou o anel e ele saiu.

- ED, foi a força do meu pensamento.

- Será?

- Doutor, fique à vontade no banco.

- Não tenho nada pra fazer aqui dentro, vou embora.

- Não vai me esquecer na caixinha.

- Vou pegar tudo.

- Pronto, doutor?

- Tchau, segurança.

- Aonde vamos?

- Para o pronto-socorro, ED. Preciso ver como está o Fabiano.

- Oi, Fabiano, tudo bem?

- Hershl, esse é o doutor Manfredo, o cirurgião plástico que me atendeu.

- Olá, doutor.

- Prazer, colega. Preferia ter feito esses 13 pontos na loto.

- Doutor Manfredo, tem uma senhora aguardando. Chama-se Belinha.

- Obrigado, enfermeira, caso difícil, muito difícil, impossível...

- Fabiano, me conta o que aconteceu?

- Hershl, descobri que ser criativo e abusar da inteligência é prejudicial a certas tomadas de decisão.

- O Código de Ética Médica de alguma forma tem essa finalidade.

- Concordo, doutor Manfredo. O paciente só veio ao PS para pegar uma receita, que o seu tranquilizante tinha acabado. Disse que não daria, não era uma emergência. Ele insistiu, argumentou que o médico dele só voltava na semana que vem. Pedi a receita, ele não tinha. Pedi a caixa do remédio, não tinha e insistia. Aí eu fiz a besteira: dei uma receita do tranquilizante, quatro comprimidos.

- Ele não conseguiu comprar.

- Exatamente. As farmácias não vendem a granel. O paciente voltou uma fera e disse que eu tinha feito daquela forma para me livrar dele e que, se o problema era ter uma emergência, que criaria uma.

- Começou a quebrar?

- Depredar. Quis ajudar e me danei, Hershl.

- Pois é, não gostamos muito deles, mas rotinas, regulamentos, códigos e leis existem como providências.

- Nos ensinaram.

- Isso mesmo: nos disseram que era um piloto-automático para momentos de turbulência, que evitam impropriedades de convivência da natureza humana. Pode isso ou não pode, Fabiano.

- Foi um modo traumático de entender que nem sempre funcionam.

- Por isso, o Código de Ética Médica começa a maioria dos artigos com "é vedado ao médico".

- Agora entendo melhor. É como se fosse classe III de diretriz, risco de prejuízos. Hershl, você pode dar o meu plantão à noite?

- Claro, mosqueteiro, um anel por todos, todos os anéis por um. Só essa noite?

- Amanhã estarei pronto.

- Não vai tirar licença por acidente de trabalho?

- Não precisa, prejudicaria os meus pacientes.

(Toque do celular de Hershl)

- Espero que agora seja para valer. "Obrigado pela devolução do anel. Sorte! CRM-CFM". ED, eles estão de brincadeira. O anel está aqui comigo.

- Hershl, nem pensar em uma brincadeira do Sorte.

- ED, a sua afirmação indica o quanto você o conhece.

- Vai começar?

- Enigmático Dissimulador.

- Hershl, é o novo que está no seu dedo.

- Como é que você pode ter tanta certeza? Eu nem tirei e muito menos recoloquei no dedo.

- Hershl, você fez. Eles fizeram.

- O que isso, ED? Onde?

- Na caixinha do banco.

- Como assim?

- O anel que você pôs não foi o mesmo que pegou de volta.

- ED, que loucura é essa? Você bem viu que não havia ninguém dentro do banco.

- Hershl, por que será que mandariam ir a um banco em um sábado?

- Sei lá! É dia que não tem movimento.

- Exatamente. Facilitou executar a ação de magia no tempo que gastou para rodar a porta.

- ED, você estava na caixinha. Então foi você.

- Eu não fiz nada. Hershl, para com isso. Eu sou o seu anjo da guarda, como poderia?

- Estou confuso, ED, mas estou plenamente convencido de que você trabalha para o Sorte.

- Não há como impedir as resoluções do Sorte.

- Então você confessa que foi cúmplice.

- Não confesso nada. Estou apenas dando a minha opinião.

- E o Yuri, o que é que ele foi fazer lá?

- Foi sorte, ele nos ajudou.

- Ele quem? Ah! O Sorte mandou o Yuri. Então foi ele?

- Não, Hershl, não foi o Yuri quem fez a troca. Fizeram! Não tente ser lógico, simplesmente fizeram. Pense que foi igual ao depósito de dinheiro em conta. Quando você saca, são outras notas.

- ED, os seus triângulos estão tremendo. Não terminou ainda?

- Parece que há um capítulo final.

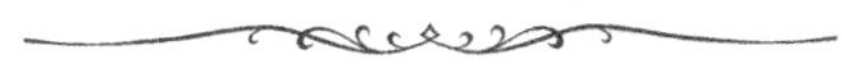

Refúgio do Residente Desconhecido

- Abra o *notebook*, Hershl.

- Sabe de uma coisa, ED? Acabou, cansei!

- Hershl, você tem que entender que é um privilegiado.

- Roubaram o meu anel.

- Hershl, não houve nenhum prejuízo para você. Pelo contrário, pense nas viagens maravilhosas.

- Não fui consultado.

- Os seus pacientes são contatados para dar consentimento à instalação de uma doença?

- É claro que não.

- É parecido, Hershl. No seu caso, não foi nenhum mal. Aceite as regras do jogo. Já conversamos sobre isso.

- Não aceito me enganarem. Me fizeram de bobo quando me forçaram a entrar no banco em um sábado.

- Hershl, e se agora eles estão querendo se explicar, se desculpar?

- Duvido!

- Nâô vou tolerar...

- Veja, Hershl, uma mensagem. Deixa que eu leio: "Alguns jovens doutores e doutoras Monteverde que estão usando um anel de esmeralda com o poder do Sorte cumprimentam o doutor Hershl Monteverde nesse momento em que ele nos deixa, a fim de que outro ou outra jovem Monteverde possa ser beneficiado(a)". Viu, Hershl? Considere-os mosqueteiros de anel e sobrenome.

- Mosqueteiro é coisa séria!

- Caramba, a foto de cada um deles com o nome e o país: "Abhisit Phukhaokiew, Tailândia". Outro: "Cjhin Menteweide, China". É uma sucessão, Hershl: "Carmem Monteverde, Espanha; David Guiva Ieruká, Israel; Hans Grünberg, Alemanha; Henriete MontVert, França; Jan Peter Ijsberg Groen, Holanda; Jörgen Grön Bjerg, Noruega; Lee Chorok Sek San, Coreia do Sul; Loris Greenberg, Canadá; Manoel Monteverde, Angola; Nathan Grimberg, Ilhas Seychelles; Toshio Aoyamá, Japão". Veja, Hershl, o japonês da fila em Shropshire.

- Oi, Gabo!

- Oi, Orli!

- O que você está fazendo?

- Estou conhecendo uns médicos...

- Mas não estou vendo nada na tela.

- É que... Caiu a rede.

- Gabo, você não sabe mentir, o seu...

(Toque do celular de Hershl)

- Alô? Olá, Yuri. Agora? Como você sabe que ela está aqui? Ah, é? Vamos olhar.

- O que foi?

- Pediu para olharmos para a *webcam*.

- Quem pediu?

- O Yuri.

- Conheço?

- Não, Orli.

- Ainda não.

- ED, para de sussurrar.

- Vai mandar uma foto nossa para ele?

- Sim, ele coleciona casais de médicos jovens. Deixa-me ajeitar. Assim, bem de frente. Acho que está bom. Um clarão! Aiiii!

- Orli e Hershl, sei que vocês não podem me ouvir neste momento, por sorte sou de 24 quilates e o clarão não me afetou. Desejo dizer que não tem sido fácil portar-me como um bom anjo da guarda. Há tanta pressão de dois lados. Epa! Uma mensagem na tela: "Emissário de segurança, digite o código de quatro algarismos e duas letras que confirma que o doutor Hershl e a sua noiva estão inconscientes". Liberado. "Aperte estrela e o número 13". Informe de sucesso a caminho... "Como o colaborador observou, nossos técnicos ajustaram o modo de provocar amnésia à *webcam*, o objeto de progresso que ativou o poder da magia do anel de esmeralda. As ondas luminosas geradas com grande energia entraram pelas íris do casal e percorreram velozmente o nervo óptico. Em fração de segundos, elas atingiram os hemisférios cerebrais e apagaram dos hipocampos imagem por imagem, som por som, enfim, todos os pontos de referência da memória associada à magia do anel de esmeralda. PS1: A indução da amnésia seletiva pode provocar efeitos colaterais. Alguns raios luminosos mais periféricos provocam alguns esquecimentos em 9% dos casos, mas a relembrança se dá em menos de 60 segundos. Fique atento e acalme o casal caso aconteça. PS2: Reservamo-nos ao direito de não explicar a razão da inclusão da noiva no processo de desmemoriamento seletivo. Para terminar, tecle jogo-da-velha 13. A recuperação da consciência do casal aproxima-se".

- Orli? Você está bem?

- Estou. E você?

- Estou.

- O que houve, Gabo?

- Acho que desmaiamos com o clarão nos olhos.

- Que estranho!

- Não me lembro o que estávamos fazendo.

- Eu também não. Me deu uma fome.

- Eu também estou. Vamos comer.

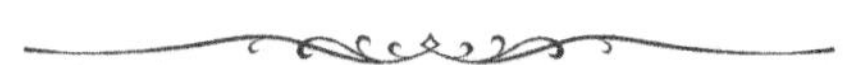

Restaurante do Sabor da Papinha e Papo Gostoso

- Estamos com muita fome, Lino.

- Deixa comigo. Cada um de vocês sairá daqui com um quilo a mais.

- De comida ou de conversa?

- Aqui está o *couvert*. Doutor, ontem, consegui uma vitória. Arranquei uma conversa do Yuri.

- Ah, é?

- Fui dando corda...

- E ele soltou as cordas vocais.

- Isso mesmo. Ele está com saudade da família, me mostrou uma foto. Sabe, doutor, ele é médico, mas não exerce, embora continue em contato com a Medicina, mas não explicou o que faz.

- Yuri? Acho que não conheço.

- Doutor? O Yuri.

- Não conheço.

- Foi o senhor mesmo quem o trouxe aqui no ano passado.

- Lino, você está trocando os pratos. Traz as bebidas.

- As bebidas. Só mais uma coisa, doutor. Na hora da conta, eu consegui matar uma curiosidade. Perguntei o que quer dizer Zelionegor, o sobrenome dele. Ele me respondeu com o sotaque gozado dele: Lino, é Monteverrrde.

- Que coincidência, o meu também é Monteverde.

- E o meu logo será também Monteverde: doutora Orli Monteverde. Falta pouco para o casamento.

- Desculpe.

- Hein?

- É que ouvi que se chama Orli. A senhora não estudou no Colégio Pitangueiras?

- Sim, sete anos.

- Eu sou a Belinha, a irmã gêmea da Linda, lembra? Nós jogávamos vôlei.

- Bela e Linda, gêmeas.

- Gêmeas idênticas, meu pai fazia horóscopos e minha mãe era quiromante.

- Santo de casa não faz milagre.

- O que a senhora disse?

- Nada Belinha, é que não sou boa fisionomista.

- Oi, doutor Hershl. O senhor atendeu a minha tia, a cozinheira do meu patrão, Maria, baixinha, cabelinho bem curto, ela gostou muito da receita do doutor. Outro dia, fui lá ao seu hospital. Estou querendo fazer uma operação. O doutor Manfredo está me enrolando, mas deixa pra lá. Que gracinha de casal! Olhe, faço questão de ir ao casamento de vocês. Já está marcado? Um convite já é meu. Nunca consegui pegar um buquê, sinto que você vai me dar sorte, Orli.

- Orli, que dia será mesmo?

- Gabo, será o quê?

- O nosso casamento.

- Você está brincando, Hershl.

- Esqueci de verdade, não me lembro.

- Hershl, diz que depois você explica.

- Orli, depois eu explico.

- Agora não foi sorte, eles caíram nos 9%.

- ED, seus sussurros me irritam.

- Doutor Hershl, será que o senhor está com hipoglicemia?

- Orli, porque você está falando desse jeito comigo?

- Residente doutor Hershl, o senhor sofre de Alzheimer precoce? Ou seria aplasia de amor?

- Orli, qual o motivo dessa síndrome de zanga com sintomas de provocação?

- E não é para estar irritada? O senhor doutor Hershl residente, se tivesse esquecido um plantão, não teria cometido uma gravíssima falta ética?

- Uma das mais graves.

- Pois é, esquecer o dia do nosso casamento é, pelo menos, caso de suspensão do noivado por tempo indeterminado.

- Ah! Você está brava por causa do dia do casamento? Vinte e um de novembro. Fui eu quem sugeriu, não estou entendendo você.

- Gabo, você disse que não sabia.

- Hershl, diz que você disfarçou por causa de a Belinha ter pedido um convite.

- Disfarcei por causa da Belinha.

- Oh! Desculpe, meu amor.

- Que chato! Tiraram a briga da tomada no primeiro *round*. Melhor ir buscar os pratos.

13 DE DEZEMBRO, SEGUNDA-FEIRA

Hotel Hollsteen Maxwell

- Alô? Sim, é o Yuri. Já abri. Entendido, vocês estão prontos. No três sincronizamos o vídeo: um, dois, três... Aqui é o emissário de segurança Yuri Zelionegor, apresentando a missão OH2111. Esse é o doutor Hershl Monteverde e esta é a doutora Orli Ribeiro. O local é a praia Véu da Noiva. Que linda noite de luar! Aí está a entrada da noiva. A benção. A senhorita Belinha pegando o buquê. A saída, o casal Monteverde irradiando felicidade, reparem como parecia que subiam pelo luar em direção à lua-de-mel.

- Emissário de segurança Yuri?

- Na escuta.

- Casamento autenticado, missão OM1312 autorizada. Sorte!

- Emissário Yuri ao encontro do segurança do Banco Guanabara. Cumprirei a segunda etapa às 10 horas da noite, estreando o meu *smoking* parisiense. Adoro baile de formatura.

Espaço Roniela

- Foram 72 longos meses após o vestibular. Uma fase da nossa juventude de grandes transformações. Incorporamos um ofício, nos comprometemos com uma missão, nos conscientizamos das responsabilidades sobre a vida humana, enquanto amadurecemos como cidadão. Estamos diplomados. Acrescemos um doutor aos nossos nomes. Daqui para frente, construiremos nossa maneira de ser médico, saber e reciclar, fazer e refazer, compreender e ajustar. Cabe-nos distinguir os bons dos maus exemplos, de acordo com nossos valores. Como orador da turma, agradeço em nome dos formandos aos pais, familiares, professores, pacientes e demais que nos ajudaram a chegar a esse momento de felicidade e compromisso. Parabéns para todos nós! Música, maestro!

- Doutora Orli Monteverde, compareça à chapelaria. Formanda Orli Monteverde, compareça à chapelaria.

- Vou com você, querida.

- Desculpe, doutor, não foi o senhor que esteve em um sábado no Banco Guanabara da Avenida Januário? No início do ano?

- Não, nunca estive lá.

- Doutor, eu sou bom fisionomista, foi o senhor e o seu amigo gringo, o generoso. Eu sou o segurança que ajudei o senhor a entrar.

- O senhor está me confundindo com outra pessoa.

- Doutor, eu vi o seu amigo hoje pela manhã, ele me prrrocurrrou...

- Desculpe, estão nos chamando na chapelaria.

- Vou junto, estou muito feliz. O gringo pediu para acompanhá-lo, que ele precisava ir com urgência ao cofre de aluguel, depois pus ele em um táxi. Com a gorjeta, doutor, vou comprar a bola de futebol oficial que o meu filho quer de aniversário. Valeu, doutor. Doutora, parabéns pela formatura.

- Sou Orli. A senhora me chamou?

- Sim, essa sacolinha é para a doutora.

- Quem foi que trouxe?

- Doutora, assim que eu cheguei para trabalhar, um senhor bem gordo, falando meio enrolado, arrastando os erres, me deu a sacola e pediu para entregar à senhora faltando dez minutos para a meia-noite. Tem um envelope com o seu nome, veja doutora Orli Monteverde e o horário, 23h50.

- Primeiro, Orli, abra o envelope.

- É o que ela já está fazendo, mamãe.

- Só quis ajudar, meu filho.

- "Para acompanhar uma grande doutora".

- Quem mandou?

- Não está assinado.

- Abra o pacote sem rasgar o papel, Orli, para dar sorte.

- Mamãe, a Orli já está grandinha, até já é chamada de doutora.

- Hum! Caixinha de veludo vermelho. Eba! Um anel de esmeralda! Maravilhoso, Gabo!

- Meu filho, você não contou. Eu poderia ter ajudado a escolher.

- Querida, parece que vai ficar grande no seu dedo delicado. Nossa! Ficou certinho.

- Que lindo! É igualzinho ao seu, Gabo. Foi surpresa sua, não foi?

- Doutora Orli Monteverde, compareça à chapelaria. Formanda Orli Monteverde, compareça à chapelaria.

- Oi, você me chamou de novo?

- Sim, doutora, é que tem um pacote para a senhora.

- Outro?

- Foi o mesmo senhor que deixou.

- Ele voltou aqui?

- Não, o gringo deixou tudo junto e disse para entregar a sacolinha dez minutos antes da meia-noite, como fiz, e o pacote um minuto depois da meia-noite. Fiquei prestando atenção no relógio, porque ele disse que, se atrasasse, eu ia virar abóborrra, que engraçado!

- Vamos abrir o pacote...

- Sem rasgar o papel.

- Ela já sabe, mamãe.

- Sorte, filho, sorte.

- "Doutora Orli, parabéns pela formatura. É tradição de nossa indústria selecionar jovens médicos que possam servir de vitrine para inovações. A senhora é um dos poucos recém-formados no mundo a receber o magosteto".

- Ave sorte!

- "Nossos cientistas desenvolveram o mais avançado instrumento de diagnóstico. Ele capta o som do coração, transforma em ultrassom e reenvia aos órgãos do corpo. Uma fácil configuração em um computador (vide nosso *site*) e um sistema sem fio permite o registro automático de fotos coloridas tridimensionais em alta resolução de onde houver anormalidades. Há a opção de hipótese diagnóstica que a senhora pode ou não ativar. Sorte! Beremiz Goldsmith. Diretor-Presidente. Green Mountain Co".

- Põe no ouvido.

- Cuidado, o balanço deste esteto fez a campânula tocar no anel de esmeralda.

- Ai! Senti um choque.

- Onde querida?

- Em volta do anel de esmeralda.

- Vou dar um beijinho, já passa.

- Passou, Gabo.

- Doutora, doutora, o gringo voltou e mandou mais uma sacolinha para senhora. Ganhei outra gorjeta, maior ainda. Doutora, resolvi não incomodá-la e vim trazer. A senhora me desculpe.

- Obrigada!

- Filho, não é muito presente? Vai acostumar mal.

- O que será?

- Não rasgue o papel.

- Não tem papel. É um saquinho. Uma estrela de David!

- Igual a do meu filho, presente de sorte.

- Adorei, vou pendurar já. Tudo ideia sua, não é, Gabo querido?

- Ensinei o meu filho a ser gentil. Joias têm magia. O bisavô do Hershl contava que os Monteverde sempre apreciaram a magia das joias, desde os tempos em que moravam em uma cidadezinha na Ucrânia, chamada Yaruga.

- Gabo, estou muito feliz! Vamos dançar? Será que a orquestra vai demorar a reiniciar?

- Vamos pedir. Todos juntos. Dizem maravilhas do eco deste salão: um, dois, três... Música, maestro!

- Música, maestrrro!

Leia também da Editora DOC

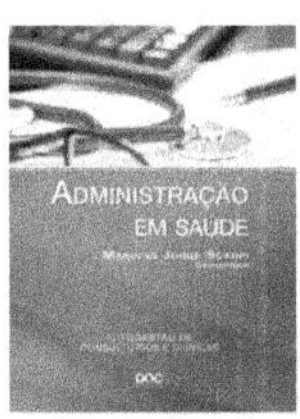

ADMINISTRAÇÃO EM SAÚDE
Marinho Jorge Scarpi (Org.)

Organizado por Marinho Jorge Scarpi, este livro é um guia completo para gestão em saúde, tanto de pequenos consultórios quanto em clínicas de maior porte.

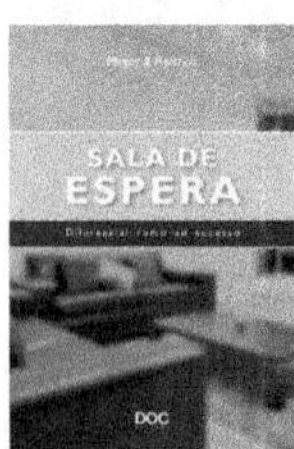

SALA DE ESPERA
Ildo Meyer e Antonio Carlos Reichelt

Escrito por Ildo Meyer e Antonio Carlos Reichelt, este livro mostra ao médico que o momento da sala de espera, quando o paciente aguarda pela sua consulta, pode ser utilizado para agregar valor ao serviço. O autor mostra como é possível transformar este momento em boas oportunidades.

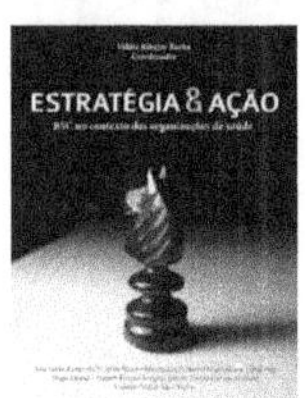

ESTRATÉGIA E AÇÃO: BSC NO CONTEXTO DAS ORGANIZAÇÕES DE SAÚDE
Valdir Ribeiro Borba

Neste livro, Valdir Borba reúne um grupo de pesquisadores e administradores para apresentar a ferramenta BSC para as organizações de saúde.

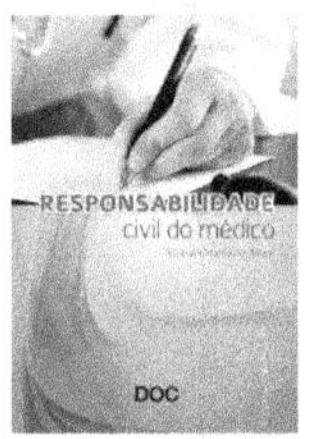

RESPONSABILIDADE CIVIL DO MÉDICO
Alexandre Martins dos Santos

Este livro apresenta um conteúdo completo sobre a responsabilidade civil do médico. O autor não apenas explica a teoria, como apresenta a legislação vigente, a jurisprudência em diversos casos, além de comentar e analisar situações.

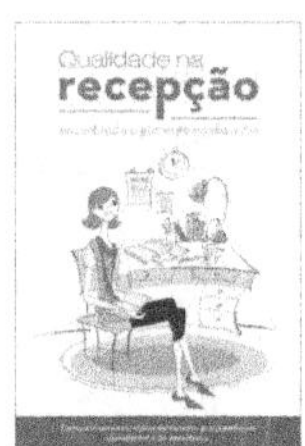

QUALIDADE NA RECEPÇÃO
Ana Paula C. Ferreira

Este traz uma abordagem objetiva e prática para que recepcionistas e secretárias de consultórios e clínicas possam desenvolver suas carreiras e ao mesmo tempo colaborar para o atendimento médico de excelência.

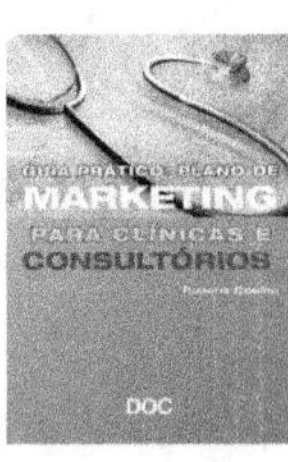

GUIA PRÁTICO: PLANO DE MARKETING PARA CLÍNICAS E CONSULTÓRIOS
Rubens Coelho

Este livro é verdadeiramente um guia prático, que apresentará brevemente os principais itens para o planejamento de negócios em saúde.